HISTOIRE

DES

ACCOUCHEMENTS

CHEZ TOUS LES PEUPLES

APPENDICE

L'ARSENAL OBSTÉTRICAL

IMPRIMERIE LEMALE ET Cie, HAVRE

HISTOIRE

DES

ACCOUCHEMENTS

CHEZ TOUS LES PEUPLES

APPENDICE

L'ARSENAL OBSTÉTRICAL

PAR

G.-J. WITKOWSKI

DOCTEUR EN MÉDECINE DE LA FACULTÉ DE PARIS
OFFICIER D'ACADÉMIE

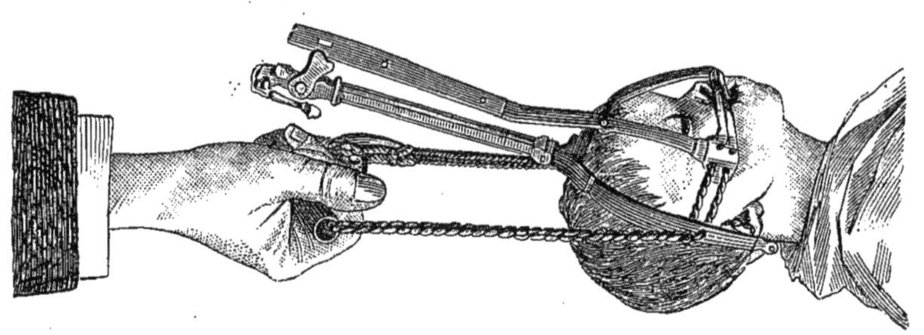

PARIS
G. STEINHEIL, ÉDITEUR
2, RUE CASIMIR-DELAVIGNE, 2

L'ARSENAL OBSTÉTRICAL (1)

Les instruments employés en obstétrique sont innombrables; chaque jour on en invente de nouveaux, utiles quelquefois, le plus souvent superflus. « Jadis, dit Pajot, le médecin allait à un accouchement portant une trousse; maintenant c'est une boîte; bientôt, si cela continue, il faudra une armoire (2). » L'armoire serait peut-

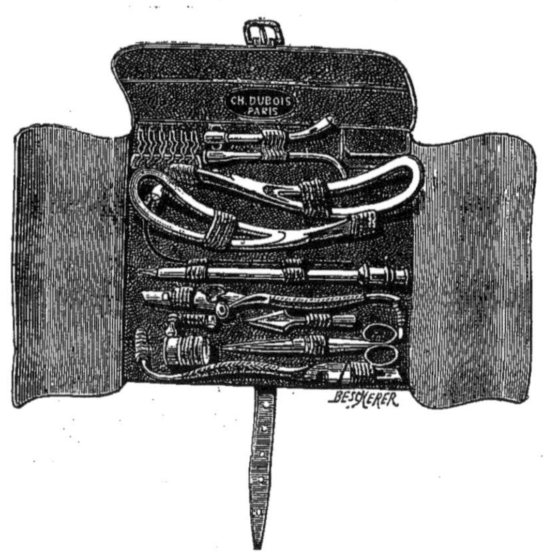

Fig. 1. — Trousse obstétricale du professeur Pajot.

(1) Nous reproduisons en entier l'*Armamentarium Lucinæ novum* de H. Kilian; nous adressons tous nos remerciements à la famille de cet éminent praticien, qui a bien voulu nous y autoriser. Nous remercions aussi le professeur Wasseige, de Liège, qui nous a permis de faire de nombreux emprunts à son ouvrage sur les *Opérations obstétricales*, Decq et Lecrosnier, éditeurs.

(2) Le professeur Pajot, prêchant d'exemple, a fait construire par M. Ch. Dubois, une *trousse obstétricale* (fig. 1) qui contient, sous le plus petit volume, tous les instruments d'urgence: forceps, crochet, perce-crâne, trocart, embryotome, tube laryngien, sonde uréthrale, serres-fines, porte-cordon en caoutchouc durci, moulin à ergot, une paire de ciseaux ; seul, le céphalotribe nécessite une gaine spéciale, mais le cons-

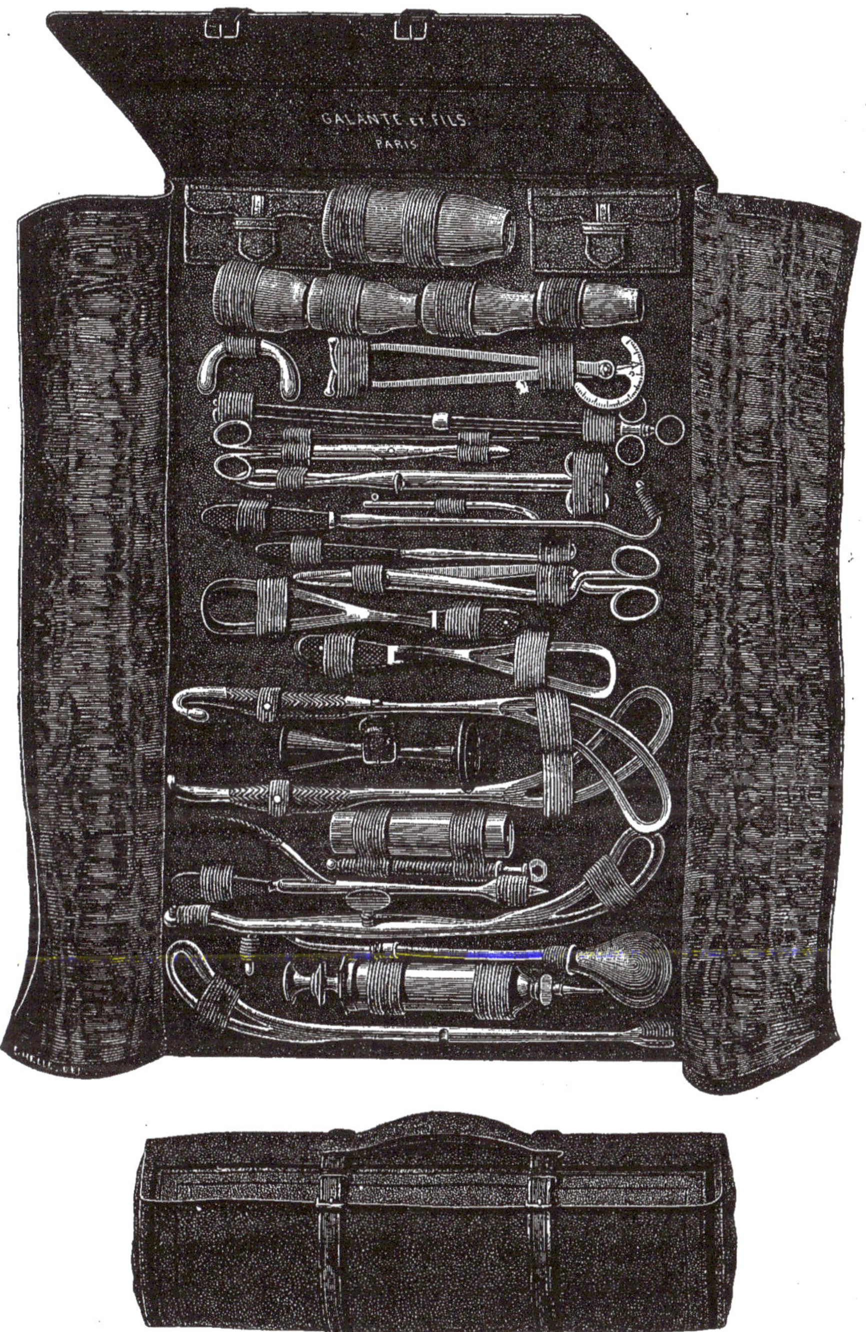

FIG. 2, 3. — Trousse obstétricale de Galante.

tructeur ne désespère pas de le faire tenir dans la trousse, en coupant en deux chaque branche, comme M. Pajot l'a fait pour le forceps. La trousse obstétricale du professeur Pajot est beaucoup plus portative que toutes les autres (fig. 2, 3).

être nécessaire ; aussi ne pouvons-nous songer à sortir tout cet attirail pour le faire passer sous les yeux de nos lecteurs. Nous ne leur exhiberons que les pièces principales ; la quantité en est encore si respectable qu'il faudra nous borner à les reproduire sans en donner la description.

Nous avons divisé en trois classes tous les appareils et les instruments utilisés en obstétrique :

I. — AVANT L'ACCOUCHEMENT

1° **Hygiène et pathologie de la grossesse** : *Corsets et Ceintures.*

2° **Exploration** : *Stéthoscopes*, *Spéculums*, *Mannequins*, *Pelvimètres*, *Cliséomètres*, *Pelvigraphes.*

3° **Accouchement prématuré artificiel et avortement provoqué** : *Trocarts*, *Excitateurs utérins*, *Dilatateurs*, *Pinces à faux germe.*

II. — PENDANT L'ACCOUCHEMENT

1° **Pour la mère** : *Chaises obstétricales*, *Appareils anesthésiques*, *Métrotomes.*

2° **Pour le fœtus** : (Avant l'extraction), *Perce-membranes*, *Porte-cordons*, *Porte-lacs*, *Appareils pour administrer le baptême intra-utérin ;* (Pour l'extraction par les voies naturelles, sans mutilation) : *Crochets mousses*, *Frondes*, *Filets*, *Sericeps*, *Ventouses*, *Leviers*, *Forceps ;* (Pour l'extraction par les voies naturelles, avec mutilations), *Crochets pointus ou tranchants*, *Perforateurs*, *Tire-têtes*, *Crâniotomes*, *Céphalotribes*, *Pinces à os*, *Crânioclastes*, *Embryotomes ;*

(Pour l'extraction par les voies artificielles), *Instruments servant à l'opération césarienne et à la symphyséotomie.*

III. — APRÈS L'ACCOUCHEMENT

1° **Pour la mère** : *Serres-fines*, *Aiguilles à sutures*, *Appareils contre les hémorrhagies*, *Transfuseurs*, *Sondes pour injections intra-utérines.*

2° **Pour les nouveau-nés** : *Tubes laryngiens*, *Instruments pour le filet*, *Couveuses*, *Tubes à gavage*, *Pesons et Balances pèse-bébés.*

I. — INSTRUMENTS UTILISÉS AVANT L'ACCOUCHEMENT

1° — HYGIÈNE ET PATHOLOGIE DE LA GROSSESSE

Corsets et ceintures.

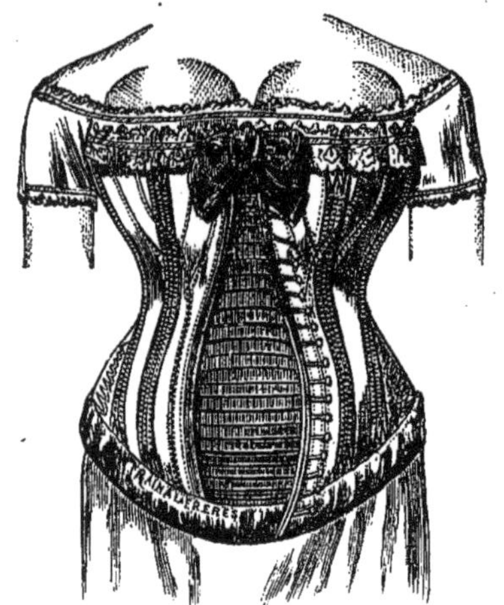

FIG. 4.— Corset de grossesse.

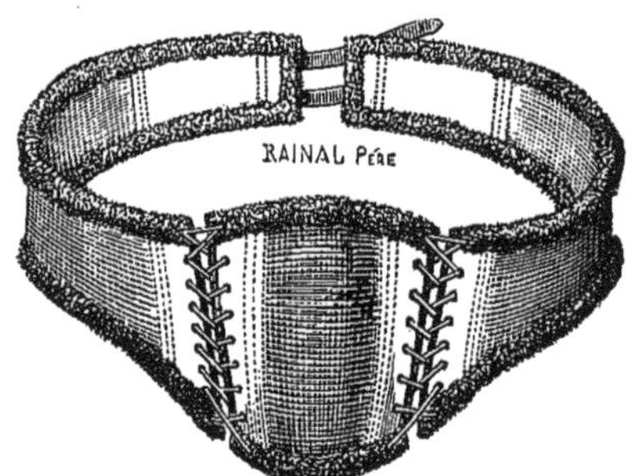

FIG. 5.— Ceinture de grossesse.

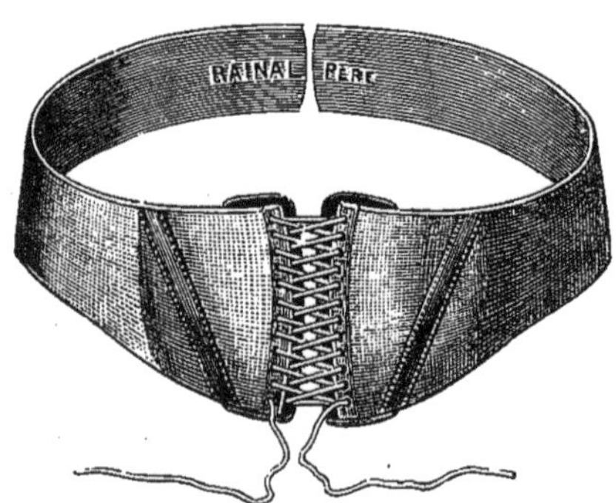

FIG. 6.— Ceinture contre l'écartement de la ligne blanche.

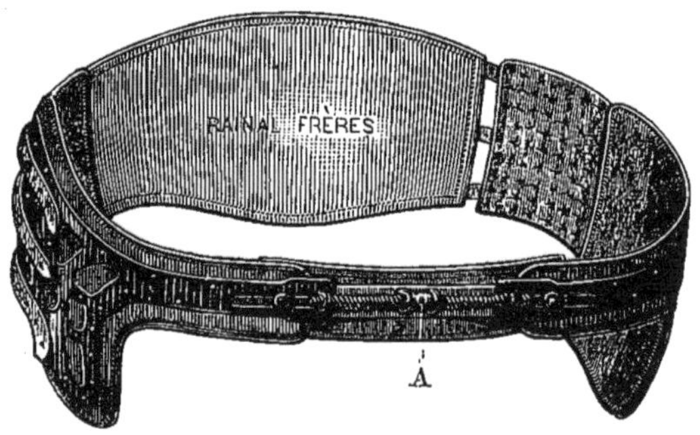

FIG. 7.— Ceinture pour remédier au relâchement des symphyses.

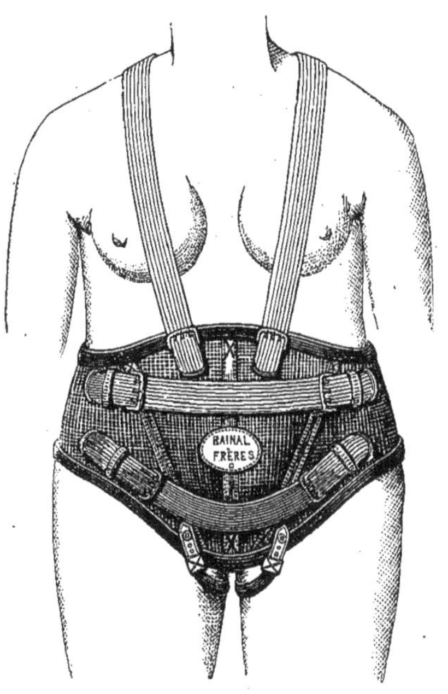

Fig. 8.— Ceinture contre l'éventration complète.

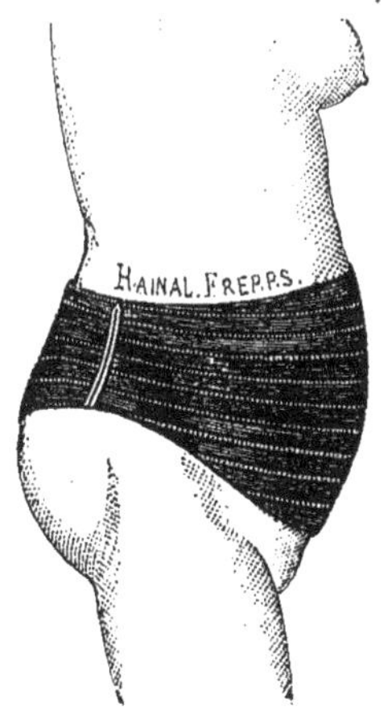

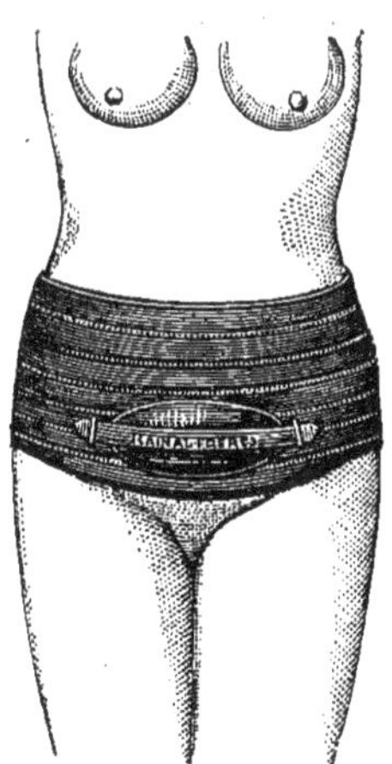

Fig. 9, 10. — Ceinture contre l'antéversion de l'utérus, pendant la grossesse.

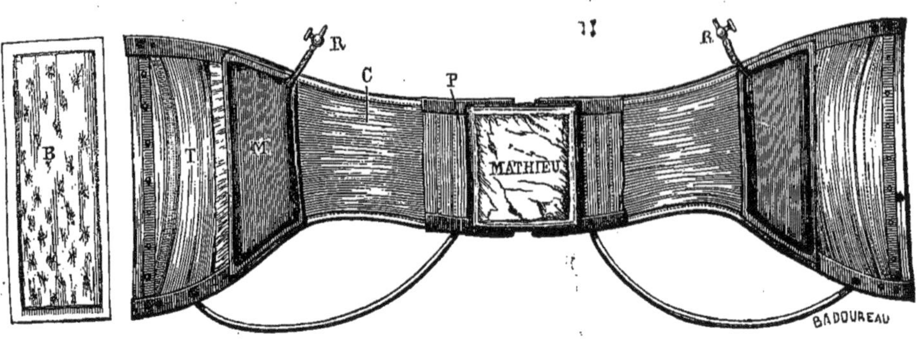

Fig. 11. — Ceinture eutocique du Dr Pinard. Elle a pour but de maintenir le fœtus dans une présentation normale, après avoir ramené la tête au niveau de l'aire du détroit supérieur, par des manœuvres externes.

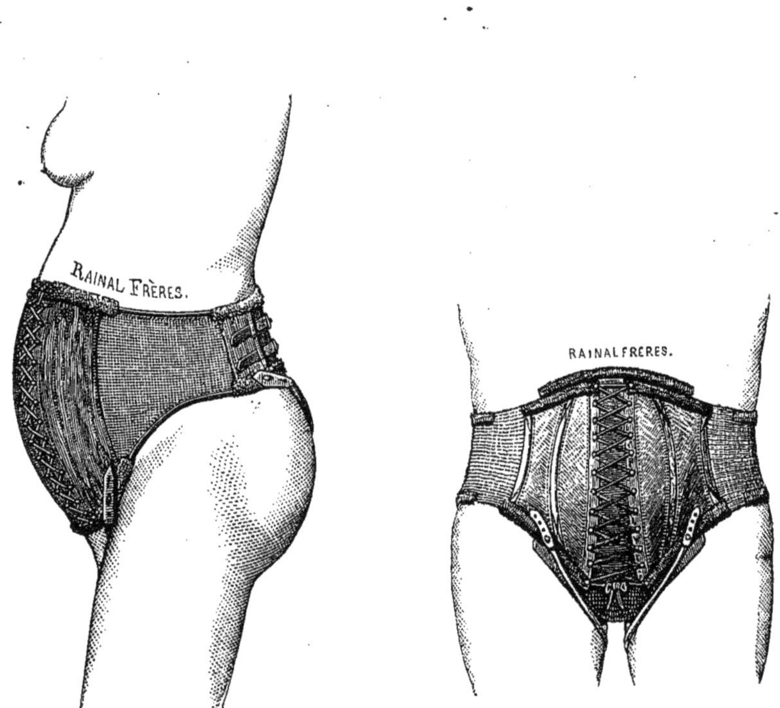

Fig. 12, 13. — Ceinture eutocique de Pinard, appliquée.

2° — EXPLORATION

Stéthoscopes. — Métroscopes.

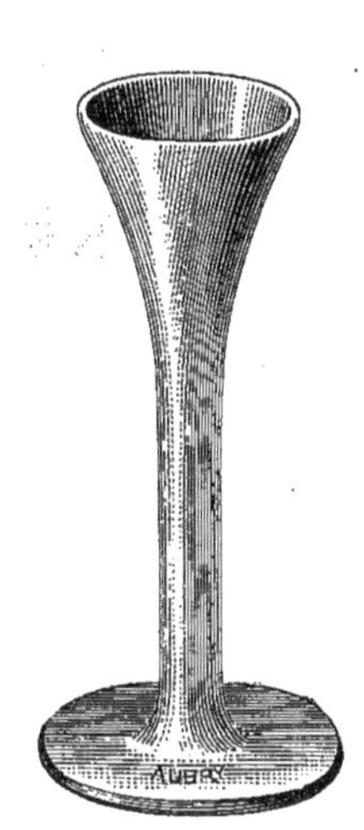

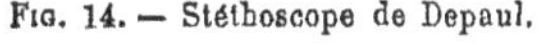

Fig. 14. — Stéthoscope de Depaul.

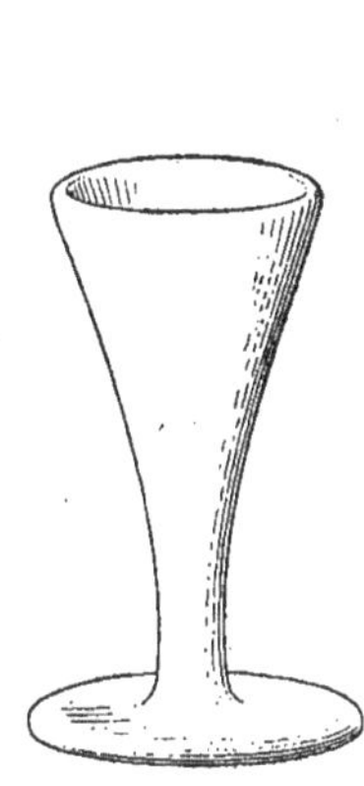

Fig. 15. — Stéthoscope de Pajot (1).

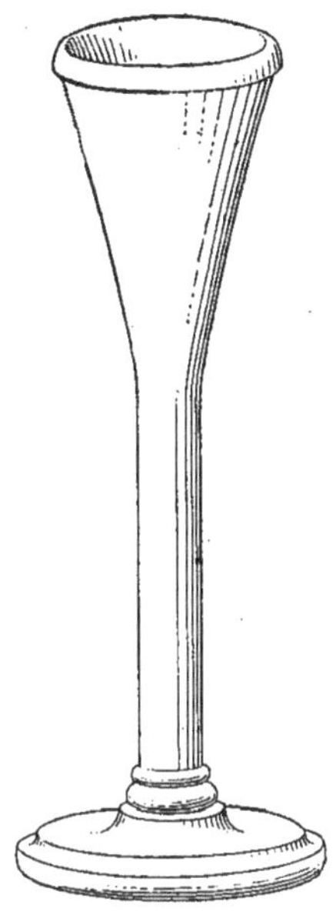

Fig. 16. — Stéthoscope de Pinard.

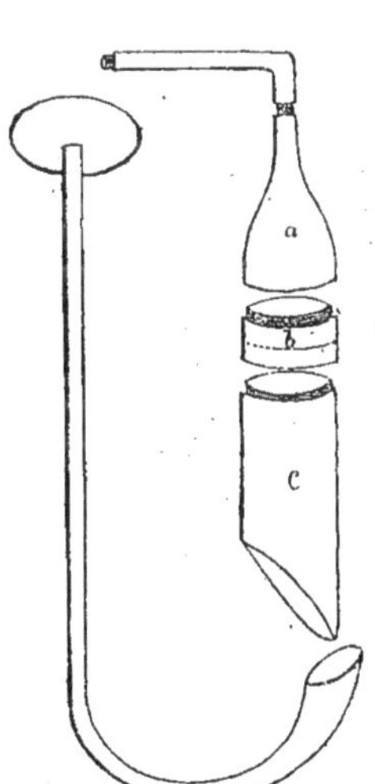

Fig. 17. — Vaginoscope de Routh.

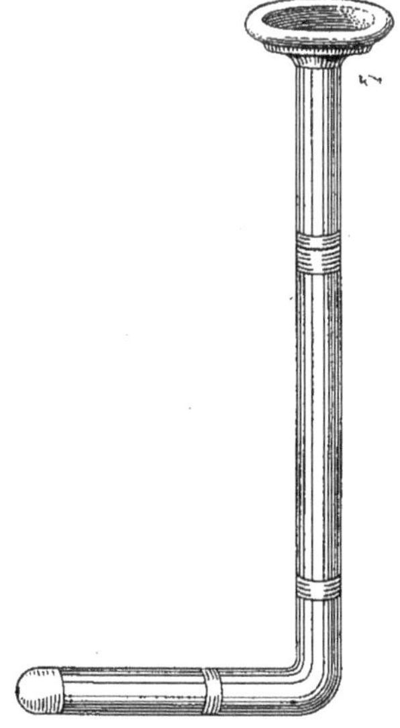

Fig. 18. — Métroscope de Nauche destiné à ausculter la portion vaginale de l'utérus.

(1) Stéthoscope pour l'enseignement obstétrical. Plus il est court, moins il bascule. Pour le médecin exercé le choix de l'instrument est insignifiant. (Pr. Pajot.)

Spéculums.

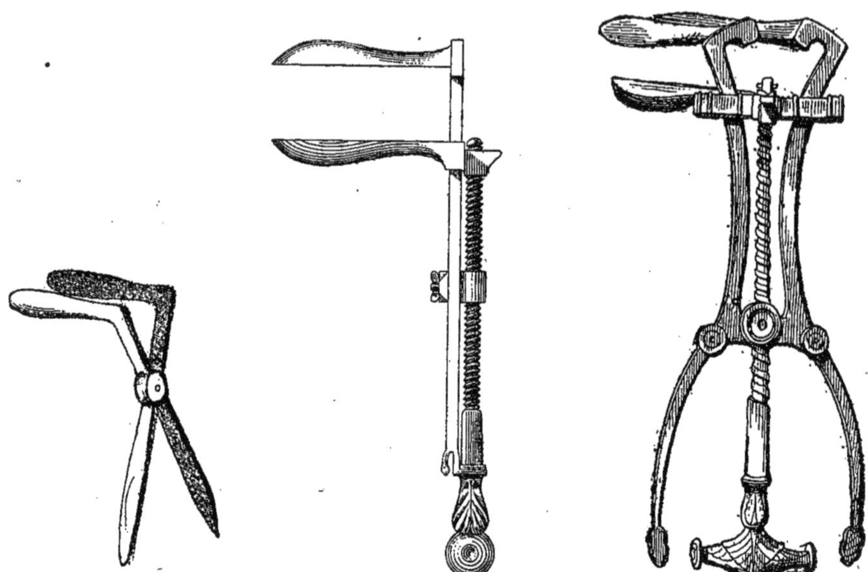

Fig. 19, 20, 21. — Spéculums trouvés dans les ruines de Pompéi (1).

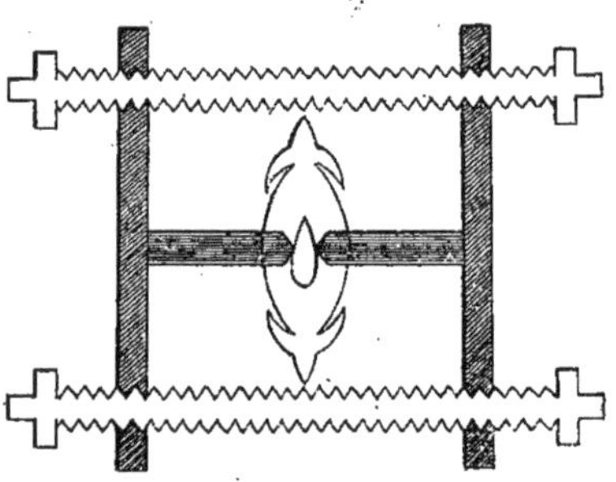

Fig. 22. — Spéculum d'Albucasis, ayant la forme de la presse qui sert aux relieurs, d'après le dessin informe des copistes arabes.

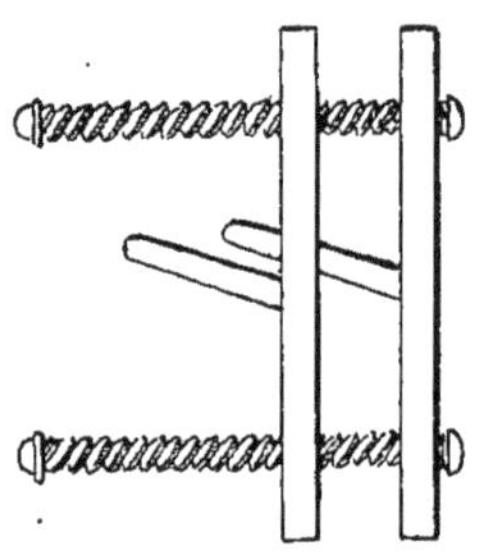

Fig. 23. — Le même spéculum, tel qu'il devait être.

(1) Les anciens utilisaient souvent les spéculums dans les accouchements, surtout pour l'extraction des débris du fœtus.

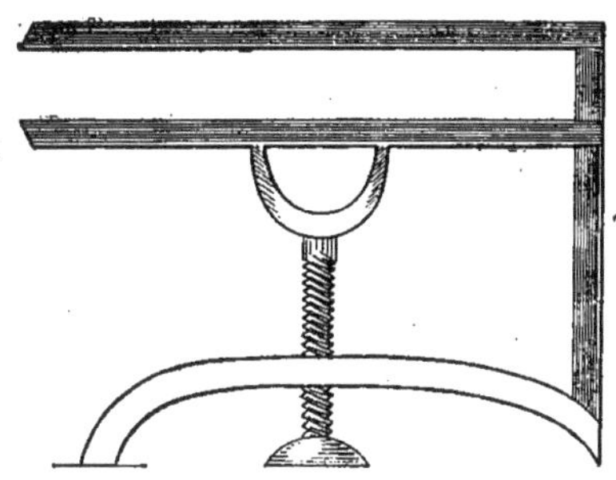

Fig. 24. — Autre spéculum d'Albucasis, d'après les copistes arabes.

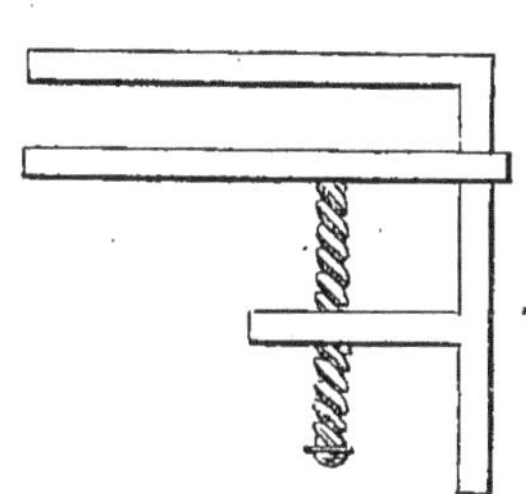

Fig. 25. — Le même spéculum tel qu'il devait être (1).

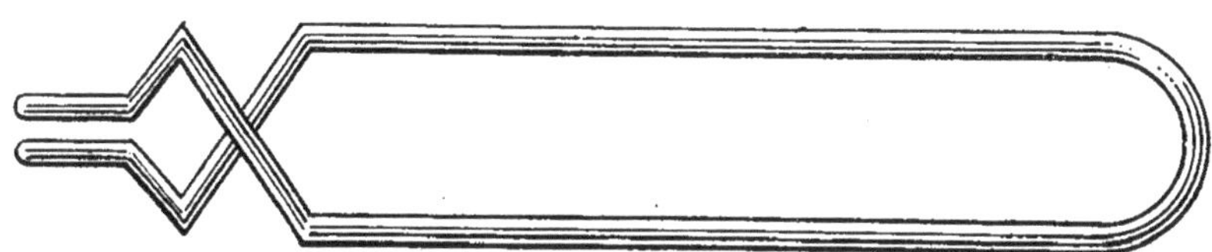

Fig. 26. — Autre modèle de spéculum d'Albucasis.

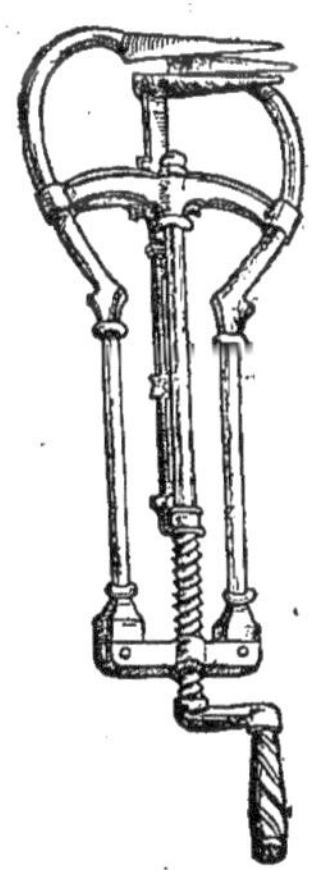

Fig. 27. — Spéculum matricis de Rueff.

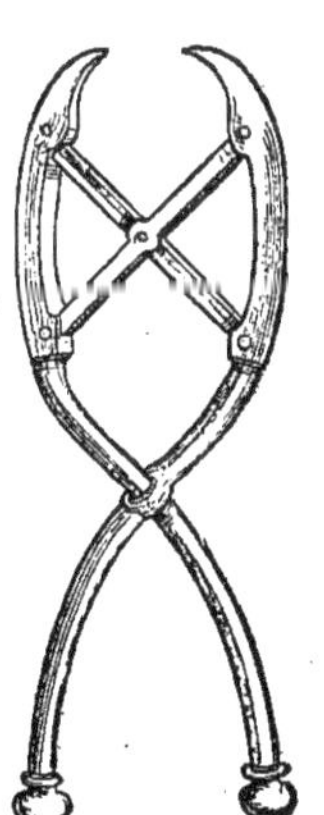

Fig. 28. — Apertorium de Rueff.

(1) Figures 23 et 25 tirées de *La Chirurgie d'Albucasis*, traduction du Dr L. Leclerc, chez J.-B. Baillière et fils.

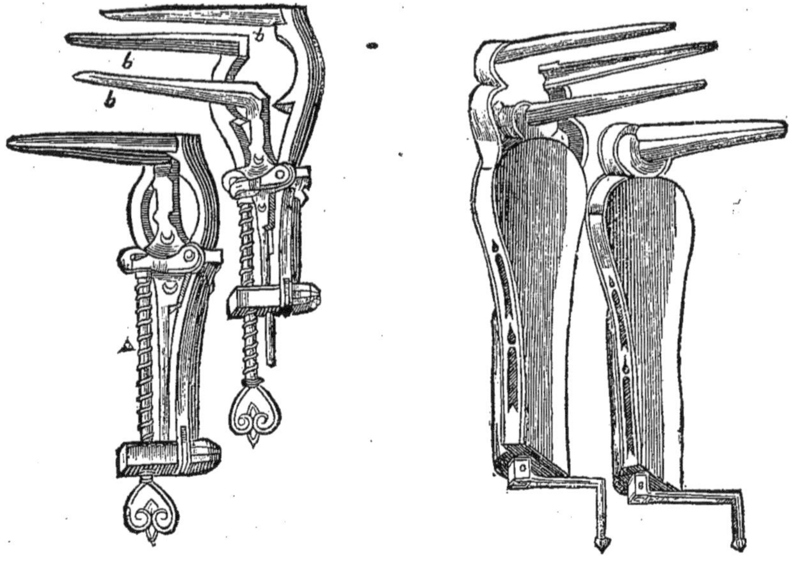

FIG. 29-32. — Spéculums ouverts et fermés employés du temps d'A. Paré (1).

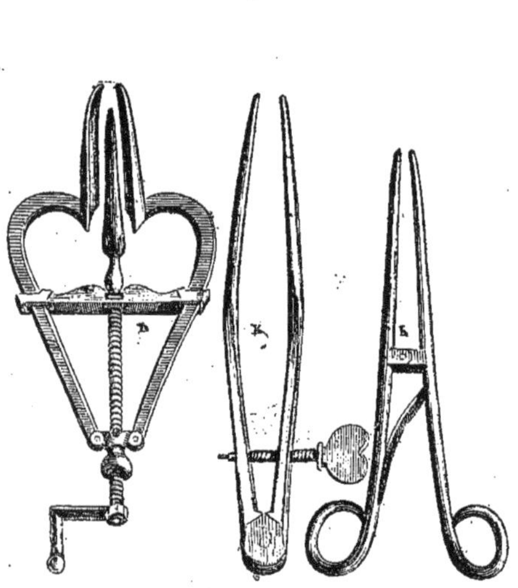

FIG. 33-35. — Dilatatoires à deux et à trois branches employés du temps de Mauriceau.

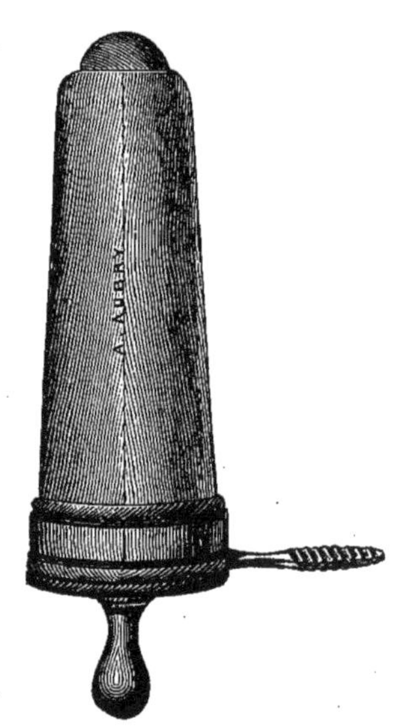

FIG. 36. — Spéculum en buis de Récamier, servant à protéger les parois du vagin pendant la décollation à la ficelle ou à la chaîne (2).

(1) Franco a représenté dans son édition de 1561 un spéculum analogue et dont il recommande l'usage pour l'extraction de l'arrière-faix.

(2) Tous les autres spéculums peuvent être employés soit pour s'assurer, dans les cas douteux, que la poche des eaux est rompue, soit pour diriger les instruments dans l'accouchement prématuré.

Mannequins et bassins artificiels.

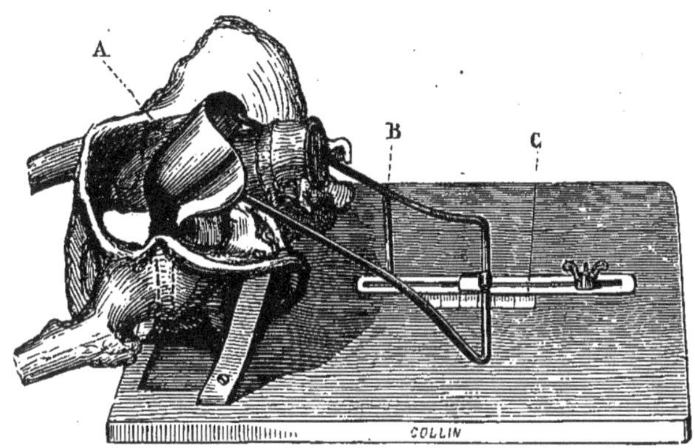

FIG. 37. — Bassin artificiel de Fabri, de Bologne, modifié par Joulin, pour simuler les rétrécissements du détroit supérieur.

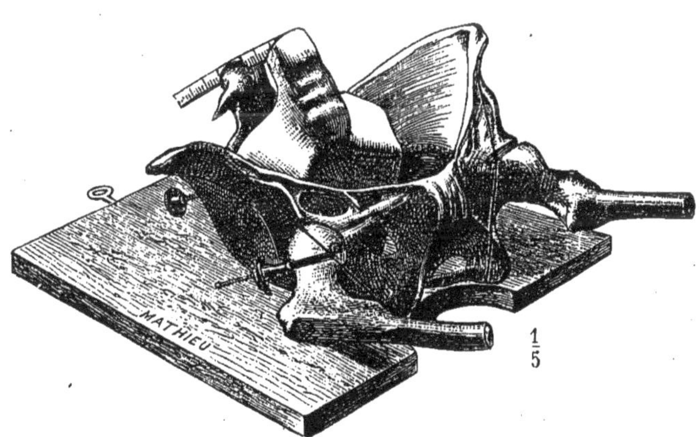

FIG. 38. — Bassin artificiel en fonte avec plaque du sacrum mobile, de Tarnier. Modèle Mathieu.

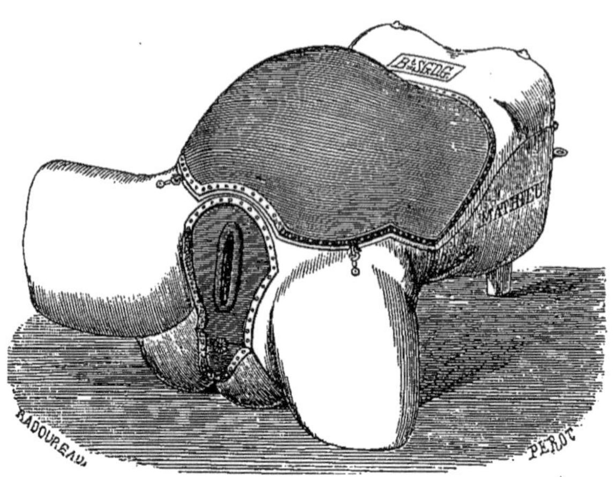

Fig. 39. — Mannequin obstétrical de Budin et Pinard.

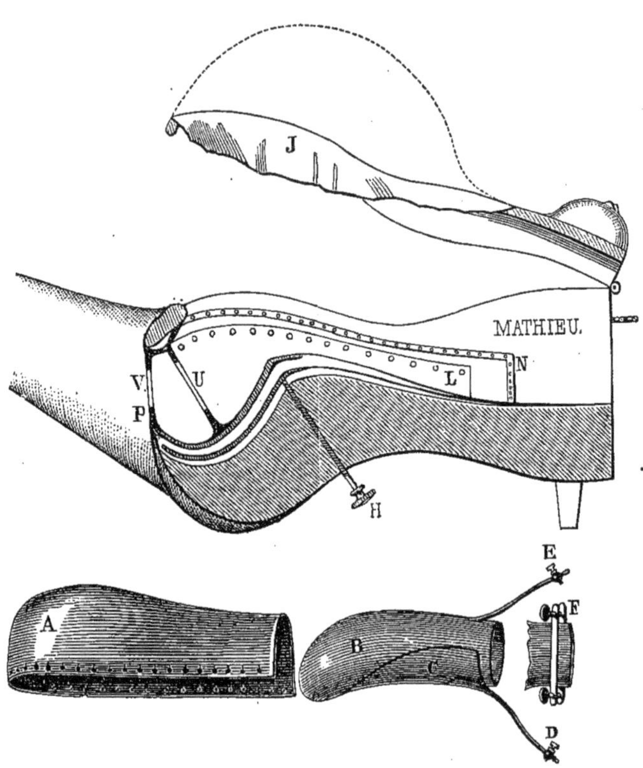

Fig. 40-42. — Différentes pièces du mannequin précédent.

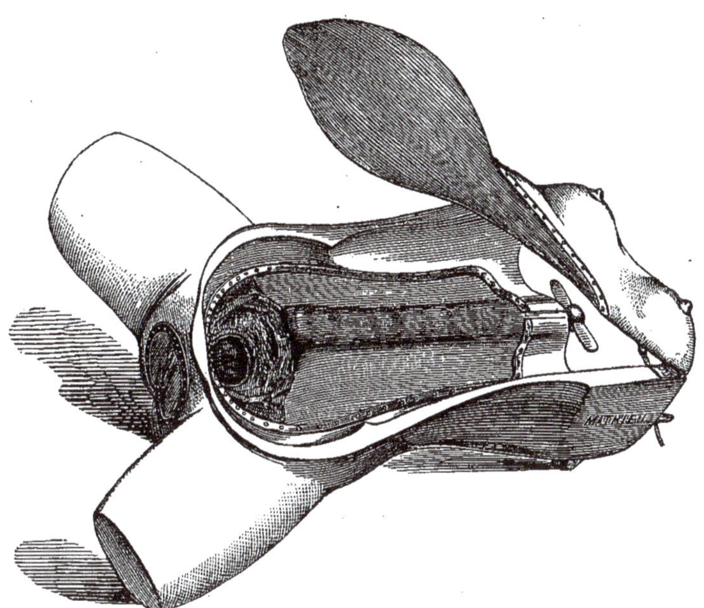

Fig. 43. — Nouveau mannequin obstétrical de Budin et Pinard.

Pelvimètres. — Cliséomètres. — Pelvigraphes.

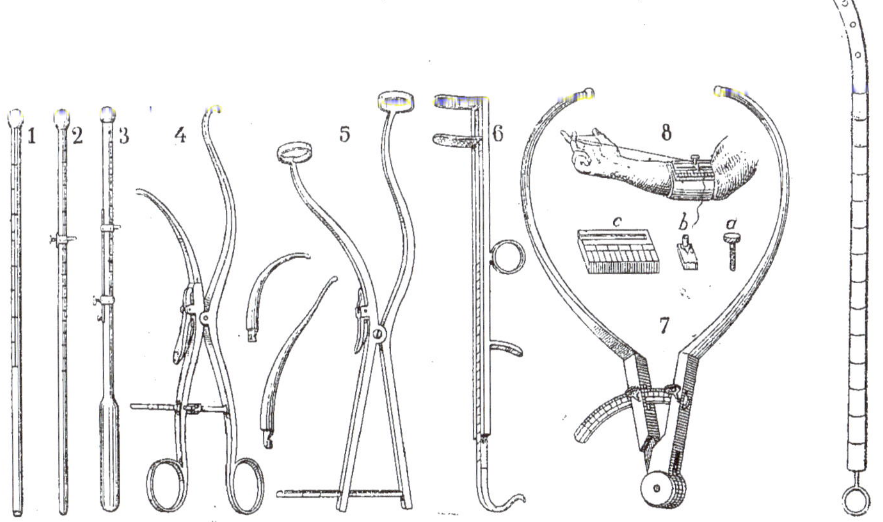

Fig. 44-51. — Pelvimètres. — 1, 2, 3, 4, 5, Stein. — 6. Coutouly. — 7. Compas d'épaisseur de Baudelocque. — 8, a, b, c. Köppe.

Fig. 52. — Pelvimètre d'Aitken.

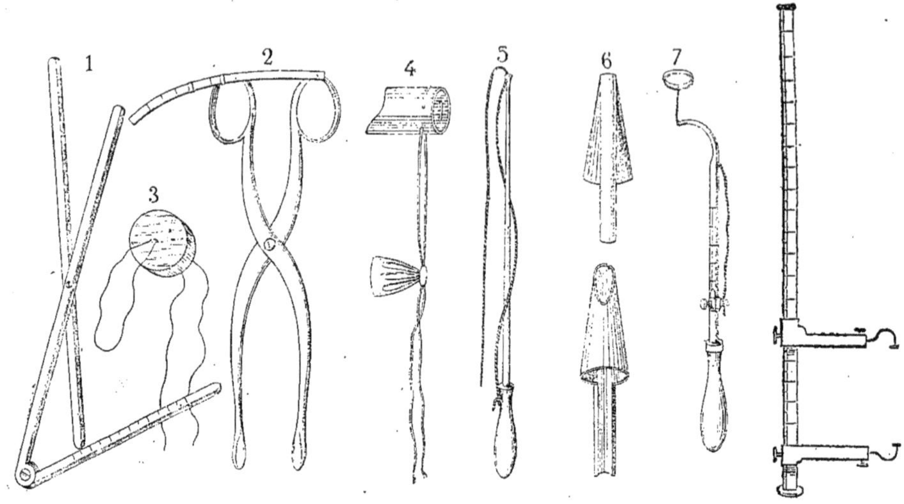

Fig. 53-60. — Pelvimètres. — 1. Jumelin. — 2. Aitken. — 3. Stark. — 4. Kurzwich. — 5. Creve. — 6. Pelvimètre digital d'Asdrubali. — 7. Siméon.

Fig. 61. — Pelvimètre externe ou compas d'épaisseur de Chaussier.

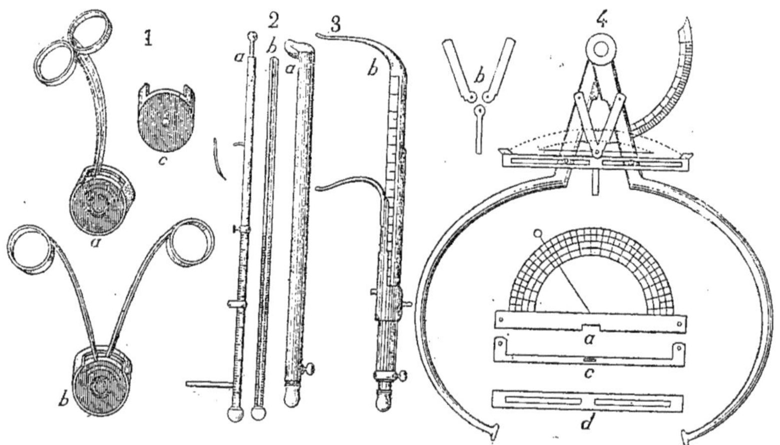

Fig. 62-70. — Pelvimètres. — 1, a, b, c. Wigand. — 2, a, b. Salomon. — 3, a, b. Desberger. — 4, a, b, c, d. Kluge.

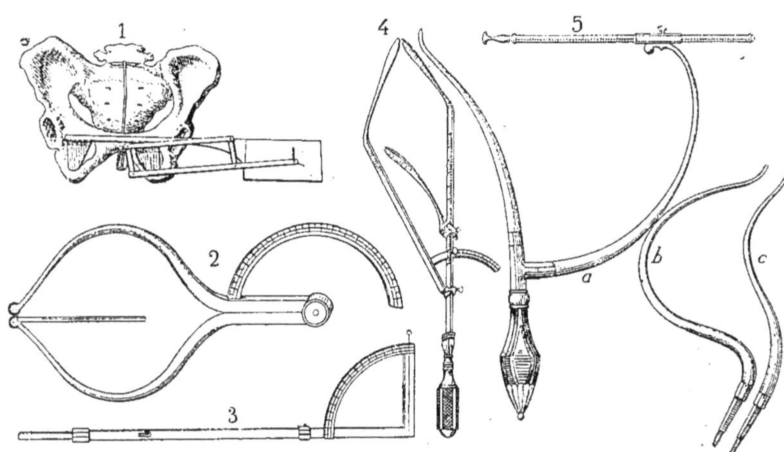

Fig. 71-77. — Pelvimètres. — 1. Pelvigraphe Martin. — 2, 3. Ritgen. — 4. Mme Boivin. — 5. a, b, c. Wellenbergh.

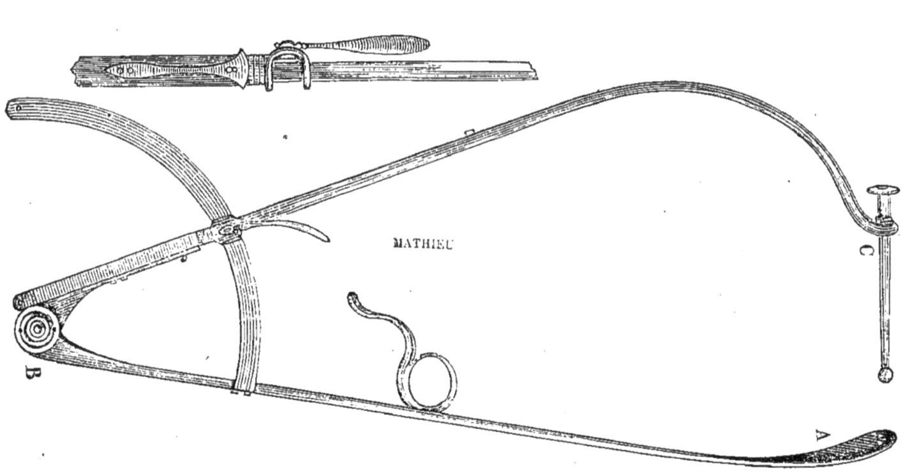

Fig. 78. — Pelvimètre universel de Van Huevel.

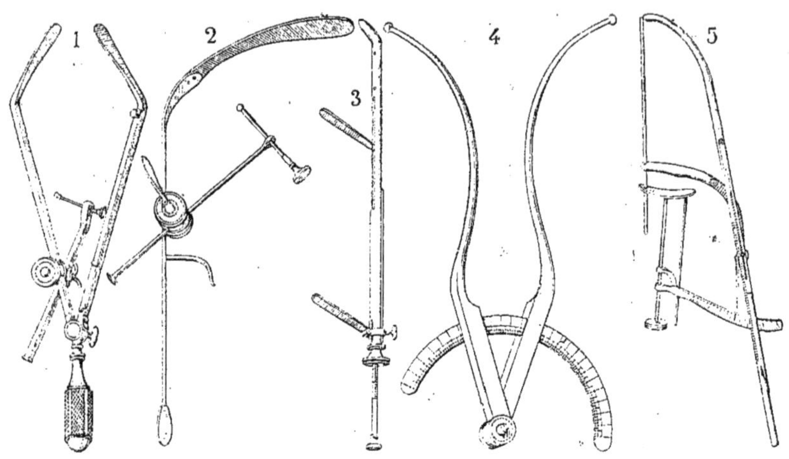

Fig. 79-83. — Pelvimètres. — 1, 2. Van Huevel modifié. — 3. Beck. — 4. Osiander-Kilian. — 5. Kiwisch.

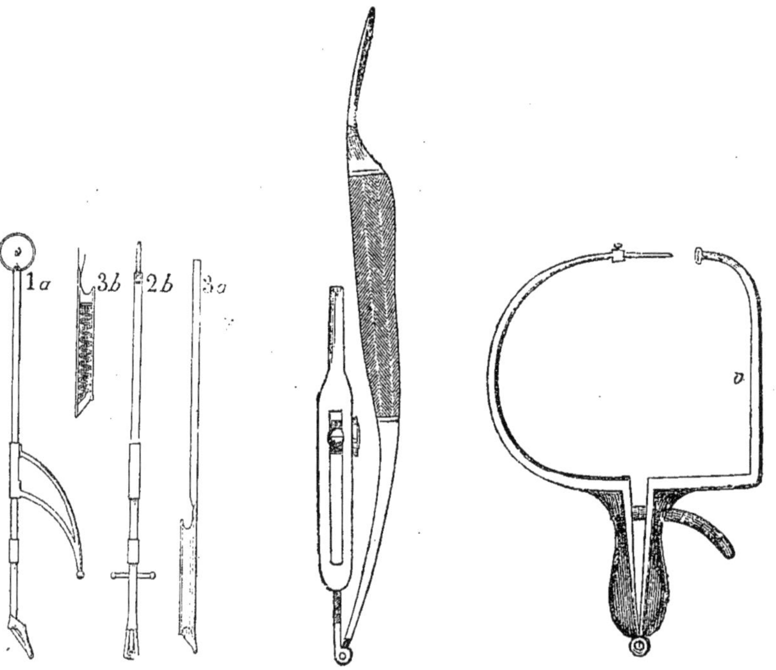

Fig. 84-87. — Pelvimètre interne de Ritgen.

Fig. 88. — Pelvimètre articulé de E. Hubert de Louvain.

Fig. 89. — Compas d'Amand (1).

(1) Wasseige, *loc. cit.*

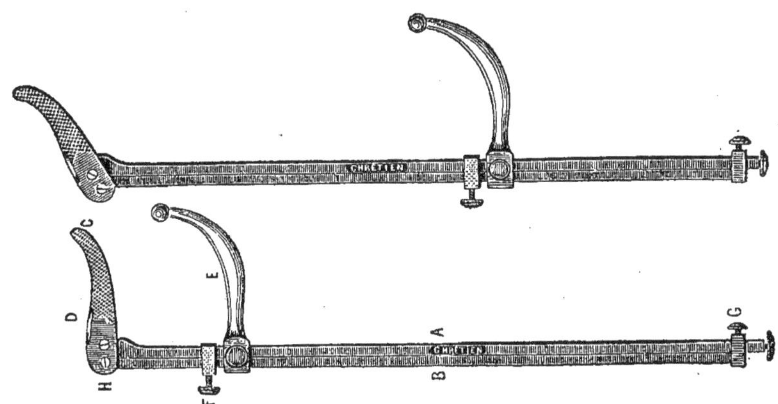

Fig. 90, 91. — Pelvimètre de Wasseige.

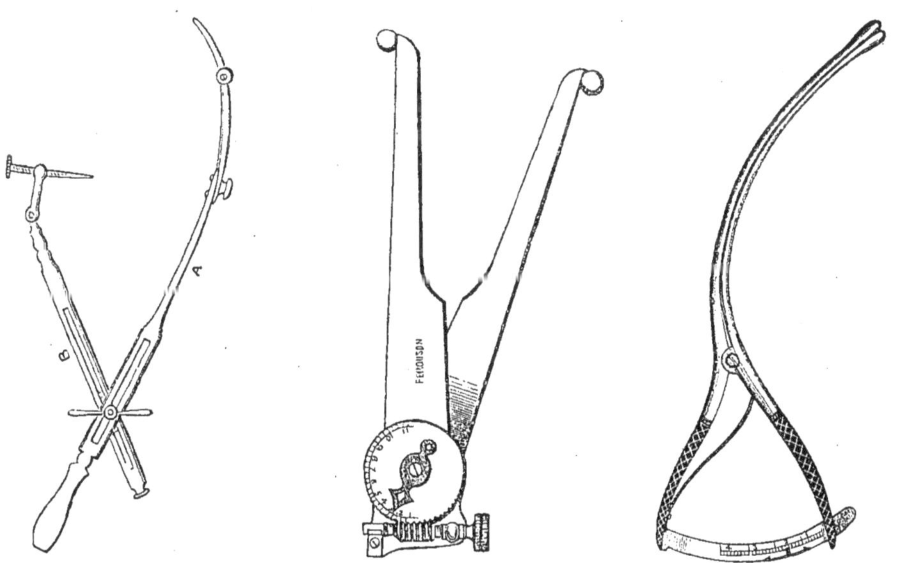

Fig. 92. — Pelvimètre de Rizzoli (1). Fig. 93. — Pelvimètre de Fergusson (1). Fig. 94. — Pelvimètre de Lumley Earle (1).

(1) Catalogue and report of obstetrical and other instruments exhibited at the conversazione of the obstetrical society of London.

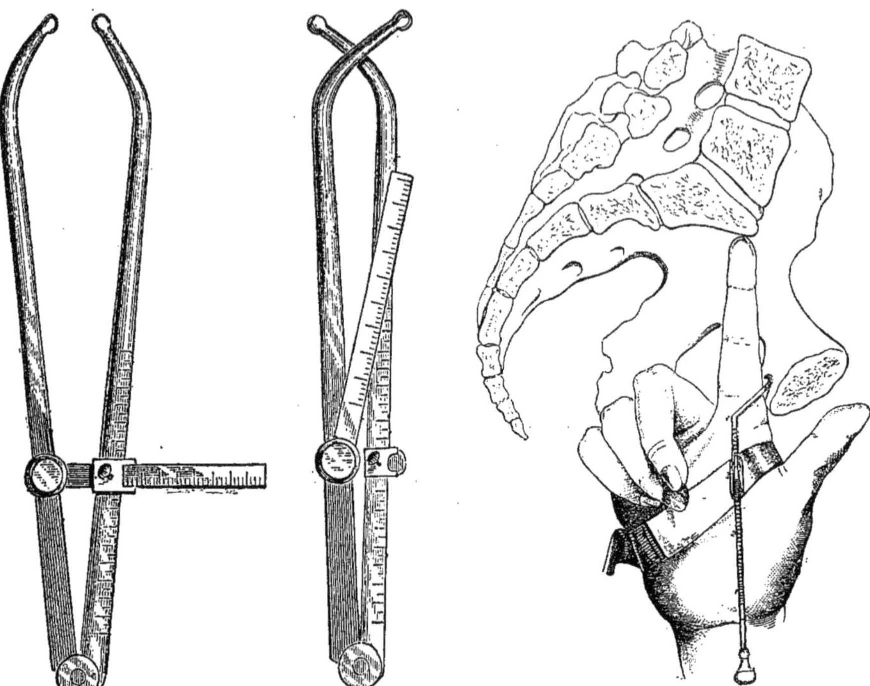

FIG. 95, 96. — Pelvimètre de Schultze.

FIG. 97. — Pelvimètre de Greenhalgh (1).

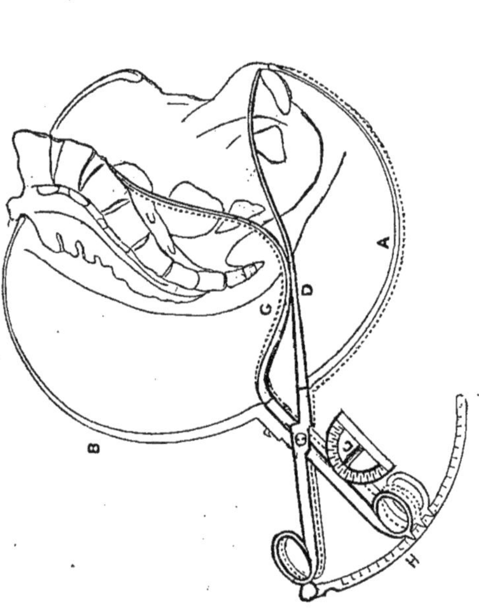

FIG. 98. — Pelvimètre de Lazarewitch.

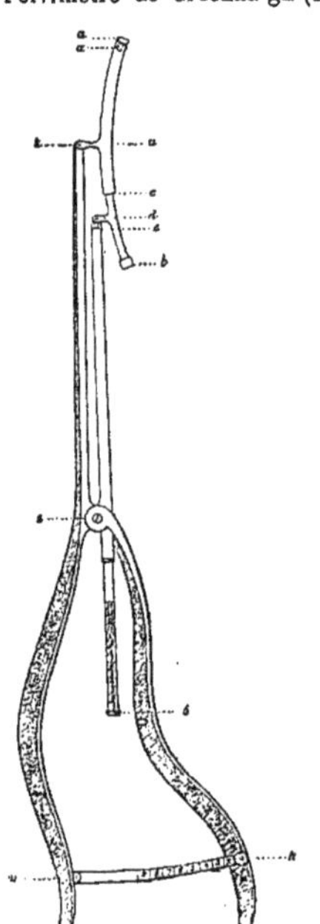

FIG. 99. — Pelvimètre de Howitz, de Copenhague.

(1) V. note page 22.

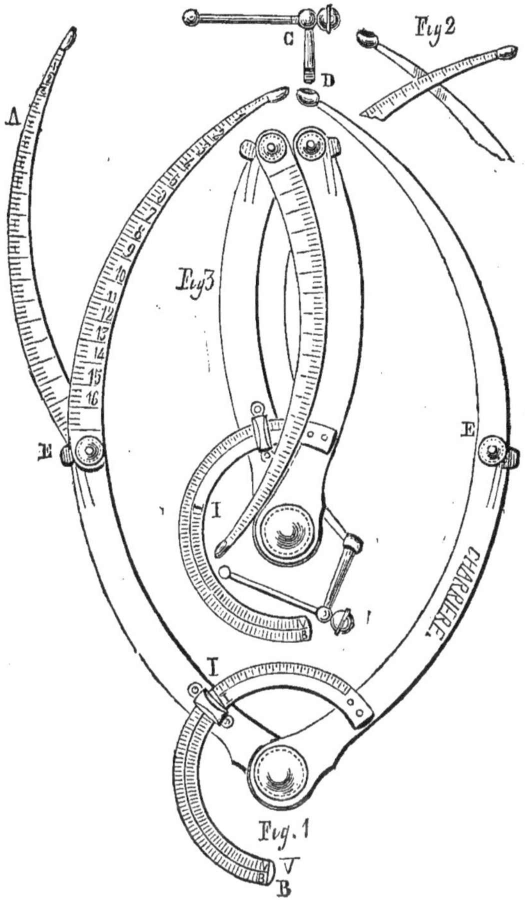

Fig. 100. — Compas pelvimètre de Charrière.

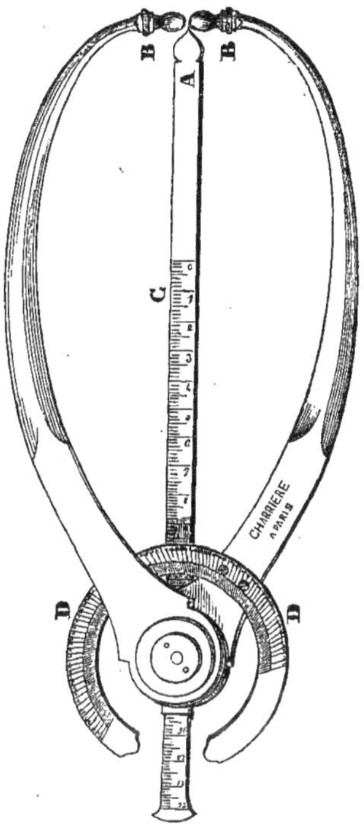

Fig. 101. — Autre compas de Charrière.

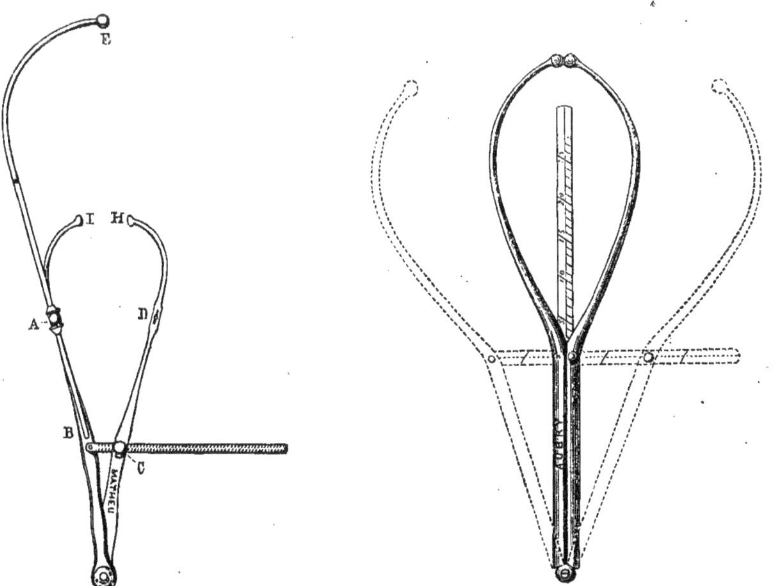

Fig. 102. — Pelvimètre Depaul, modèle Mathieu.

Fig. 103. — Pelvimètre Depaul, modèle Aubry.

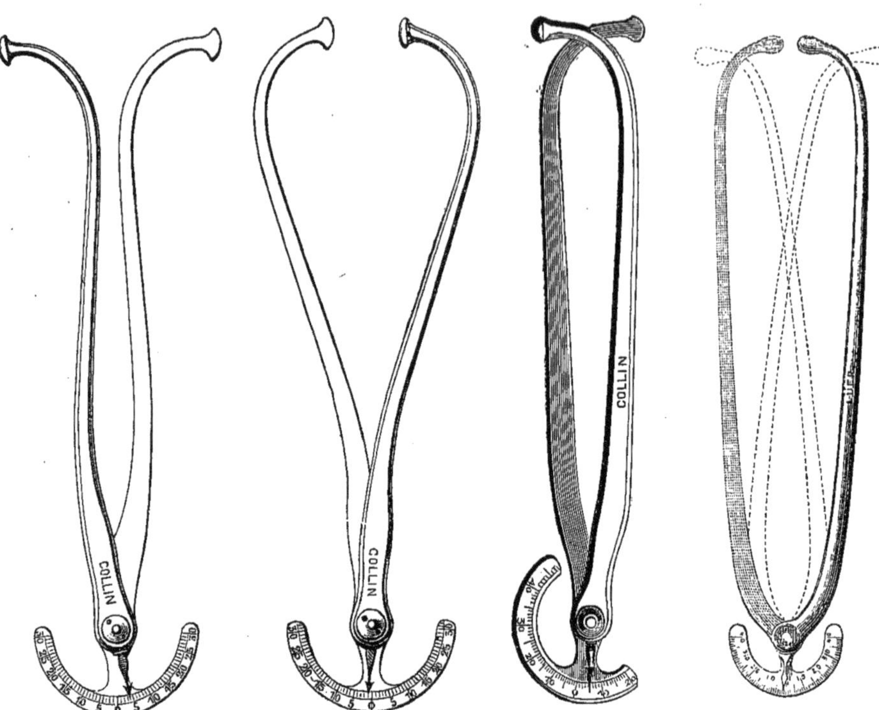

Fig. 104. — Pelvimètre interne de Collin.

Fig. 105. — Pelvimètre externe de Collin.

Fig. 106. — Pelvimètre interne et externe de Collin, dernier modèle.

Fig. 107. — Compas de Stanesco.

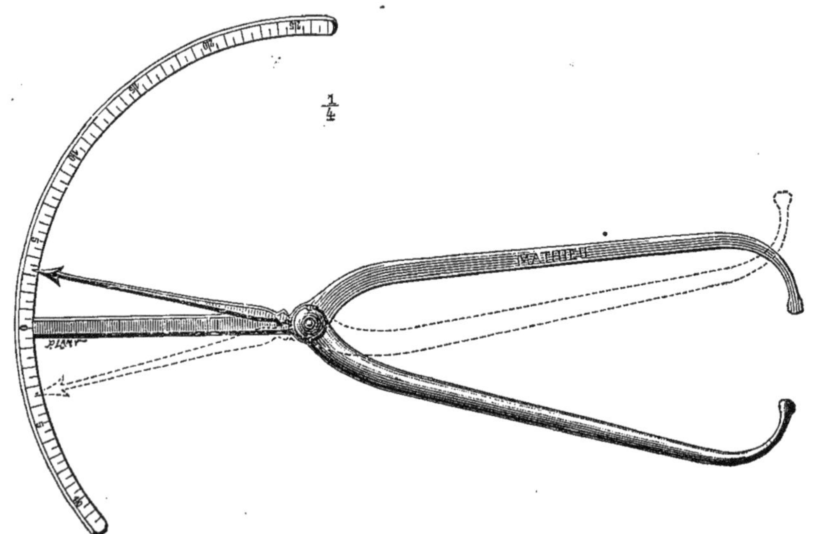

Fig. 108. — Compas crâniomètre et pelvimètre de Budin.

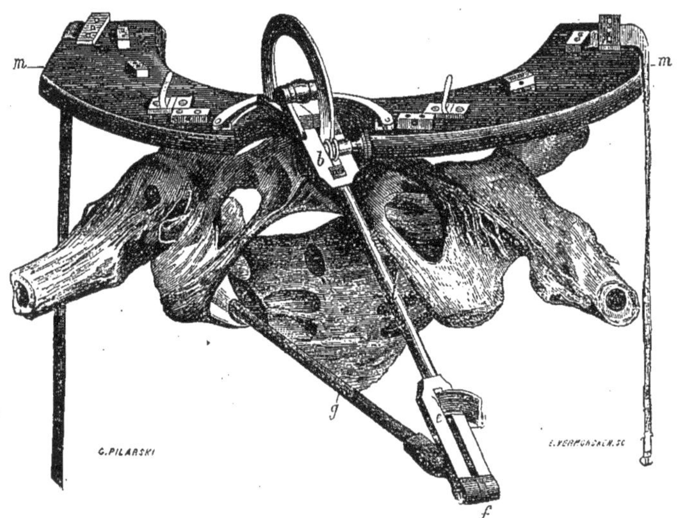

FIG. 109. — Pelvimètre de Küstner.

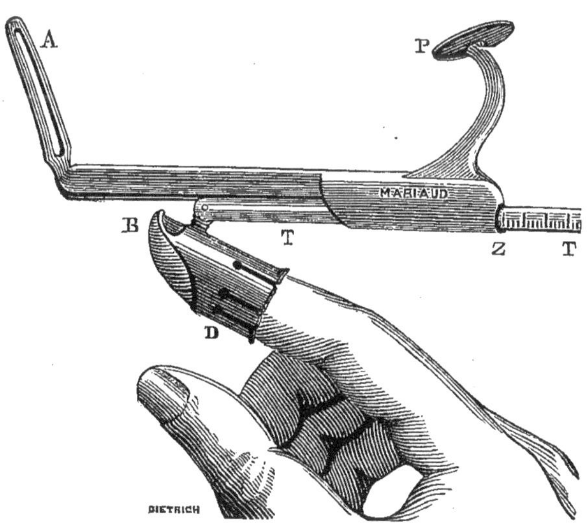

FIG. 110. — Pelvimètre de Crouzat, 1881.

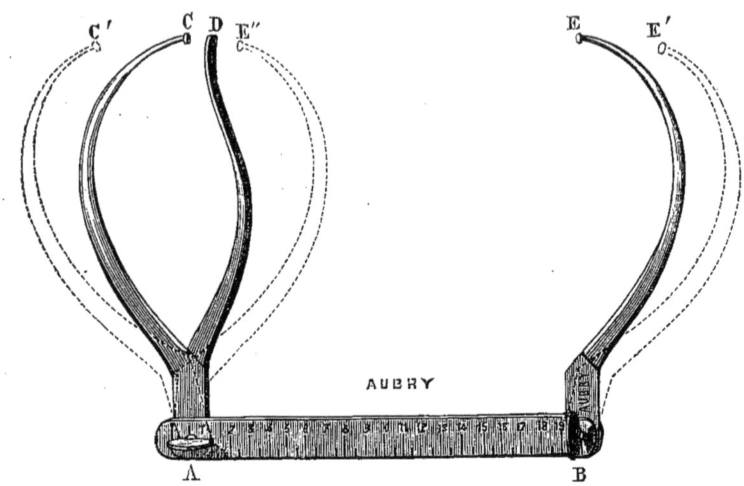

Fig. 111. — Pelvimètre de Hamon.

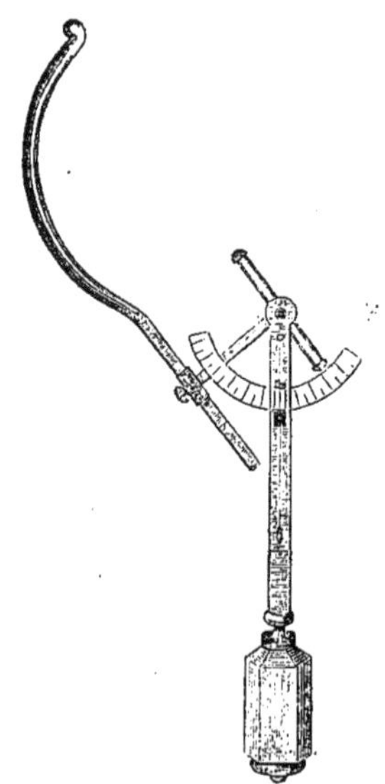

Fig. 112. — Cliséomètre de M. Dumas, destiné à la mesure de l'inclinaison du détroit supérieur (1).

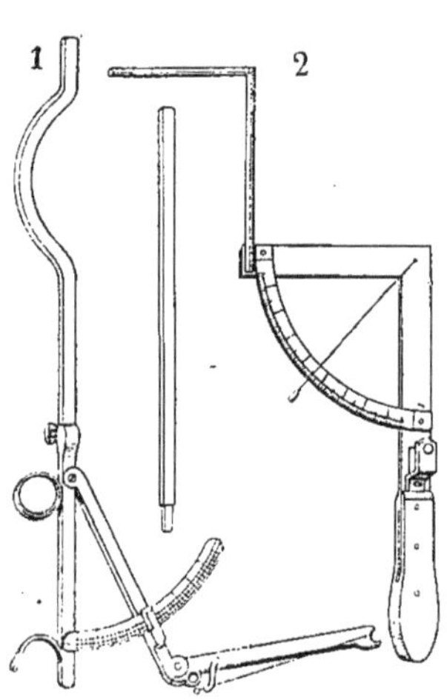

Fig. 113, 114. — Cliséomètres. — 1. Stein. — 2. Osiander.

(1) Wasseige, *loc. cit.*

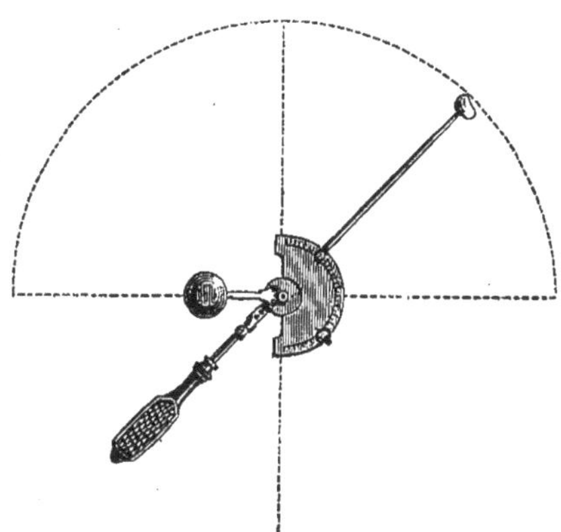

Fig. 115. — Goniomètre de Verrier pour mesurer l'inclinaison des plans du bassin.

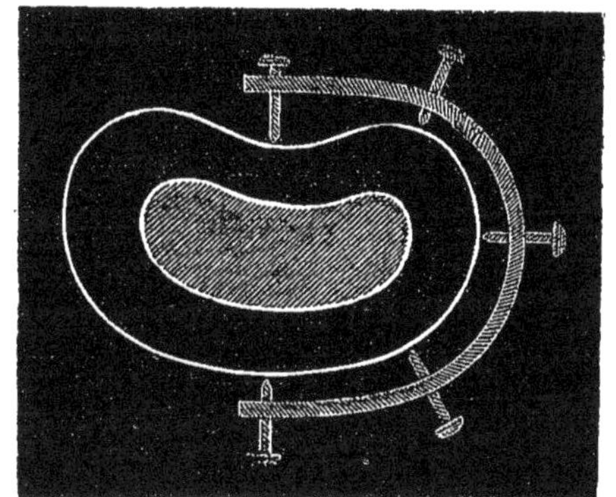

Fig. 116. — Pelvigraphe de Guillery (1).

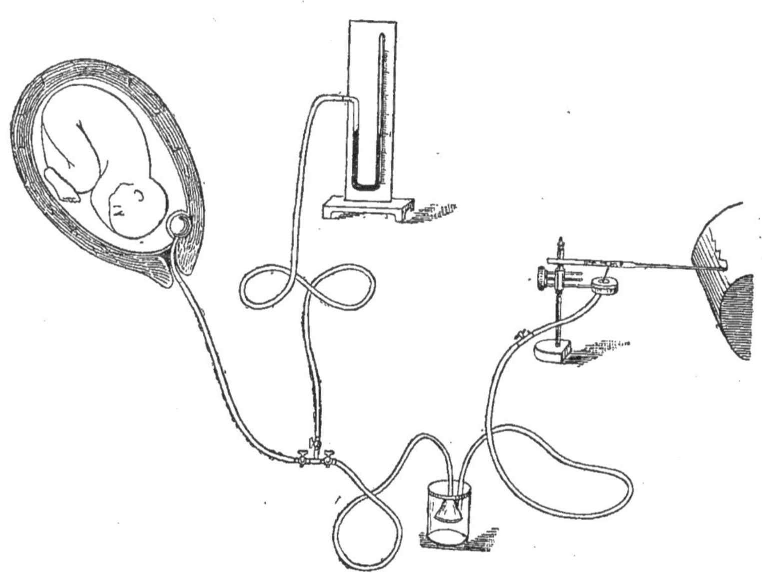

Fig. 117. — Appareil de Polaillon pour étudier les contractions utérines pendant l'accouchement.

(1) Wasseige, *loc. cit.*

3° — ACCOUCHEMENT PRÉMATURÉ ARTIFICIEL ET AVORTEMENT PROVOQUÉ

Trocarts et pompes aspiratrices.

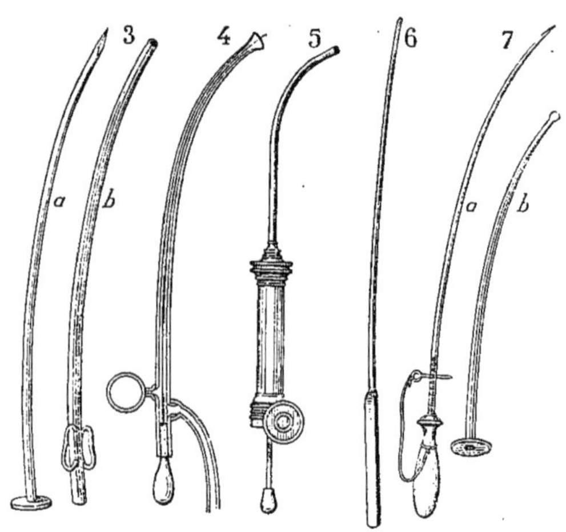

Fig. 118-122. — 3. Trocart de Wenzel ou de Messner. — 4. Trocart et sonde aspiratrice de Ritgen. — 5. Pompe aspiratrice de Kluge. — 6, 7. Trocart de Kilian.

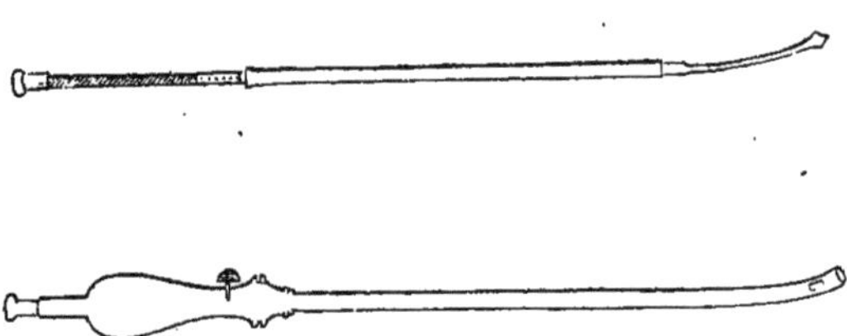

Fig. 123-124. — Long trocart et canule de Radford.

Excitateurs utérins.

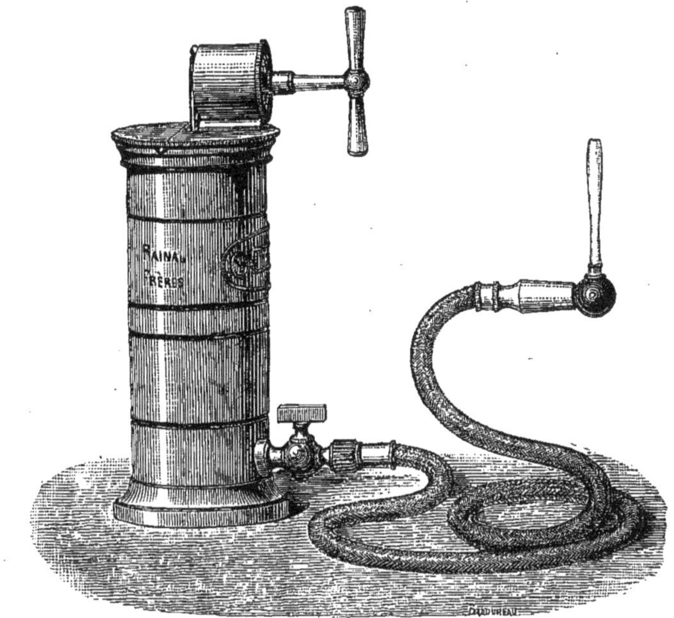

FIG. 125. — Excitateur utérin de Hyernaux (1).

FIG. 126. — Grand irrigateur Eguisier pour douches utérines.

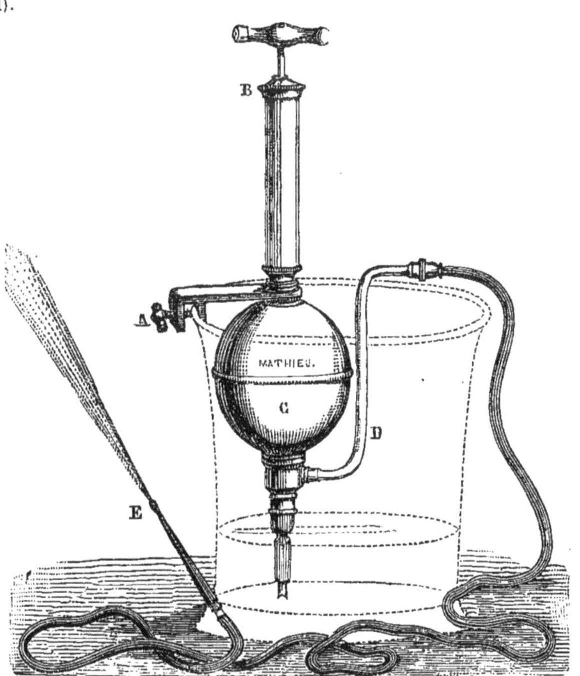

FIG. 127. — Appareil à douches utérines d'eau chaude, de Kiwisch.

(1) Wasseige, *loc. cit.*

Dilatateurs.

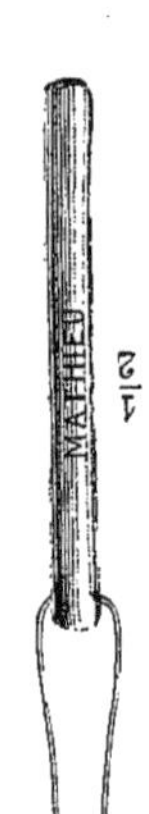

FIG. 128. — Tige de laminaria.

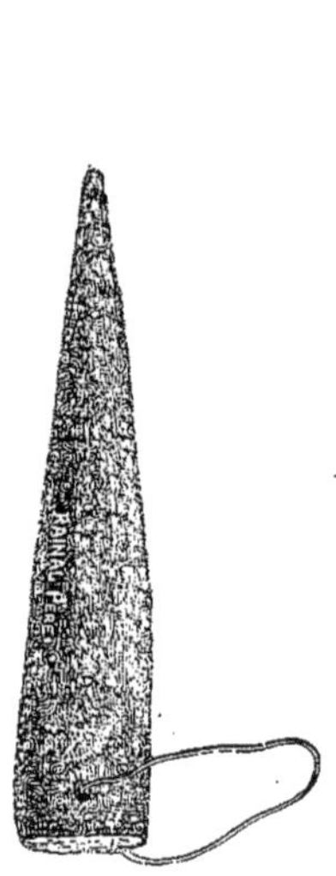

FIG. 129. — Cône d'éponge préparée, pour dilater le col.

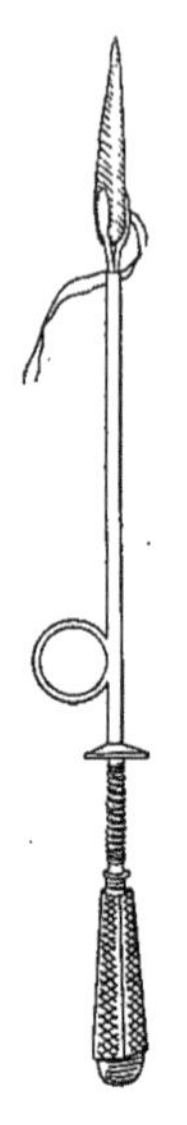

FIG. 130. — Porte-éponge de Maw.

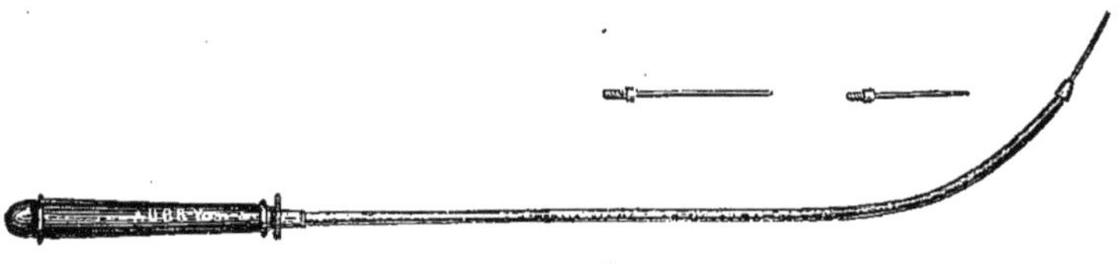

FIG. 131. — Porte-éponge de Barnes.

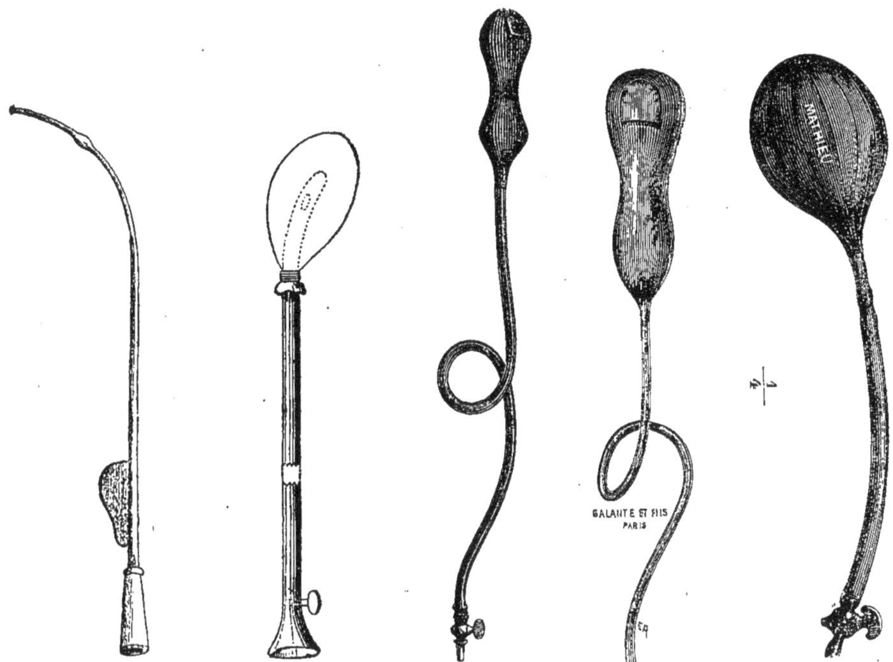

FIG. 132. — Sonde de Van Huevel pour décoller les membranes par l'eau (1).

FIG. 133. — Dilatateur de Devilliers, 1847. Sonde à double courant recouverte d'un petit sac de baudruche (1).

FIG. 134, 135. — Dilatateur en forme de sablier de Barnes Robert (2).

FIG. 136. — Colpeurynter de Braun.

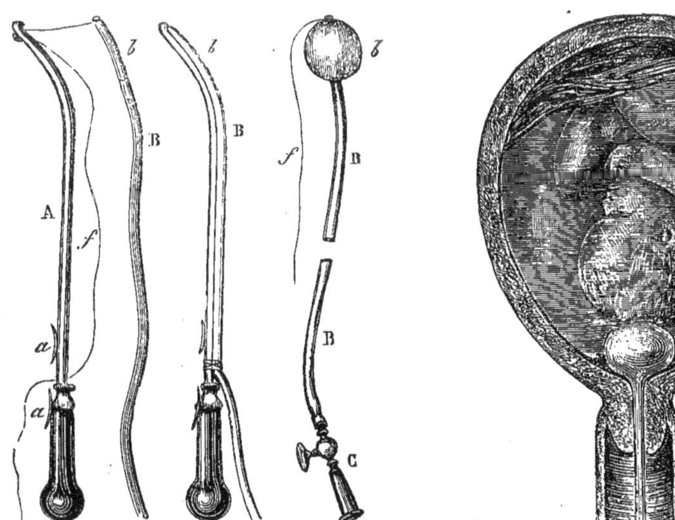

FIG. 137-140. — Dilatateur intra-utérin de Tarnier. A. Conducteur. — B. Tube en caoutchouc. — C. Douille à robinet destinée à recevoir la canule d'une seringue à injections. — A. A. Ressorts servant à arrêter le fil *f*. — B. Extrémité dilatable du tube en caoutchouc. — *f*. Fil destiné à fixer le tube sur le conducteur.

(1) Wasseige, *loc. cit.*
(2) *Journal médical d'Edimbourg*, juillet 1862.

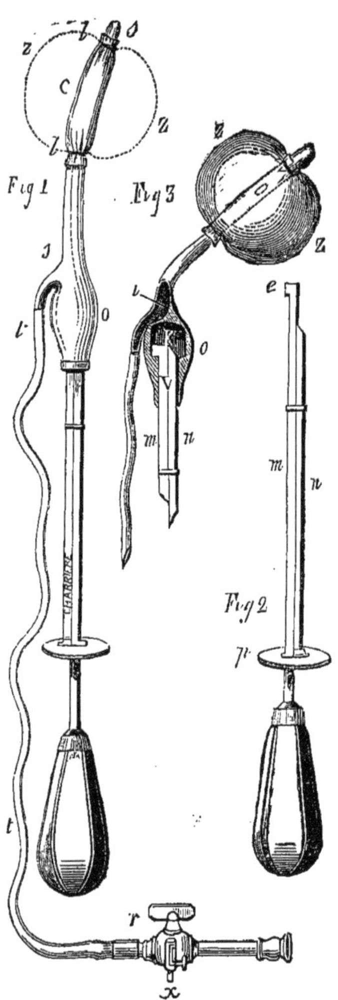

Fig. 141-143. — Dilatateur de Tarnier, premier essai.

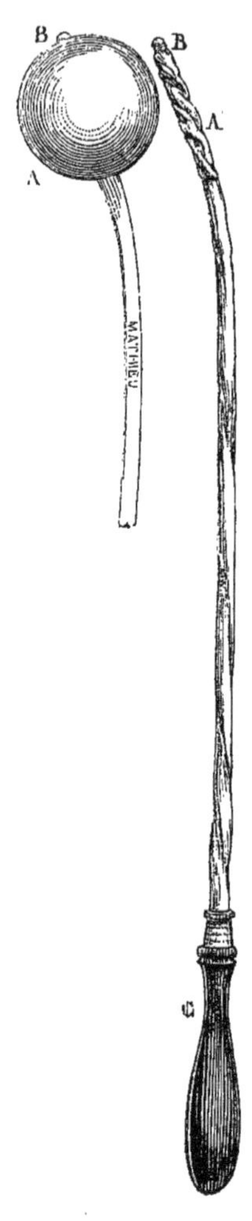

Fig. 144, 145. — Instrument de Tarnier, modifié par Mathieu.

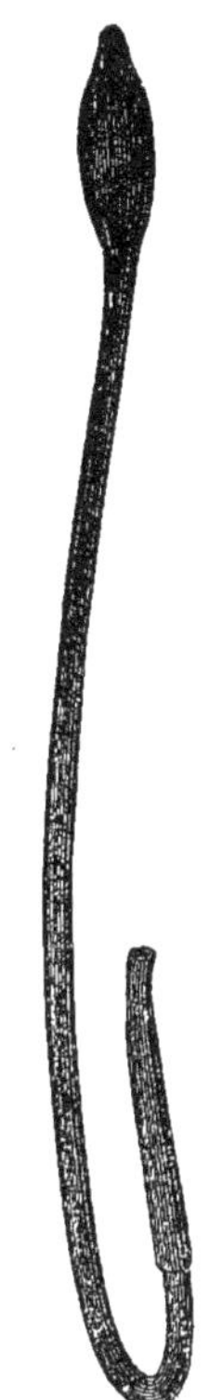

Fig. 146. — Pelote dilatatrice de Mathieu, avec soupape automatique remplaçant le robinet.

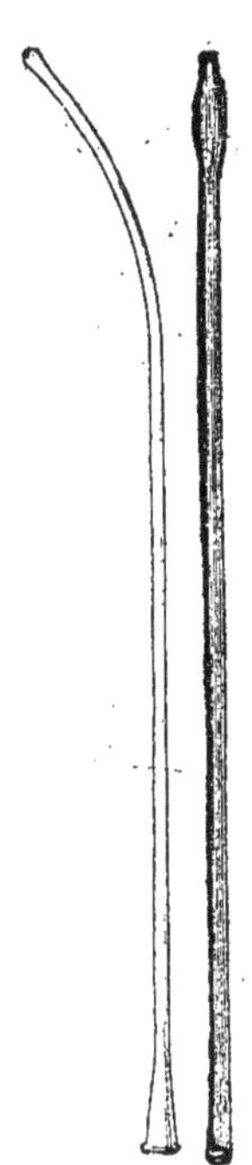

Fig. 147, 148. — Instrument de Pajot pour la provocation de l'accouchement. Tube de caoutchouc ayant son extrémité supérieure dilatable et s'adaptant à une canule conductrice en métal (1).

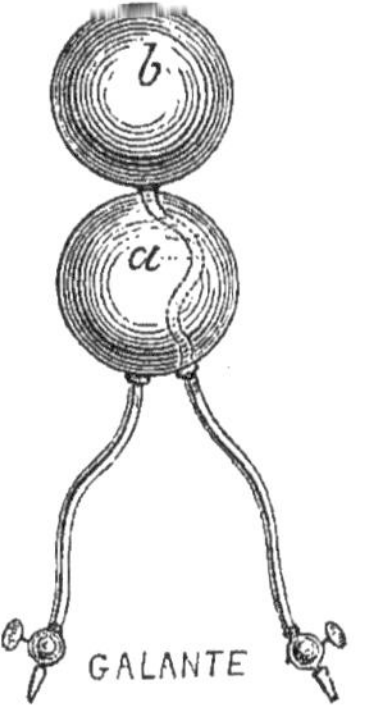

Fig. 149. — Double ballon dilatateur de Chassagny, 1876.

(1) M. Pajot se sert aujourd'hui d'une simple sonde en caoutchouc qui agit comme corps étranger de l'utérus et en provoque les contractions.

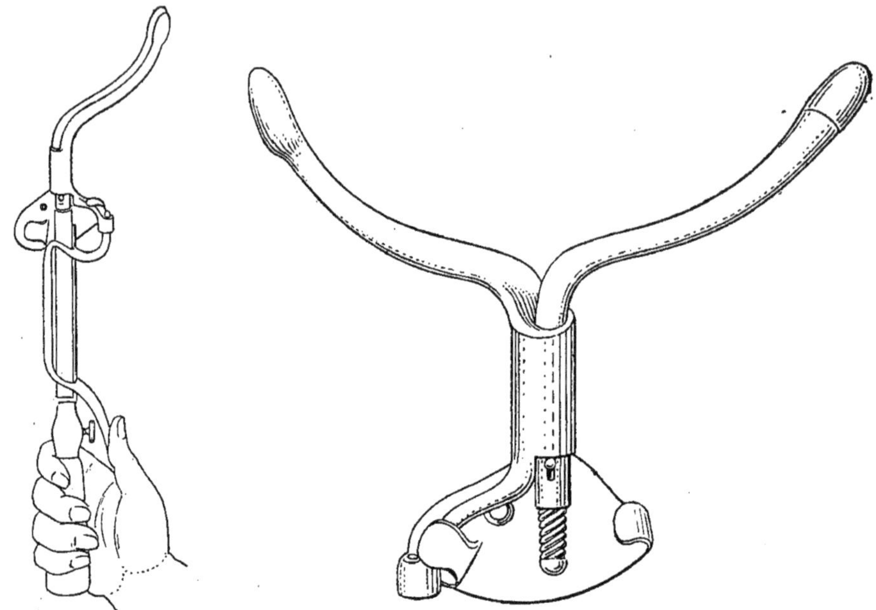

Fig. 150. — Appareil de Poullet pour l'accouchement prématuré, fermé prêt à être introduit.

Fig. 151. — Même appareil ouvert, fixé dans le col.

Pinces à faux-germe.

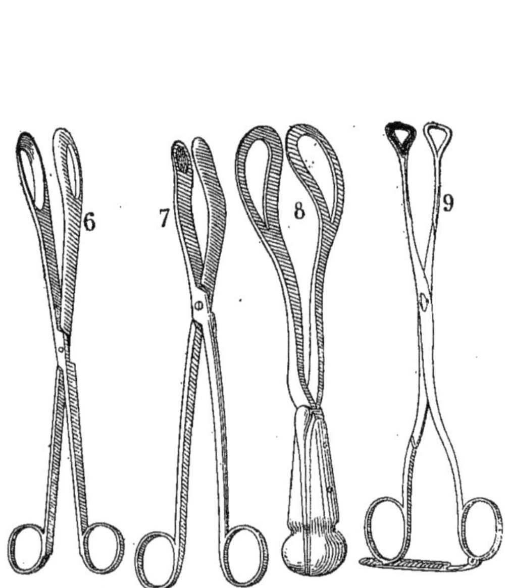

Fig. 152-155. — Pinces à faux-germe. — 6. Levret. — 7. Boër. — 8. Forceps de Kilian pour l'extraction des fœtus avant terme. — 9. Pince à faux-germe de Luer.

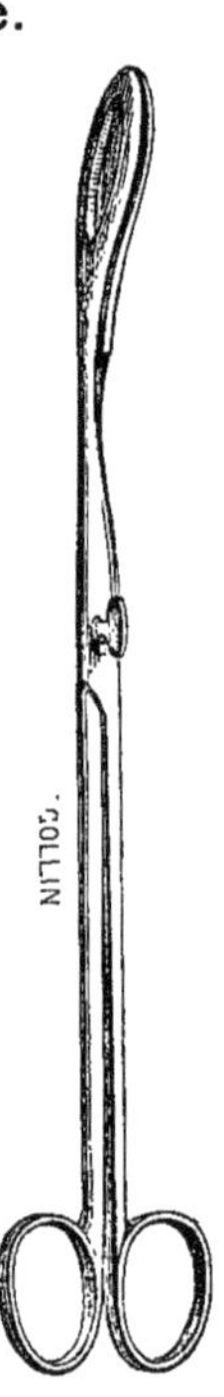

Fig. 156. — Pince Levret, à pivot.

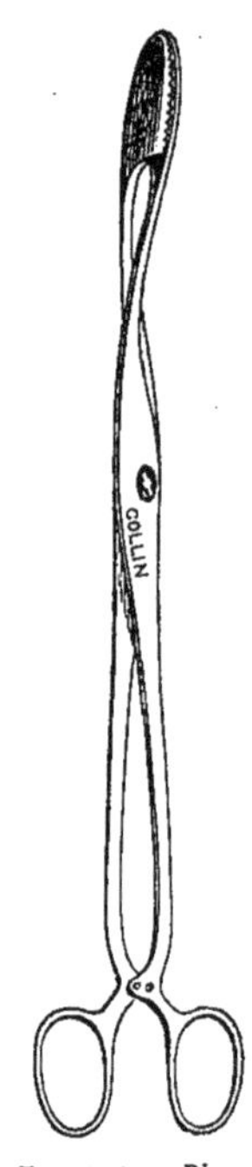

Fig. 157. — Pince Levret, à point d'arrêt.

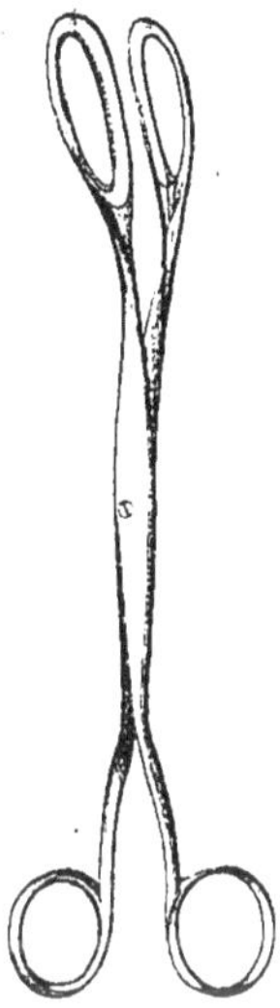

FIG. 158. — Pince de Simpson.

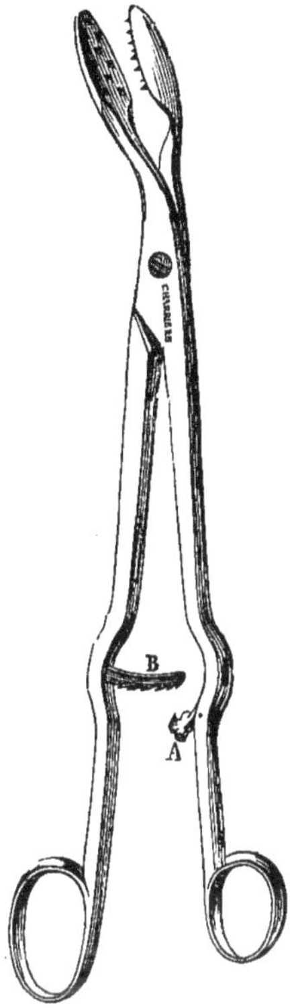

FIG. 159. — Pince à crémaillère de Charrière.

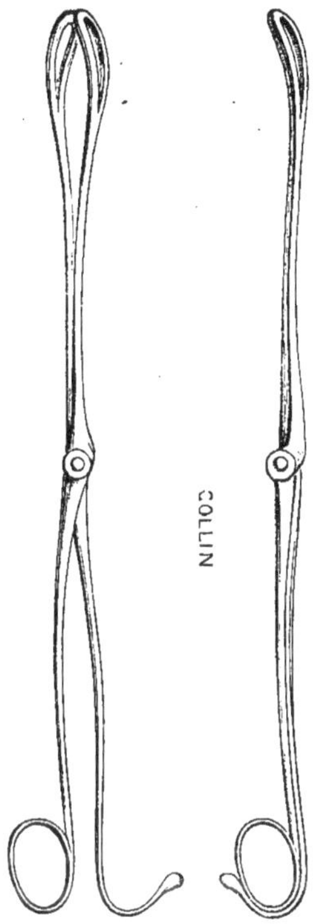

FIG. 160, 161. — Pince à rotation, de Ward.

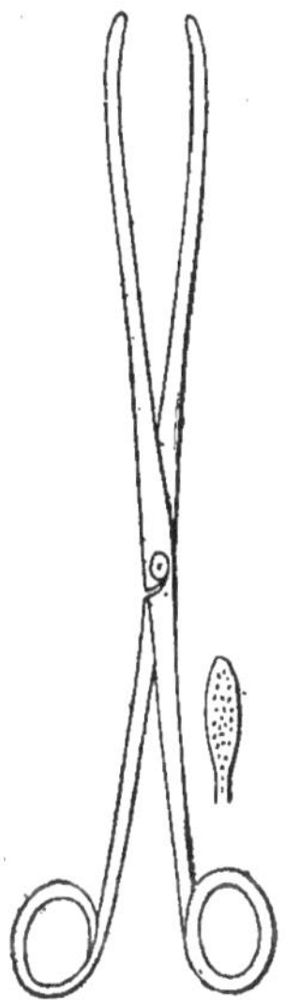

FIG. 162. — Pince de Radford.

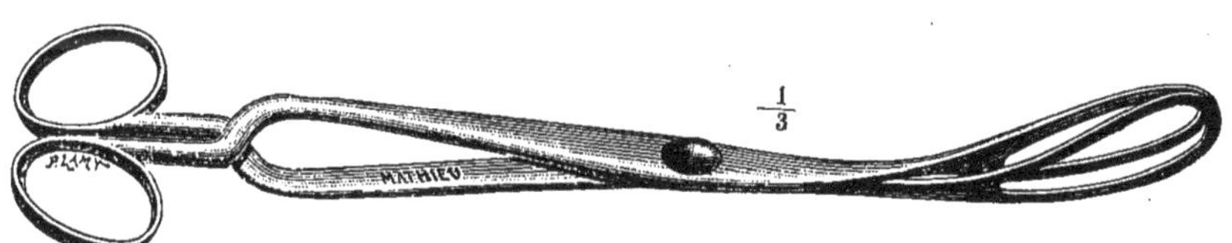

FIG. 163. — Pince à faux-germe, à branches croisées et contre-croisées, de Pinard.

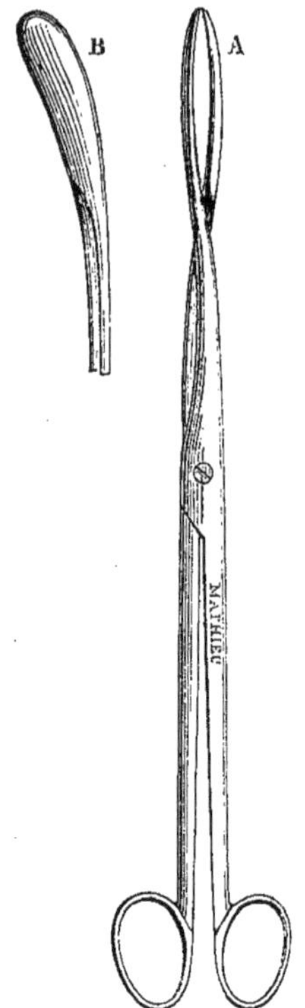

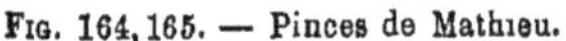
Fig. 164, 165. — Pinces de Mathieu.

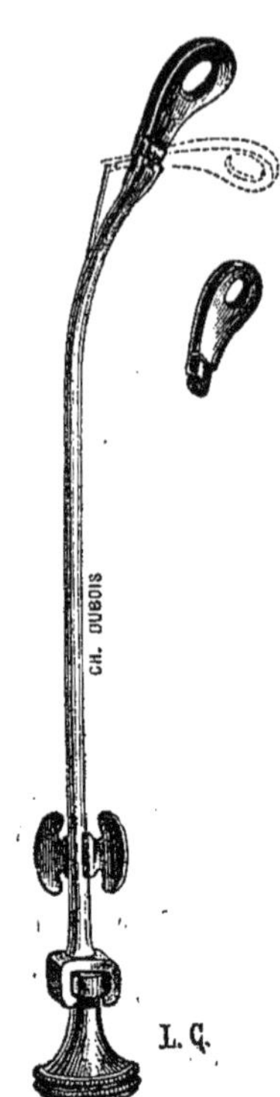

Fig. 166. — Curette articulée de Pajot.

II. — INSTRUMENTS UTILISÉS PENDANT L'ACCOUCHEMENT

1° — POUR LA MÈRE

Chaises obstétricales.

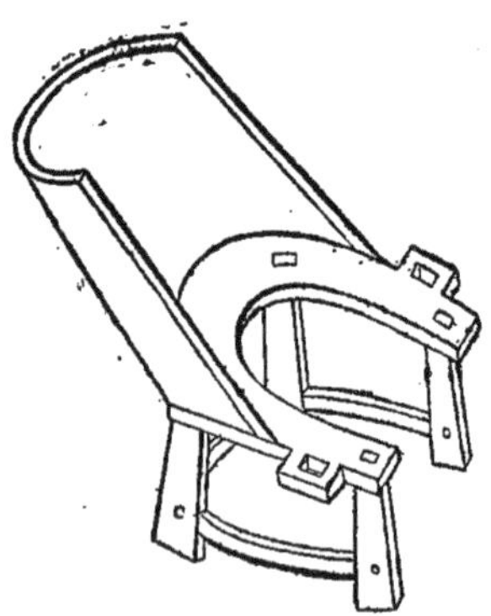
Fig. 167. — Chaise de Roeslin (Eucharius Rhodion), 1532.

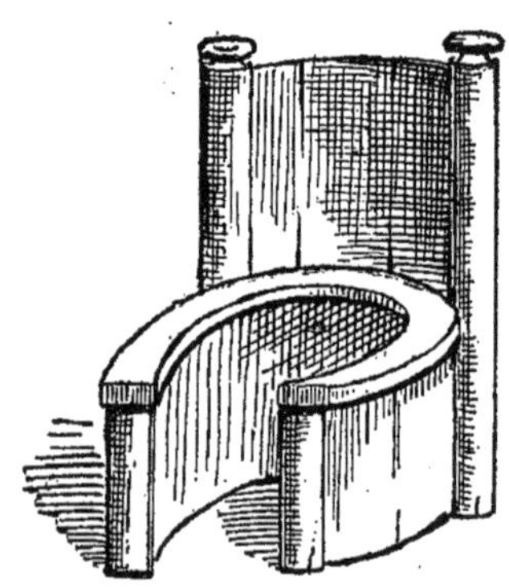
Fig. 168. — Autre modèle du même auteur.

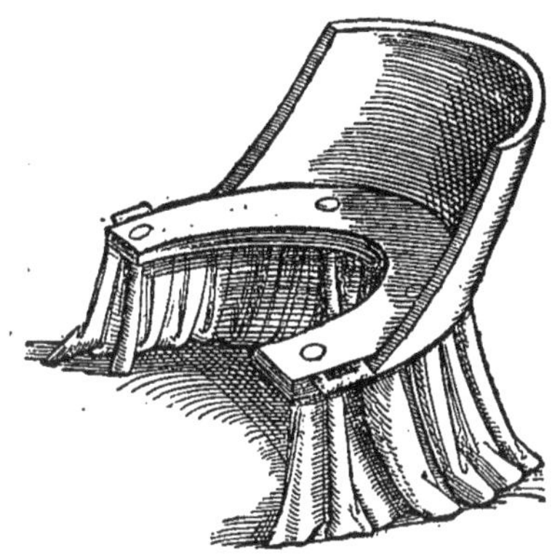

Fig. 169. — Chaise avec draperie de Rueff, de Zurich, 1554.

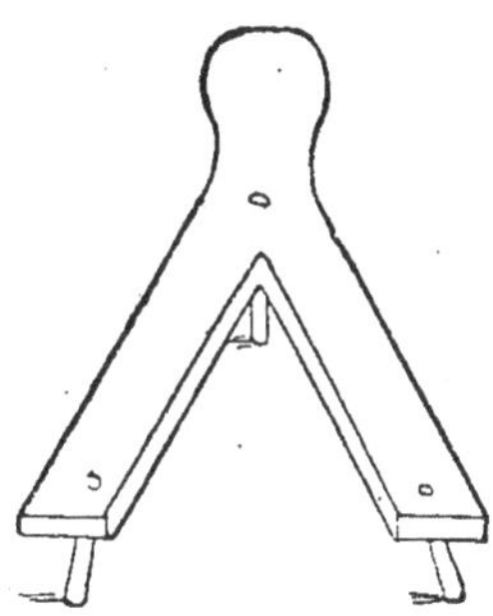

Fig. 170. — Tabouret de Savonarole, employé autrefois en Grèce et en Italie.

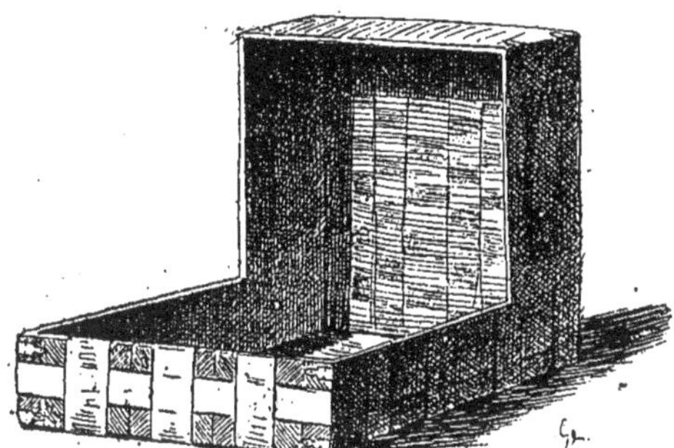

Fig. 171. — Appareil en bois en usage autrefois au Japon pour soutenir les femmes en couches.

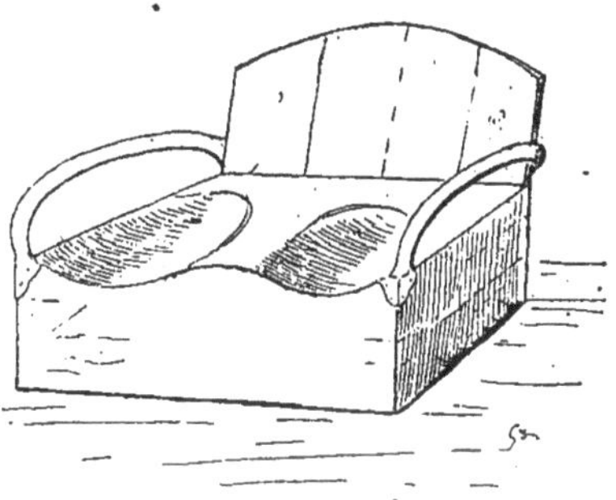

Fig. 172. — Siège employé autrefois à Chypre.

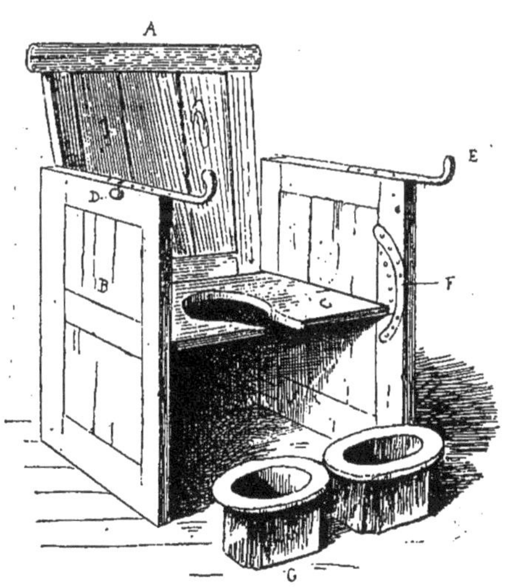

Fig. 173. — Chaise de Deventer, 1701.

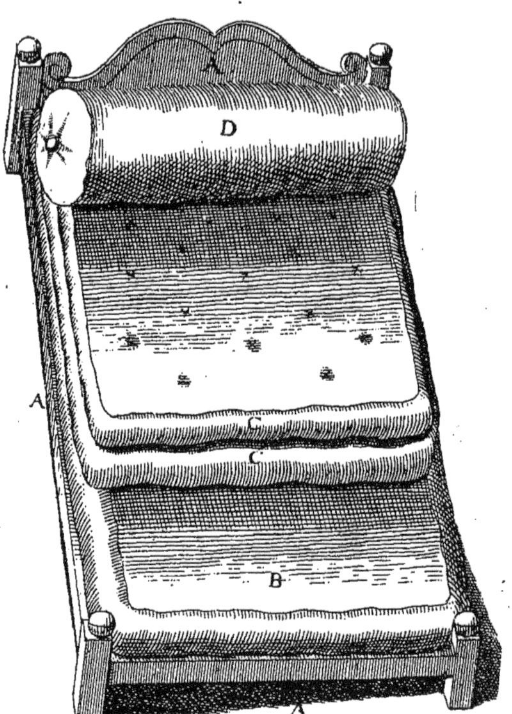

Fig. 174. — Lit de camp pour accoucher les femmes, de Jacques Mesnard, 1753.

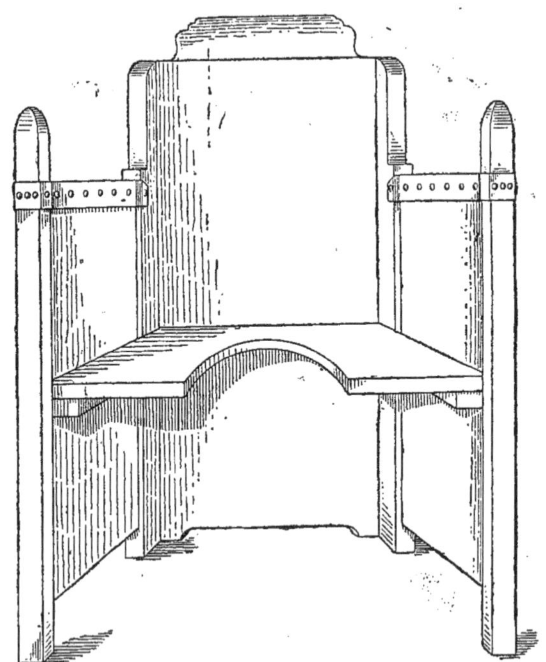

Fig. 175. — Chaise de Heister, 1770.

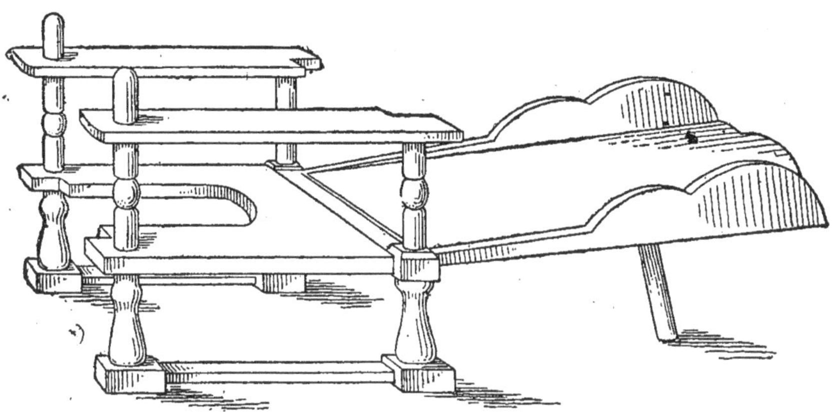

Fig. 176. — Autre chaise de Heister.

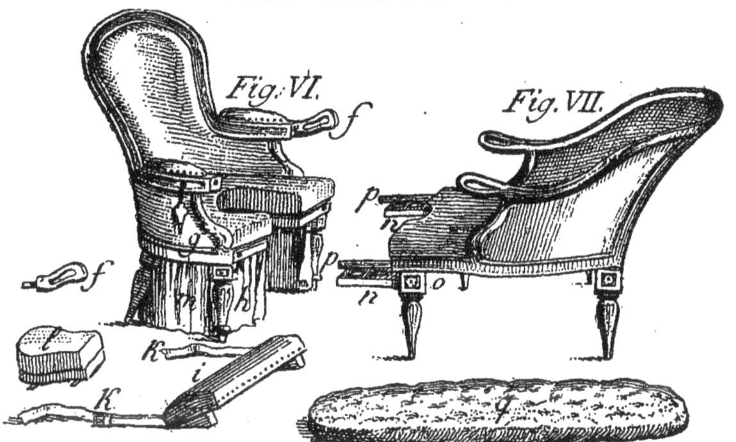

Fig. 177. — Lit de misère de F. Herbiniaux, 1780.

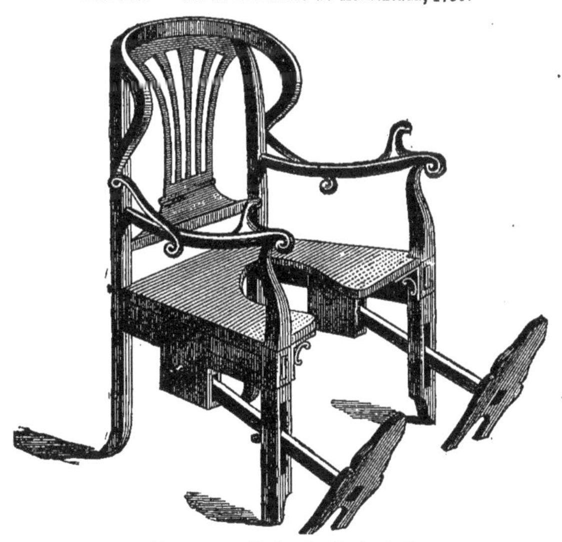

Fig. 178. — Chaise de Stark, 1791.

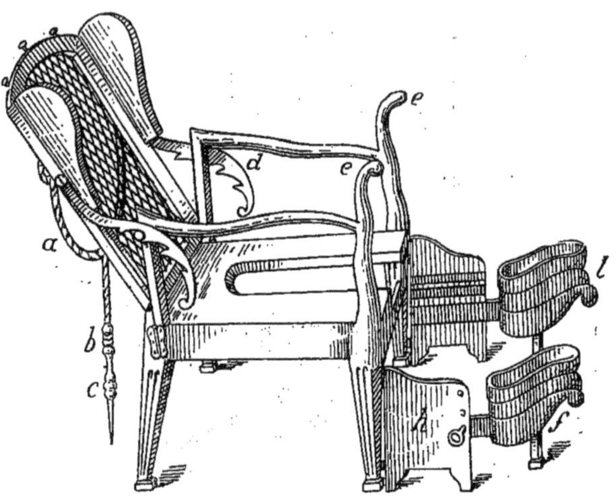

Fig. 179. — Chaise de Stein, 1805

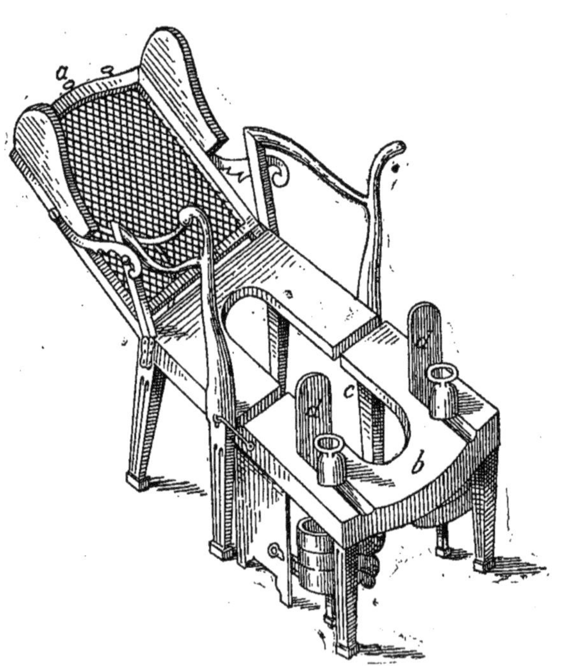

Fig. 180. — Chaise-lit de Stein.

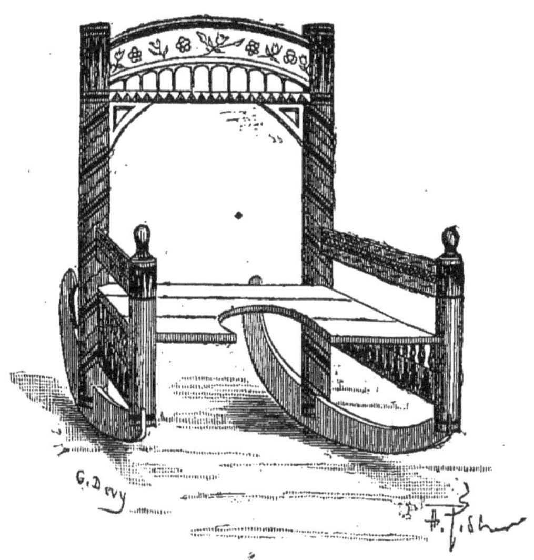

Fig. 181. — Chaise utilisée en Syrie.

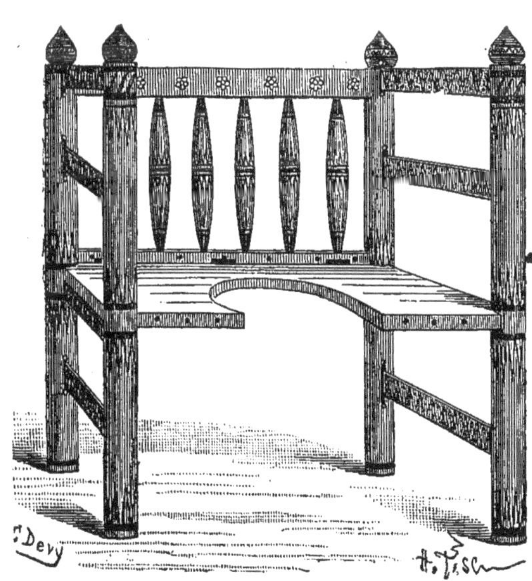

Fig. 182. — Chaise à charnières, en usage à Constantinople, 1887.

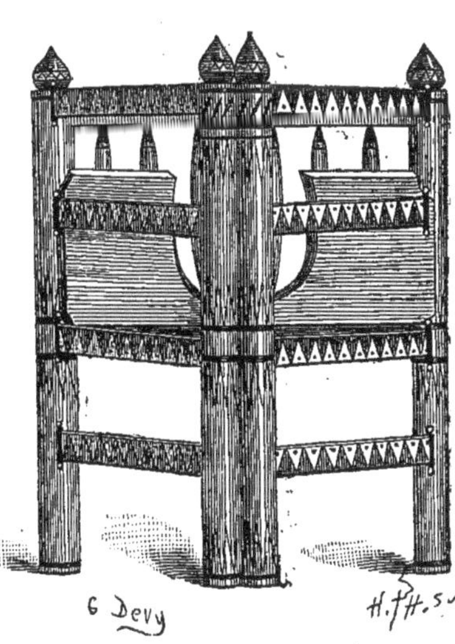

Fig. 183. — Même chaise fermée pour la rendre plus portative.

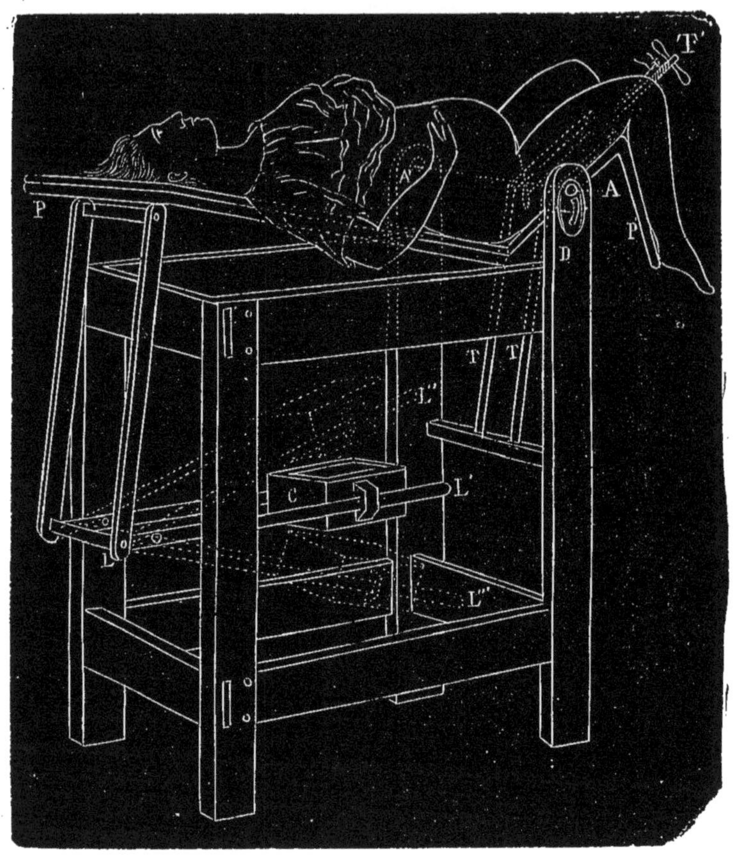

Fig. 184. — Lit obstétrical contrôleur de Chassagny (1).

(1) La malade repose sur un appareil PP composé de divers plans inclinés sur lesquels elle est placée dans la position obstétricale. Cet appareil ne repose que sur deux axes AA' fixés dans les pieds antérieurs du lit, axes sur lesquels il pivote comme le fléau d'une balance. Ces axes sont placés de telle manière que la ligne fictive qui les réunit traverse le bassin dans sa partie centrale. Cette ligne est représentée par la ligne pointée AA', de telle manière que la malade pivote en réalité comme si ces axes étaient plantés dans la partie moyenne de ses os iliaques. Pour compenser l'inégalité des poids des parties qui sont à droite et à gauche des axes AA', l'extrémité P de l'appareil fait mouvoir, en s'élevant et en s'abaissant, le levier LL'. Sur ce levier court une caisse C, renfermant des poids. On fixe cette caisse au point où elle maintient le levier dans la position horizontale LL', de telle façon que lorsque le point P s'abaissera, il fera lever le levier et lui donnera la position L" ; en s'élevant, elle l'abaissera et le mettra dans la position L'". Deux tiges TT s'abaissent pendant l'application du forceps et se relèvent pendant la traction pour s'appuyer contre la traverse antérieure du lit et fournir un point d'appui au tracteur T'. Ce lit est un instrument de contrôle par ce fait que la malade reste immobile tant que les tractions sont exercées dans l'axe du bassin et que les oscillations qu'elle subit, par suite de l'excentricité de la traction, sont enregistrées et mesurées par le dynamomètre D.

Appareils anesthésiques.

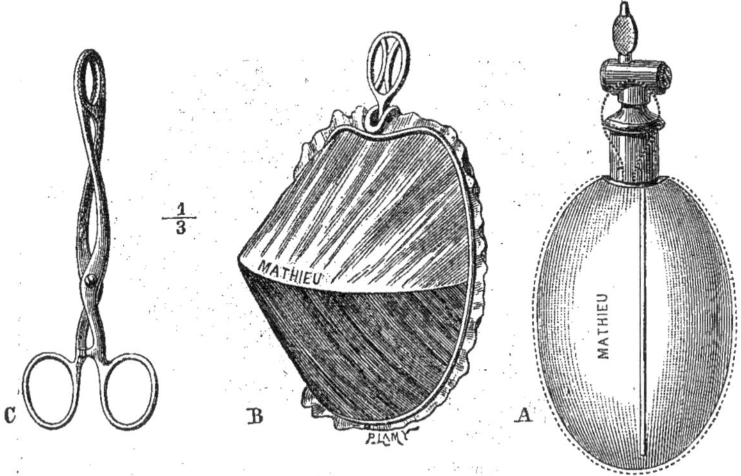

Fig. 185-187. — Appareil du Dr Budin, pour l'administration du chloroforme.

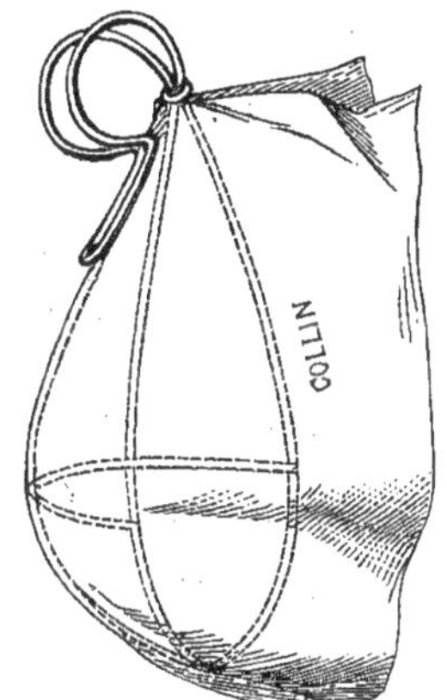

Fig. 188. — Anneau de Guyon pour tenir la compresse.

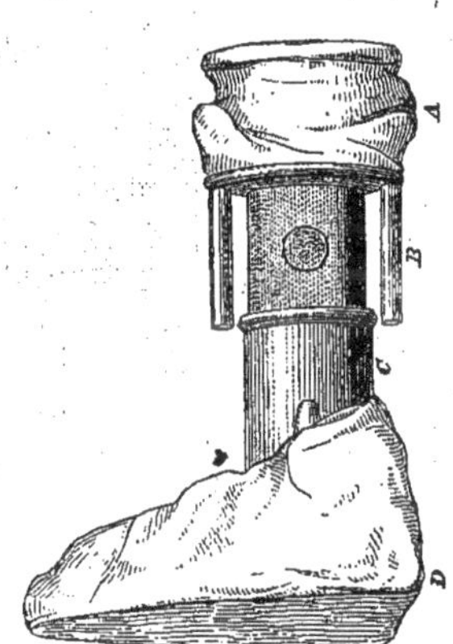

Fig. 189. — Inhalateur à chloroforme pour accouchements, de Sansom.

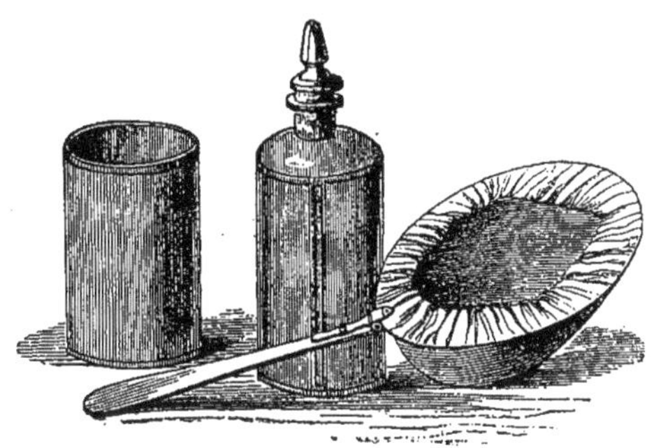

Fig. 190. — Appareil de Skinner.

Hystérotomes.

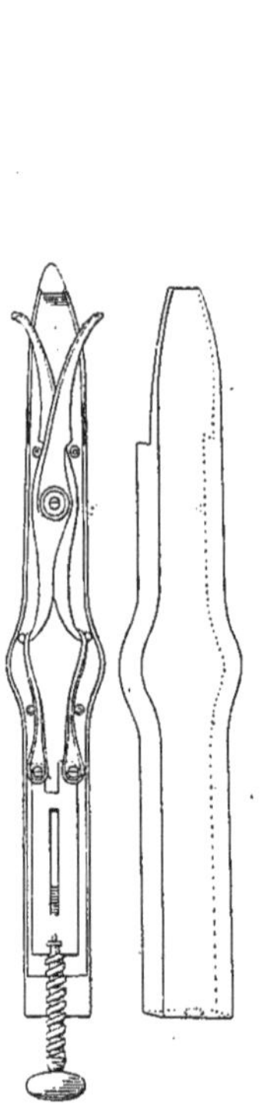

FIG. 191. — Utéro-stomatome de Coutouly.

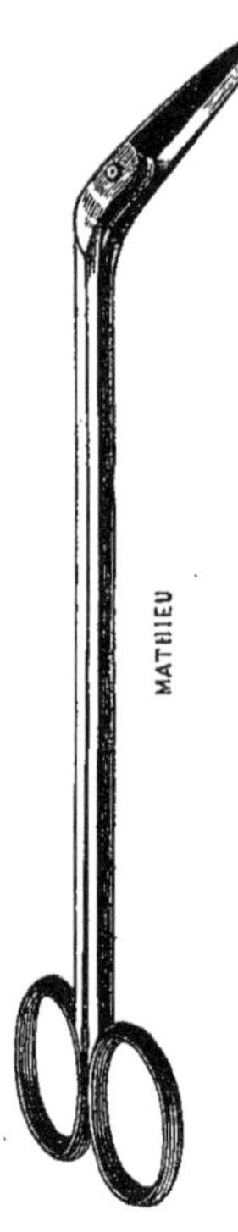

FIG. 192. — Ciseaux hystérotomes de Sims.

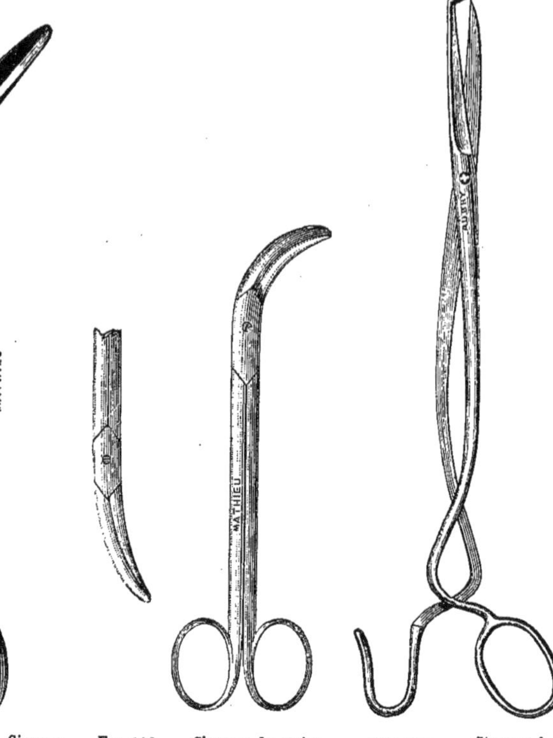

FIG. 193. — Ciseaux de Pajot pour le débridement du col.

FIG. 194. — Ciseaux de Kuchenmeister.

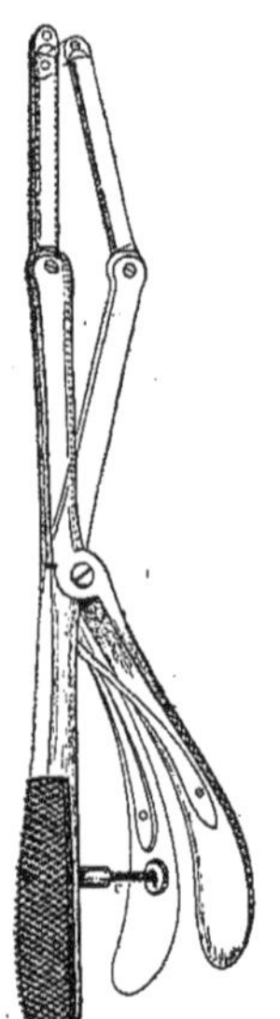

FIG. 195. — Hystérotome d'Aveling.

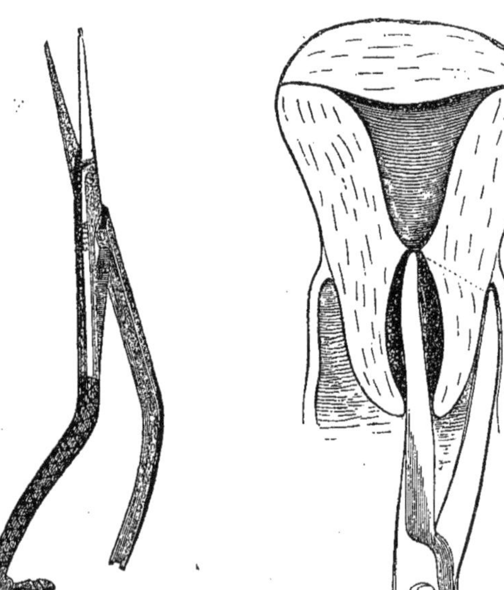

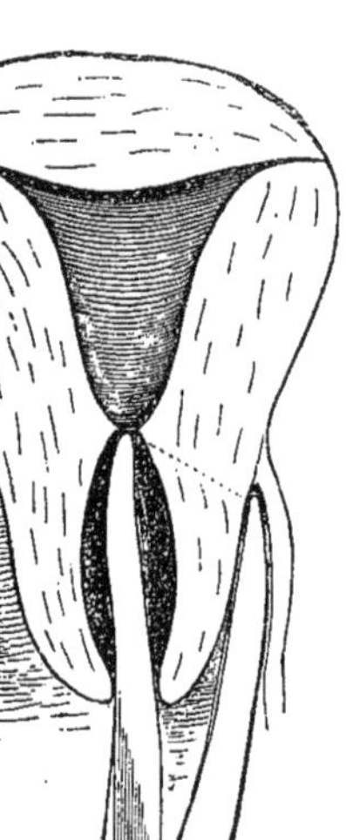

FIG. 196, 197. — Métrotome de Barnes.

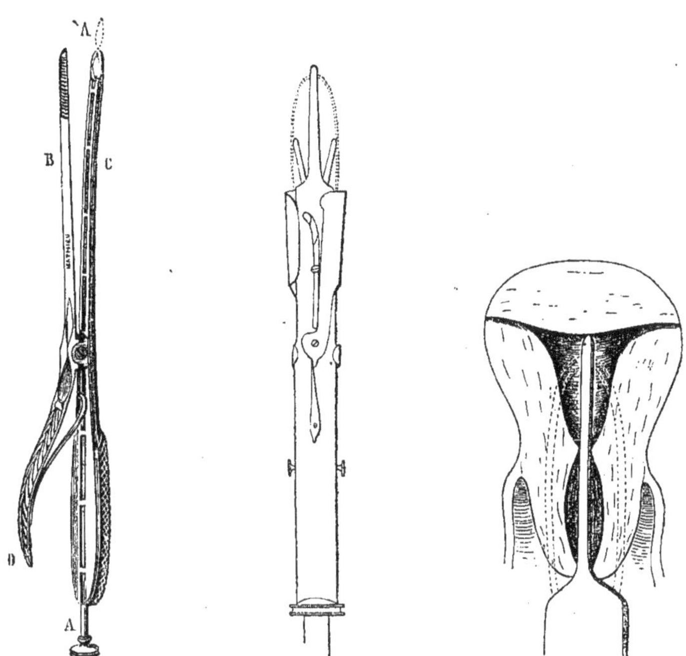

Fig. 198. — Hystérotome de Simpson.

Fig. 199-200. — Métrotome de Greenhalgh.

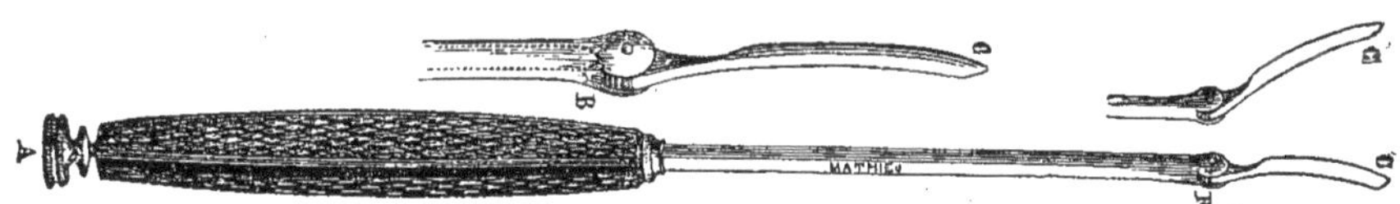

Fig. 201. — Bistouri articulé de Simpson.

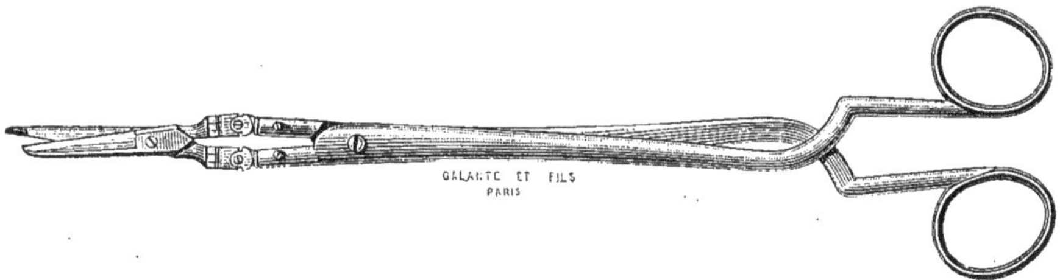

Fig. 202. — Ciseaux hystérotomes s'inclinant à tous les degrés, de Smith.

2° — POUR LE FŒTUS (*Avant l'extraction*)

Perce-membranes.

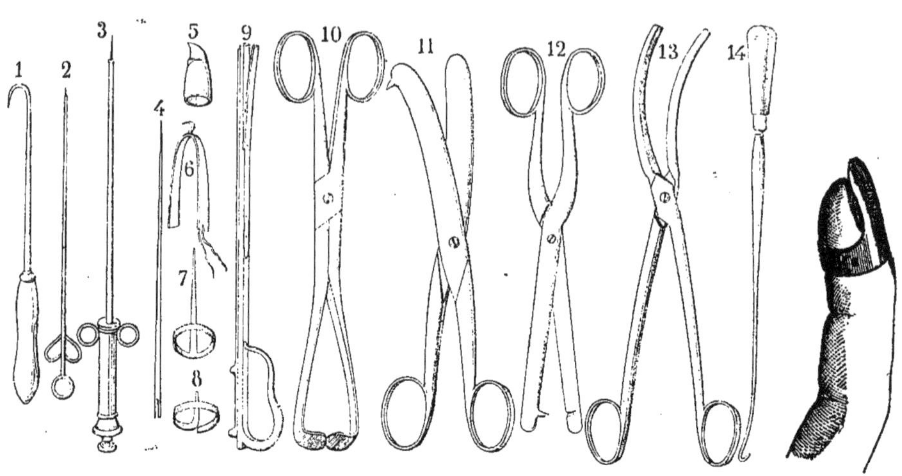

FIG. 203-216. — Perce-membranes. 1. Justine Siegemundin. — 2. Fried. — 3. Fried-Röderer. — 4. Osiander. — 5. Aitken. — 6. Löffler. — 7. Stein. — 8. Osiander-Stein. — 9. Osiander. — 10. Carus. — 11. Siebold. — 12. Busch. — 13. Niemeyer. — 14. Kilian.

FIG. 217.— Ongle chirurgical du Dr Motais.

Appareils pour administrer le baptême intra-utérin.

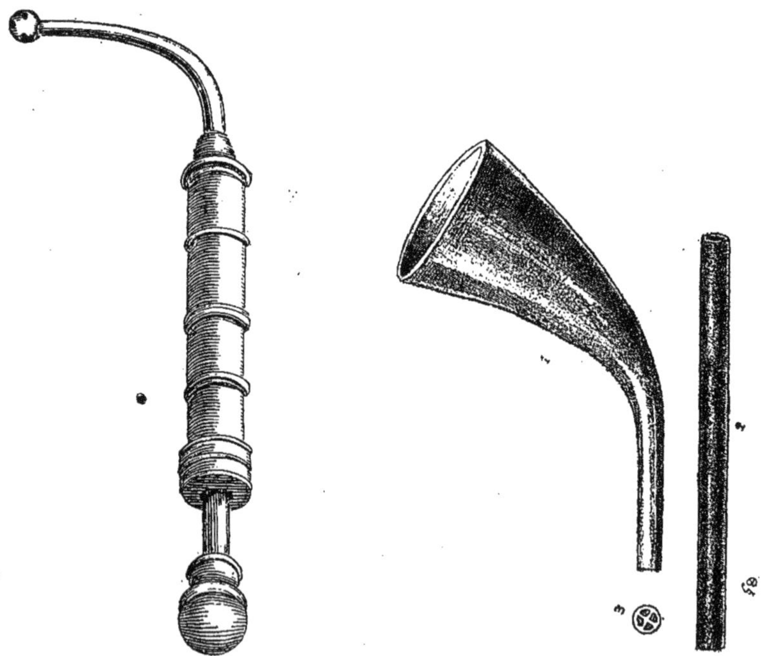

FIG. 218. — Seringue à baptême de Mauriceau.

FIG. 219. — Instrument de Verrier.

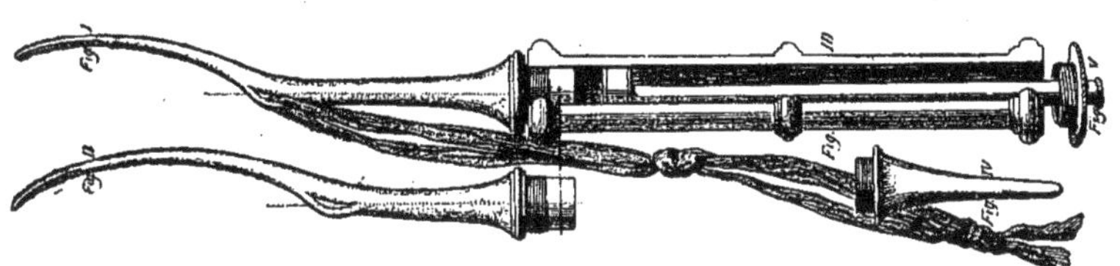

FIG. 220. — Le manche du levier d'Herbiniaux (fig. III), forme le canon d'une seringue, muni de son piston (fig. V), et sur lequel se visse une canule (fig. IV) pour donner le baptême.

Porte-cordons et porte-lacs pour la version.

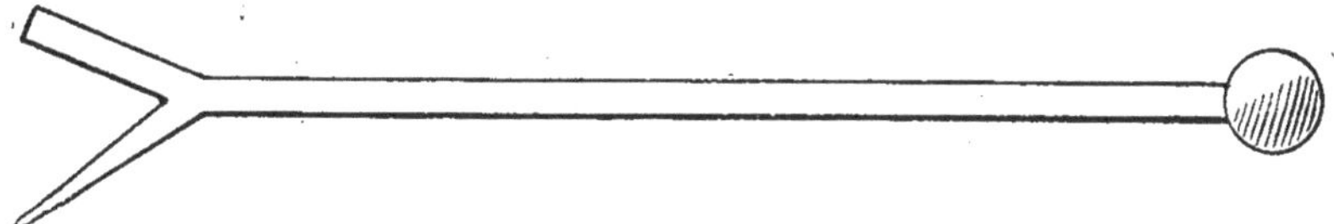

FIG. 221. — Impellens ou repoussoir d'Albucasis.

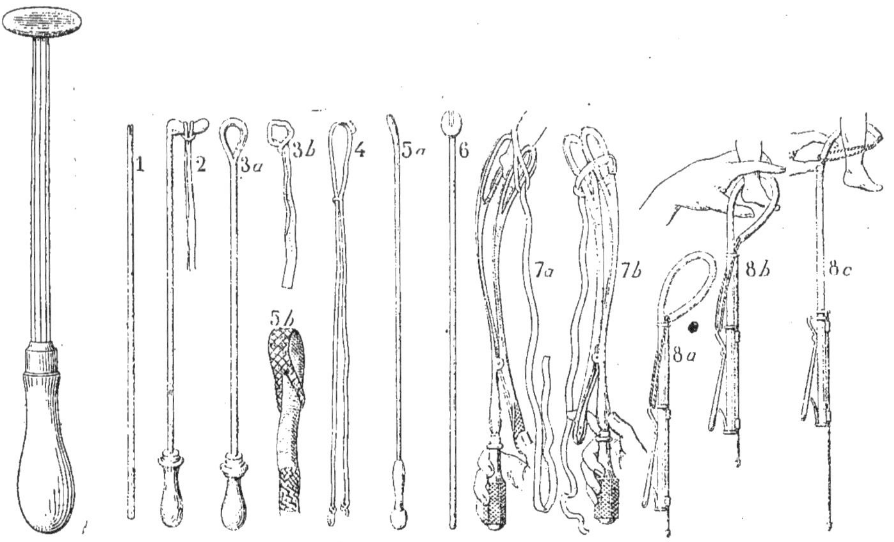

FIG. 222. — Repoussoir de J. Maygrier.

FIG. 223-235. — Porte-cordons et porte-lacs. — 1. Justine Siegemundin. — 2, 3, a, b. Pugh. — 4. Walbaum. — 5, a, Fried. — 5, b. Schinge. — 6. Stein. — 7, a. b. Nevermann. — 8, a, b, c. Gerner.

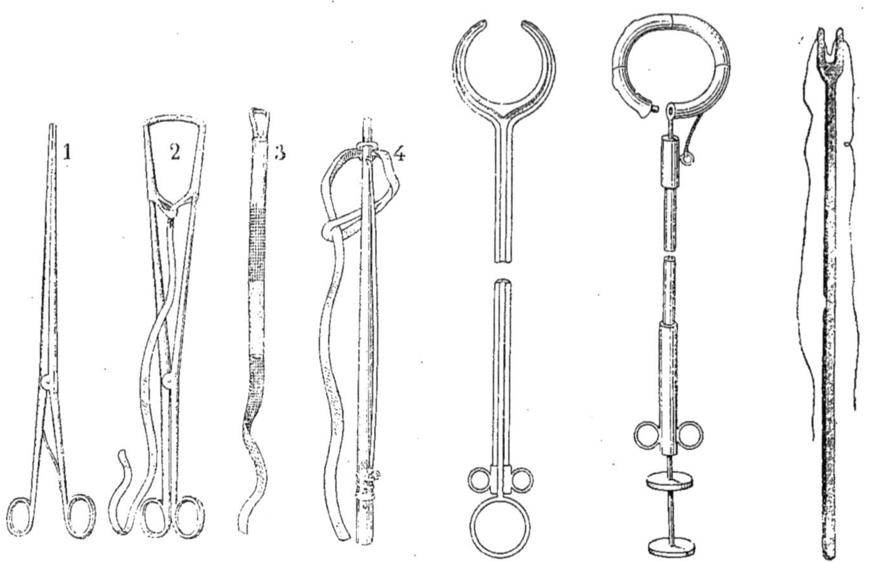

FIG. 236-239. — 1, 2, 3. Pince porte-lacs de Tréfurt. — 4. Porte-cordon de Braun.

FIG. 240. — Porte-cordon de Guillon.

FIG. 241. — Porte-cordon de Ducamp.

FIG. 242. — Fourchette de Favereau (1).

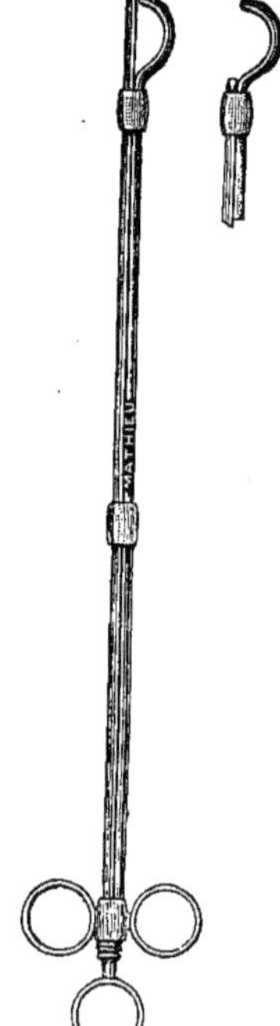

FIG. 243. — Omphalosoter de Schœller, ouvert et fermé.

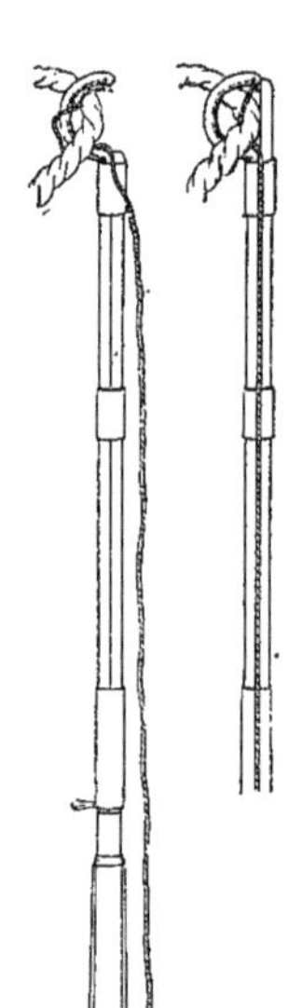

FIG. 244, 245. — Omphalosoter de Schœller modifié par Tarnier.

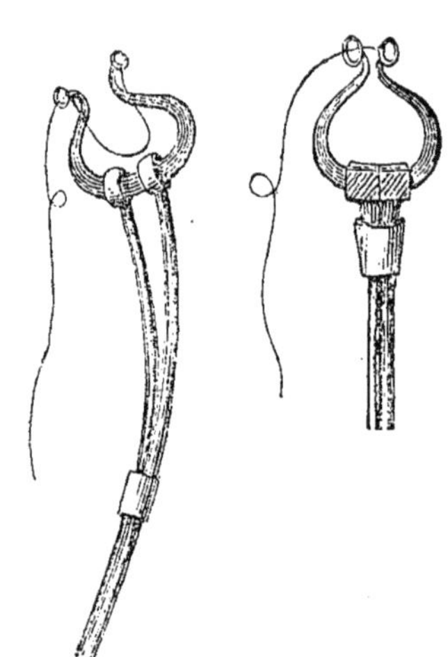

FIG. 246, 247. — Repoussoir de Hyernaux (1).

(1) Wasseige, *loc. cit.*

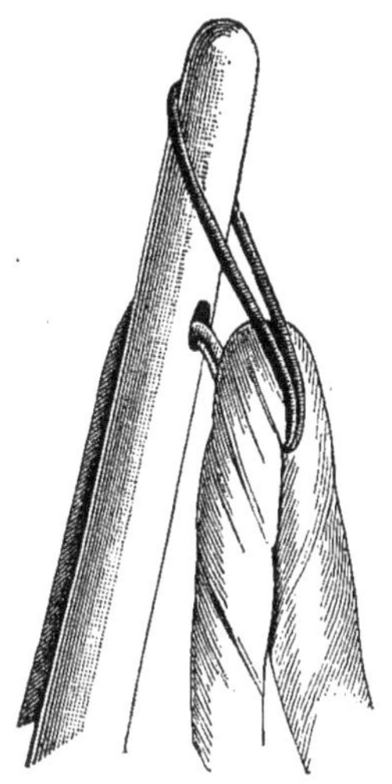

Fig. 248. — Porte-cordon ou repositor de Braun.

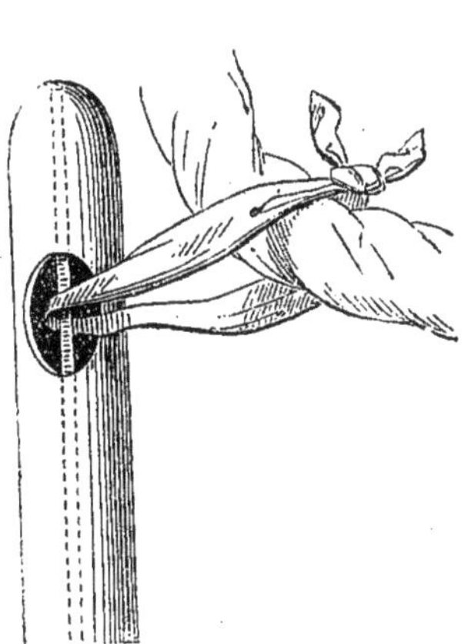

Fig. 249. — Sonde en gomme de Dudan (1).

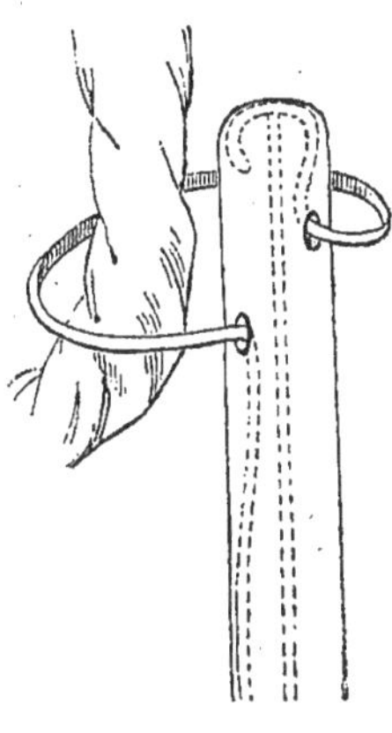

Fig. 250. — Sonde et mandrin de Champion (1).

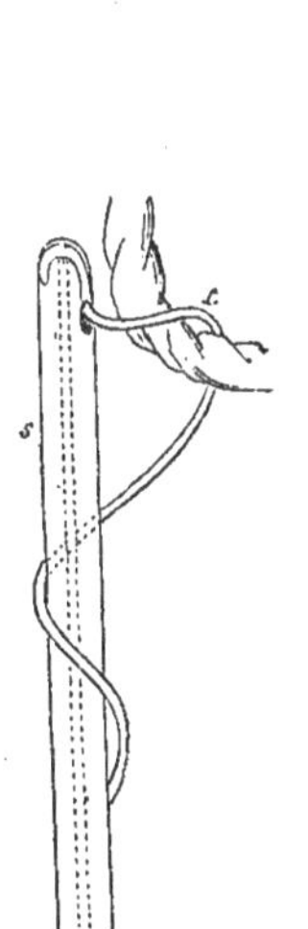

Fig. 251. — Sonde et mandrin de Michaelis.

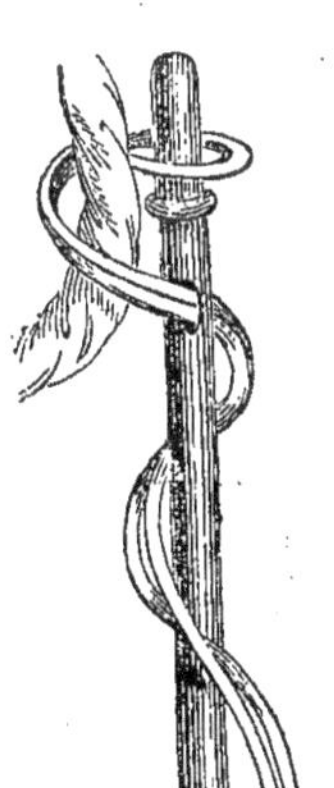

Fig. 252. — Instrument de Braun modifié par Scanzoni (1).

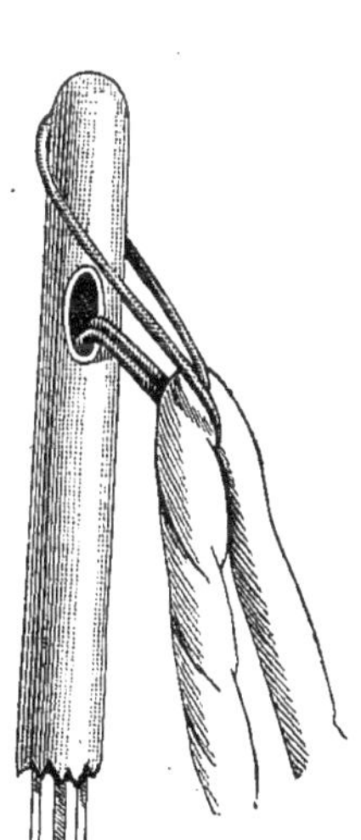

Fig. 253. — Sonde avec son mandrin, faisant office de porte-cordon (Lusk).

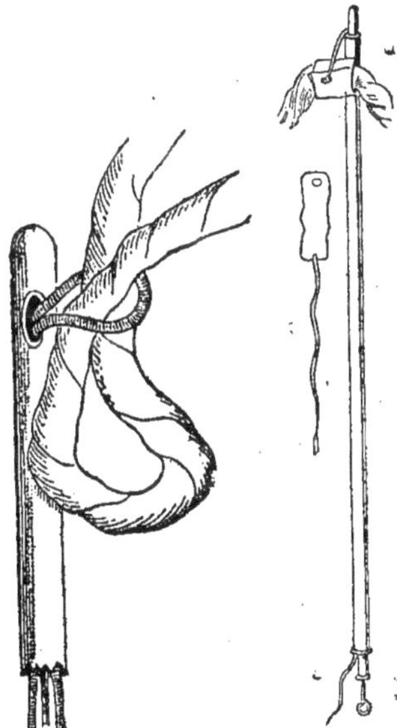

Fig. 254. — Sonde et mandrin de Roberton.

Fig. 255. — Porte-cordon de Hubert père (1).

(1) Wasseige, *loc. cit.*

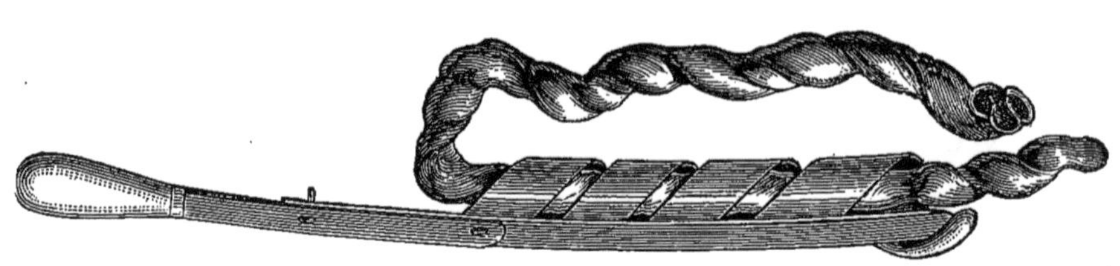

Fig. 256. — Tube protecteur du cordon contre la compression, de Poullet, de Lyon.

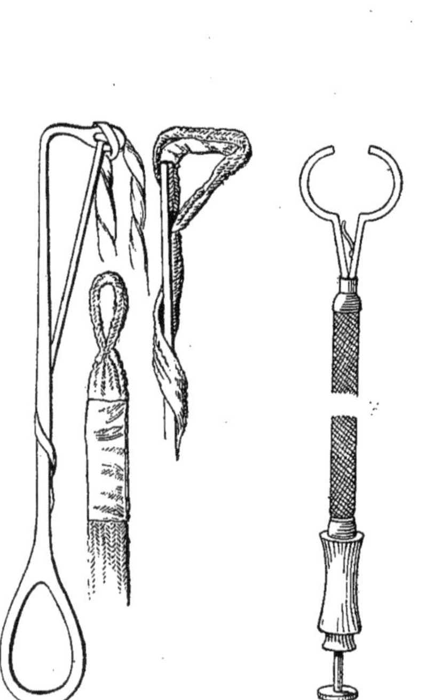

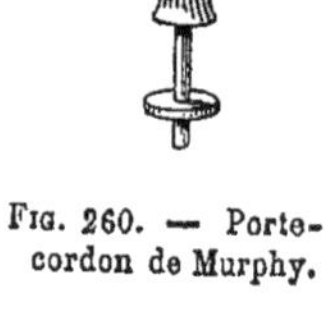

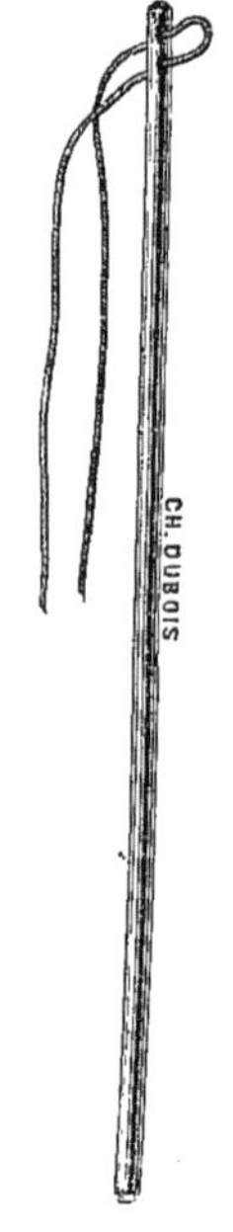

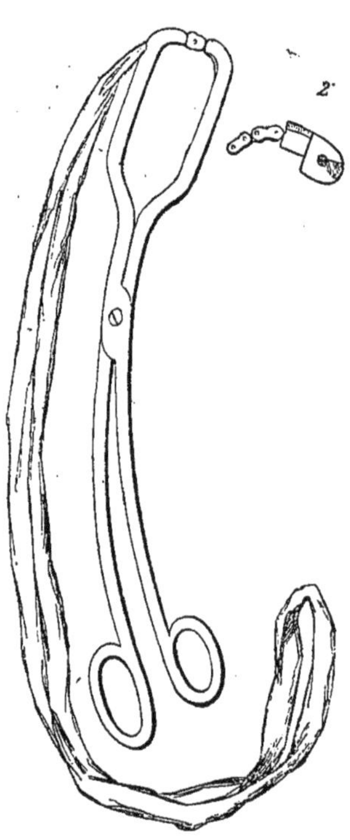

Fig. 257-259. — Porte-lacs de Lazarewich (1).

Fig. 260. — Porte-cordon de Murphy.

Fig. 261. — Porte-cordon en caoutchouc durci, de Pajot.

Fig. 262, 263. — Pince porte-lacs de Van Huevel, 1857 (1).

(1) Wasseige, *loc. cit.*

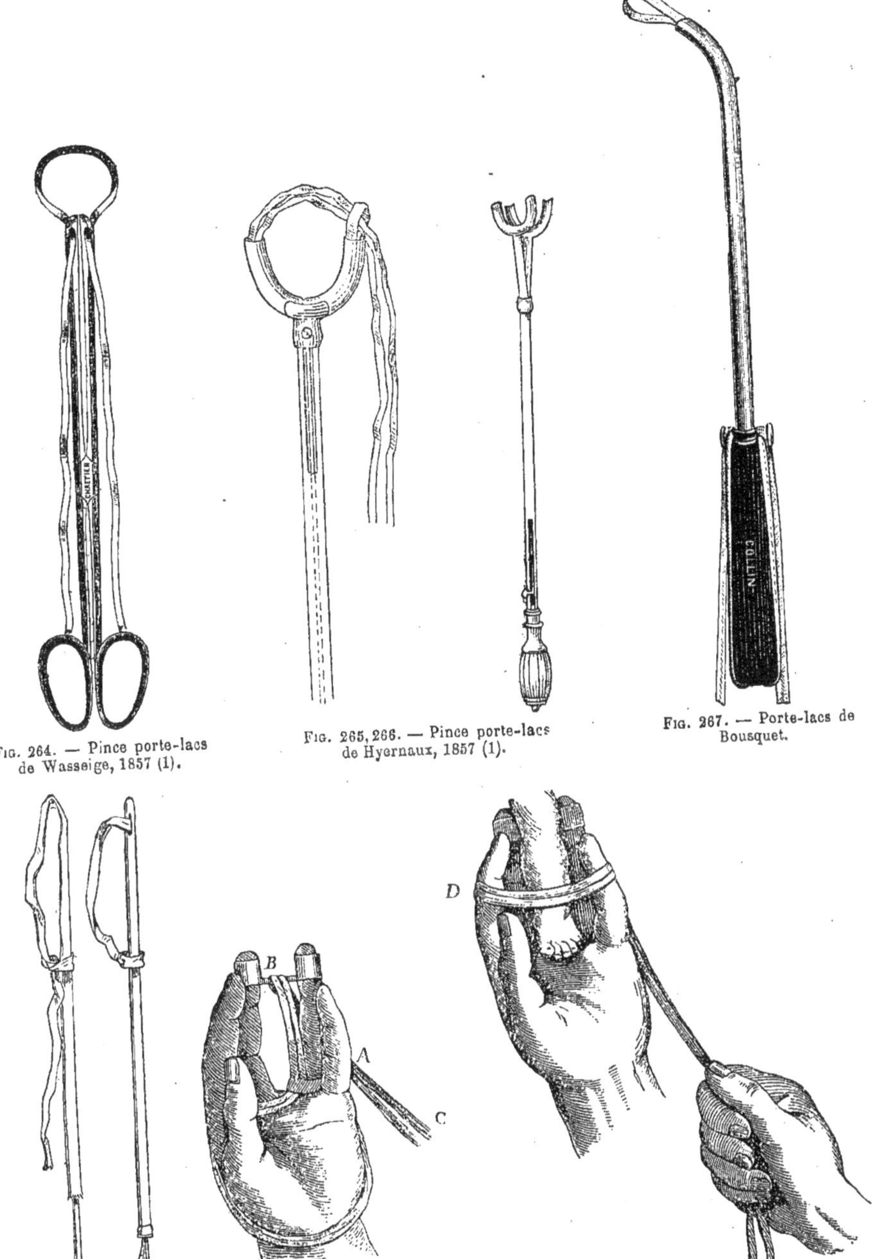

Fig. 264. — Pince porte-lacs de Wasseige, 1857 (1).

Fig. 265, 266. — Pince porte-lacs de Hyernaux, 1857 (1).

Fig. 267. — Porte-lacs de Bousquet.

Fig. 268, 269. — Porte-lacs de Lambert (1).

Fig. 270, 271. — Anneaux porte-lacs de José A. Moralès Alpaca (1).

(1) Wasseige, *loc. cit.*

EXTRACTION DU FŒTUS PAR LES VOIES NATURELLES, SANS MUTILATIONS

A. — *Présentation du siège.*

Crochets mousses. — Pinces podaliques.

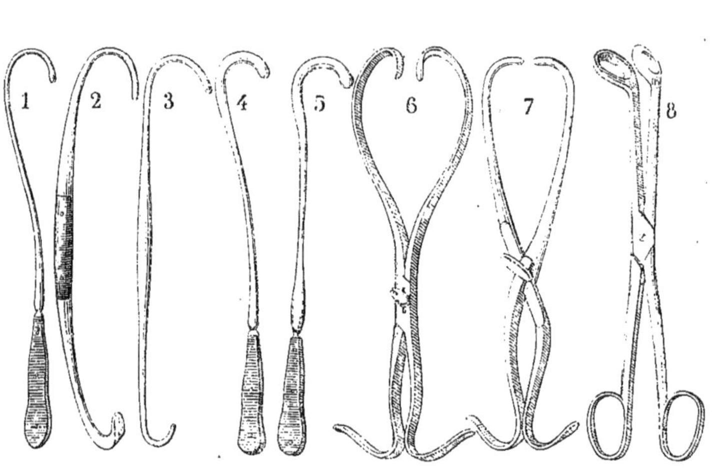

Fig. 272-279. — Crochets mousses pour accrocher les aines. Forceps pour saisir le siège et pinces podaliques. — 1. Crochet mousse d'Osiander. — 2. Crochet mousse par une extrémité et tranchant par l'autre de J. Clarke. — 3. Double crochet mousse de Boër. — 4, 5. Crochets mousses de Kilian. — 6. Forceps pour le siège de Steidele. — 7. Forceps pour le siège de Gergens. — 8. Pince podalique de Wegelin.

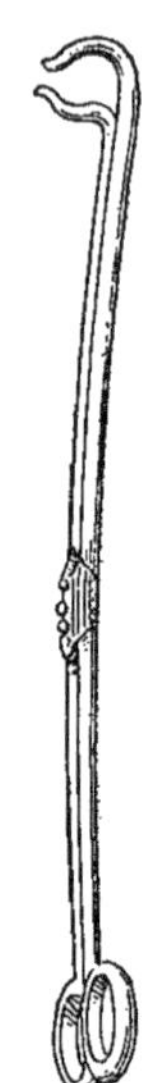

Fig. 280. — Pince podalique de Van Huevel, 1845.

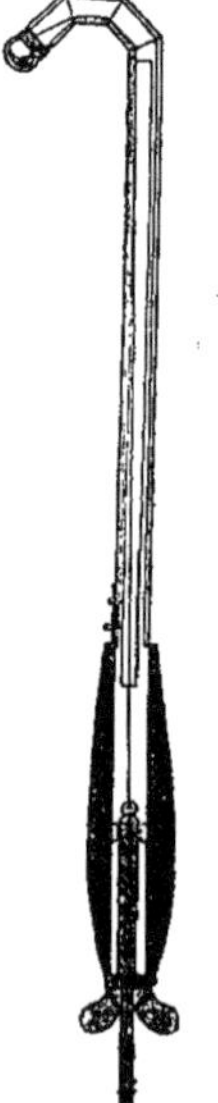

Fig. 281. — Crochet articulé du Dr Wasseige, modèle de l'année 1864.

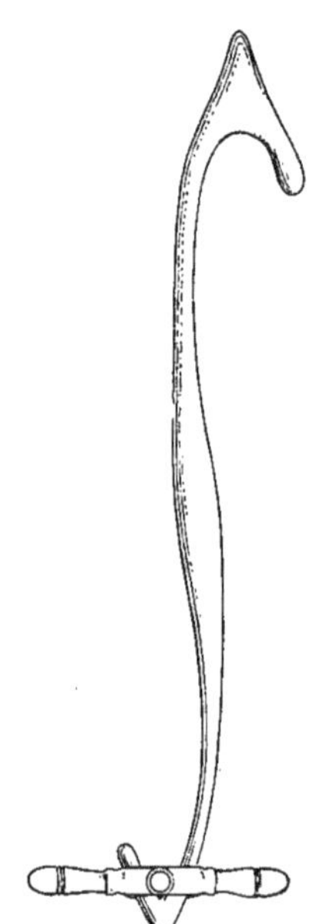

Fig. 282. — Crochet pour l'aine de Lazarewitch.

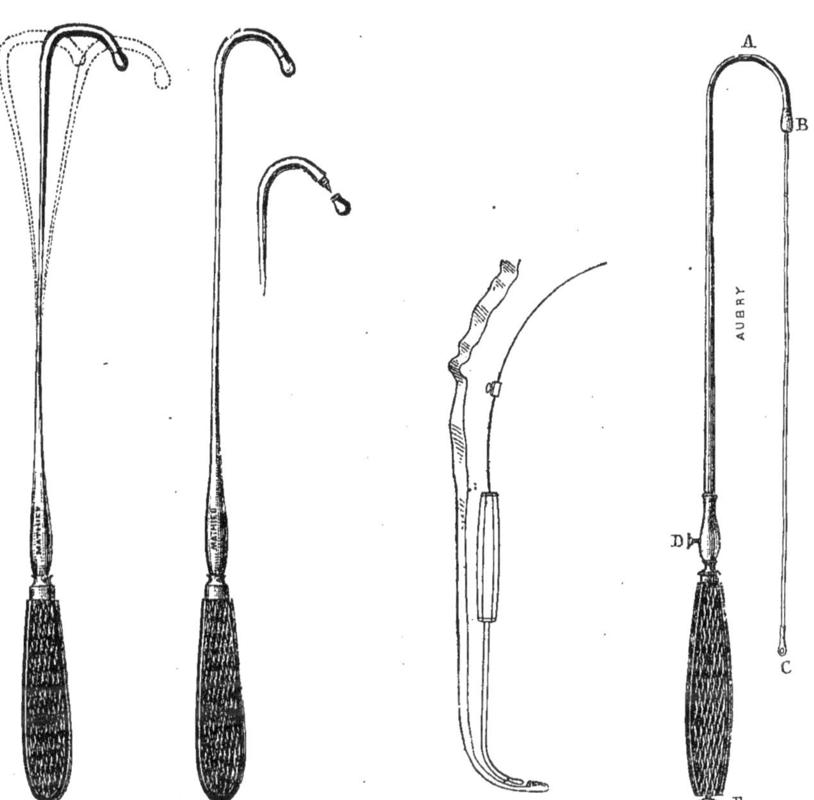

Fig. 283, 284. — Crochet flexible de Delore.

Fig. 285. — Instrument à ressort de Wecbecker-Sternfeld pour l'application d'un lacs dans le pli de l'aine.

Fig. 286. — Crochet porte-lacs d'Olivier.

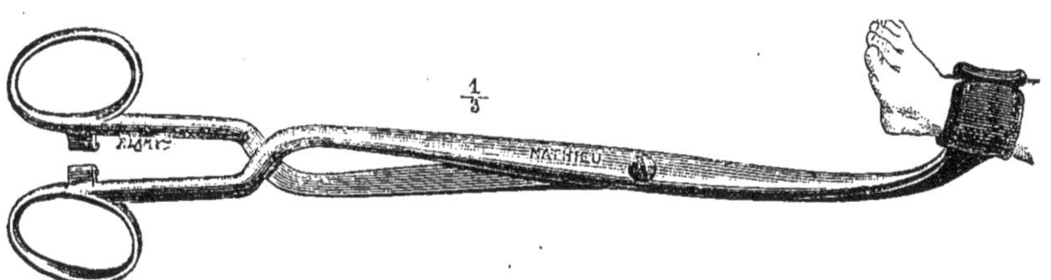

Fig. 287. — Pince podalique d'Auvard.

B. — *Présentation de la tête.*

Filets. — Frondes. — Sériceps. — Ventouses.

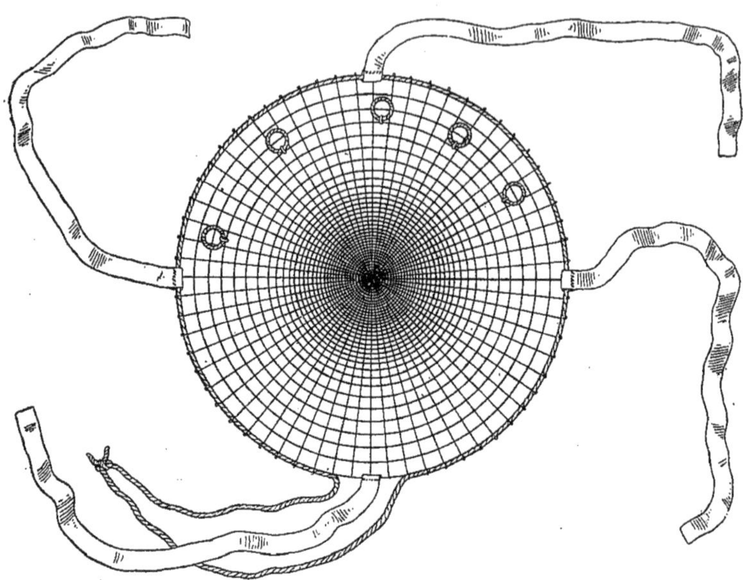

Fig. 288. — Filet d'Amand.

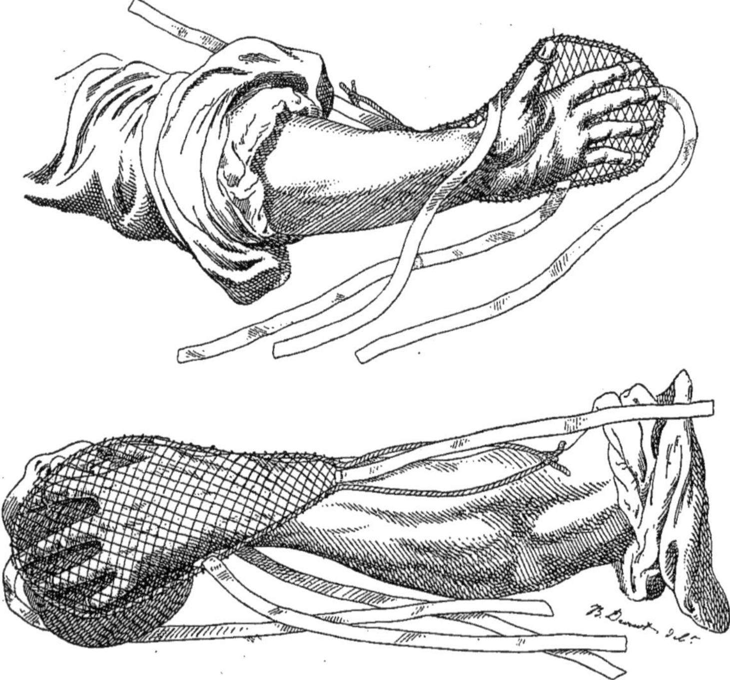

Fig. 289, 290. — Manière d'appliquer le filet d'Amand.

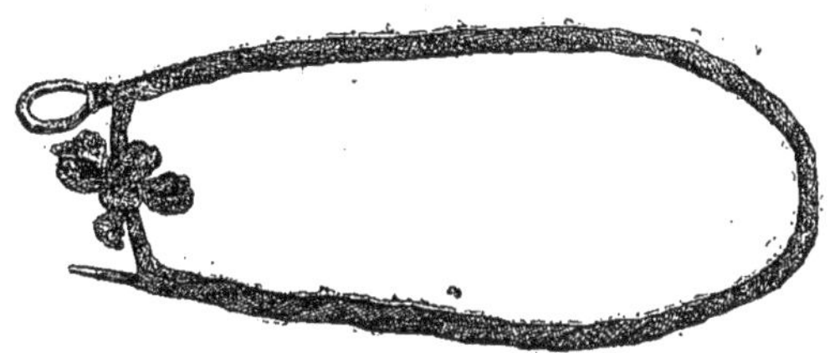

Fig. 291. — Filet monté sur une tige de baleine, de Smellie.

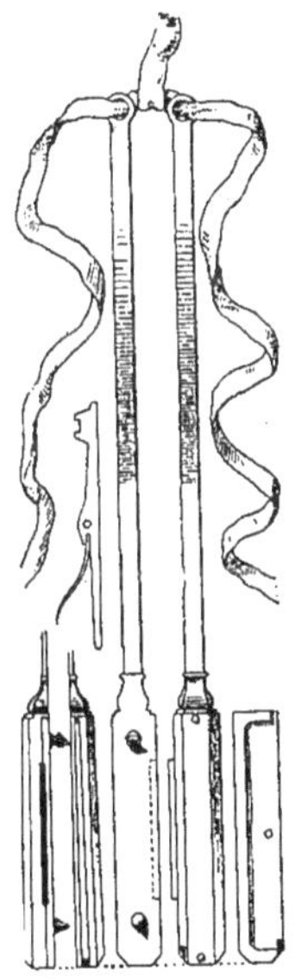

Fig. 292. -- Fronde de Péan.

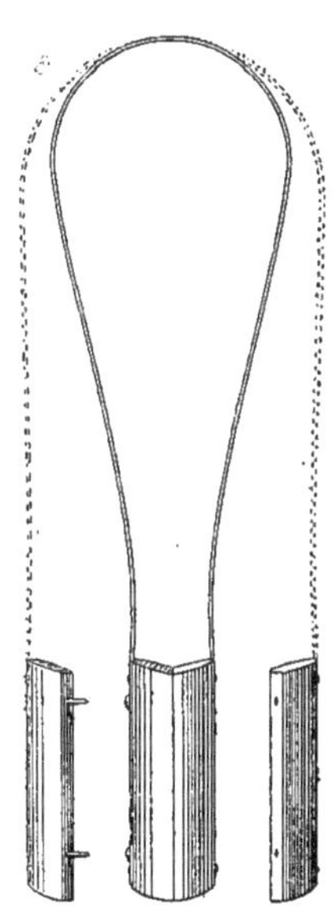

Fig. 293. — Filet de Wilmot.

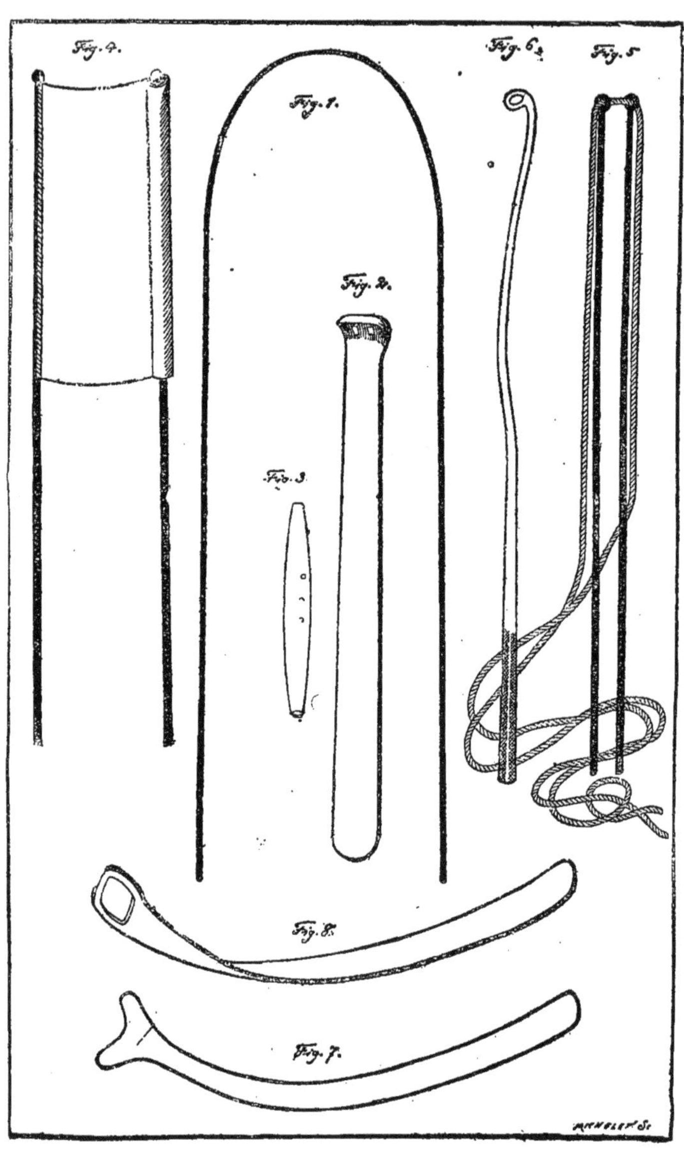

FIG. 294-302. — Filets et frondes employés au Japon (1).

(1) Voir *Histoire des Accouchements*, page 594.

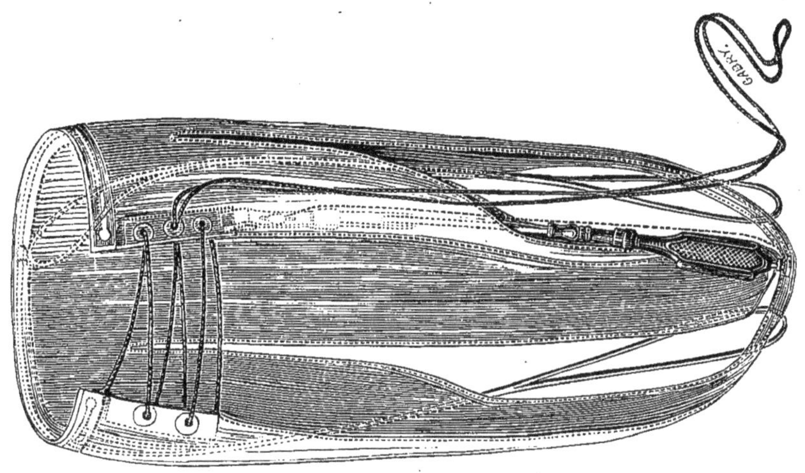

Fig. 303. — Séricеps de Poullet dont les cordons sont relâchés. On voit dans les gaines les tiges propres à élever l'appareil entre la tête et l'utérus.

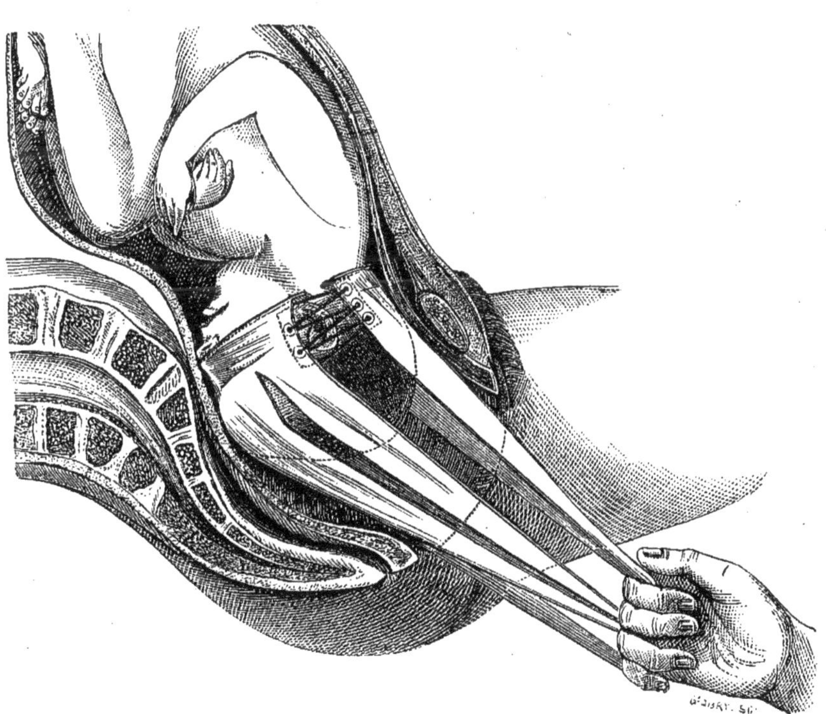

Fig. 304. — Extraction de la tête fœtale avec le séricеps de Poullet.

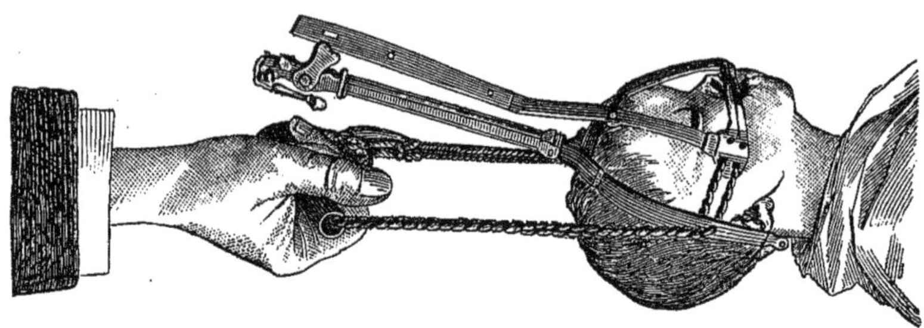

Fig. 305. — Nouveau séricePs de Poullet, ou forceps souple.

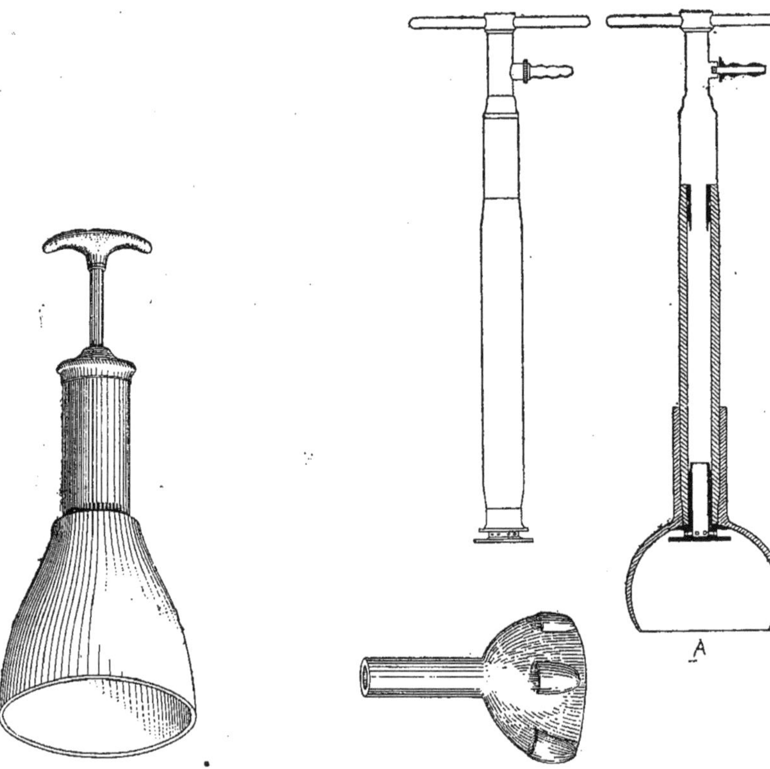

Fig. 306. — Tractor de Simpson. Ventouse en caoutchouc s'appliquant sur la tête et munie d'un corps de pompe servant à faire le vide et à exercer des tractions. (Dessin fait d'après le modèle de l'instrument offert par l'inventeur au professeur Pajot.)

Fig. 307-309. — Appareil du Dr Soubhy Saleh pouvant servir de forceps ou de céphalotribe, après avoir ouvert le crâne avec un perforateur que l'on trouvera plus loin. La ventouse en caoutchouc, devant s'appliquer sur la tête, est munie de petites poches destinées à recevoir les doigts de l'accoucheur. Le vide se fait par un ballon adapté à un robinet inférieur; la bande transversale qui termine l'instrument sert à opérer les tractions.

Leviers.

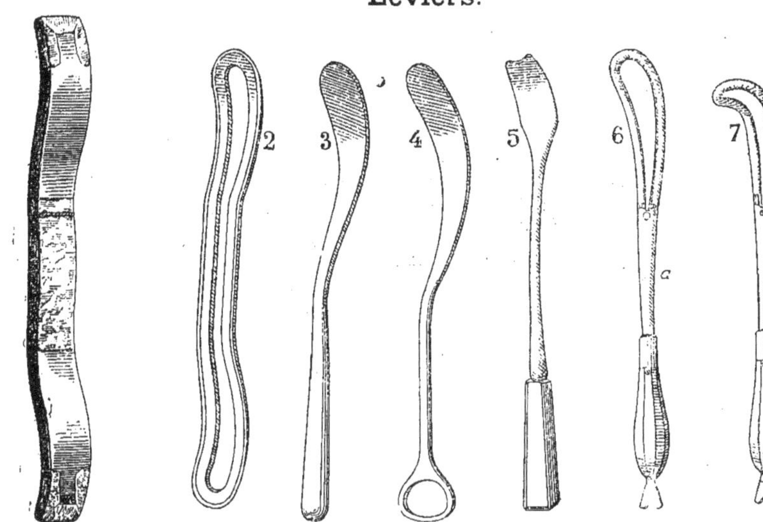

Fig. 310. — Levier de Roonhuysen.

Fig. 311-317. — Leviers. — 2. Rechberger. — 3. Camper. — 4. Titsing. — 5. Bruas. — 6, 7. Aitken. — 8. Stark.

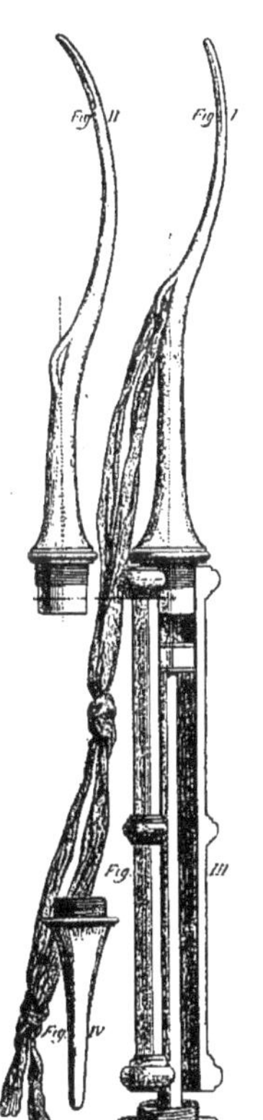

Fig. 318. — Levier de Herbiniaux, avec deux spatules de différentes courbures.

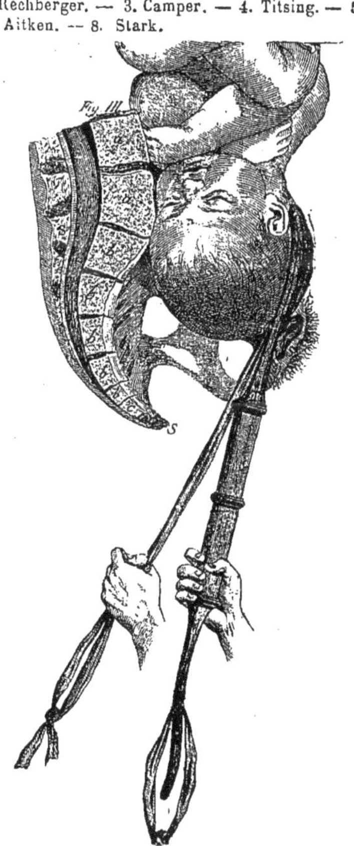

Fig. 319. — Application du levier de Herbiniaux.

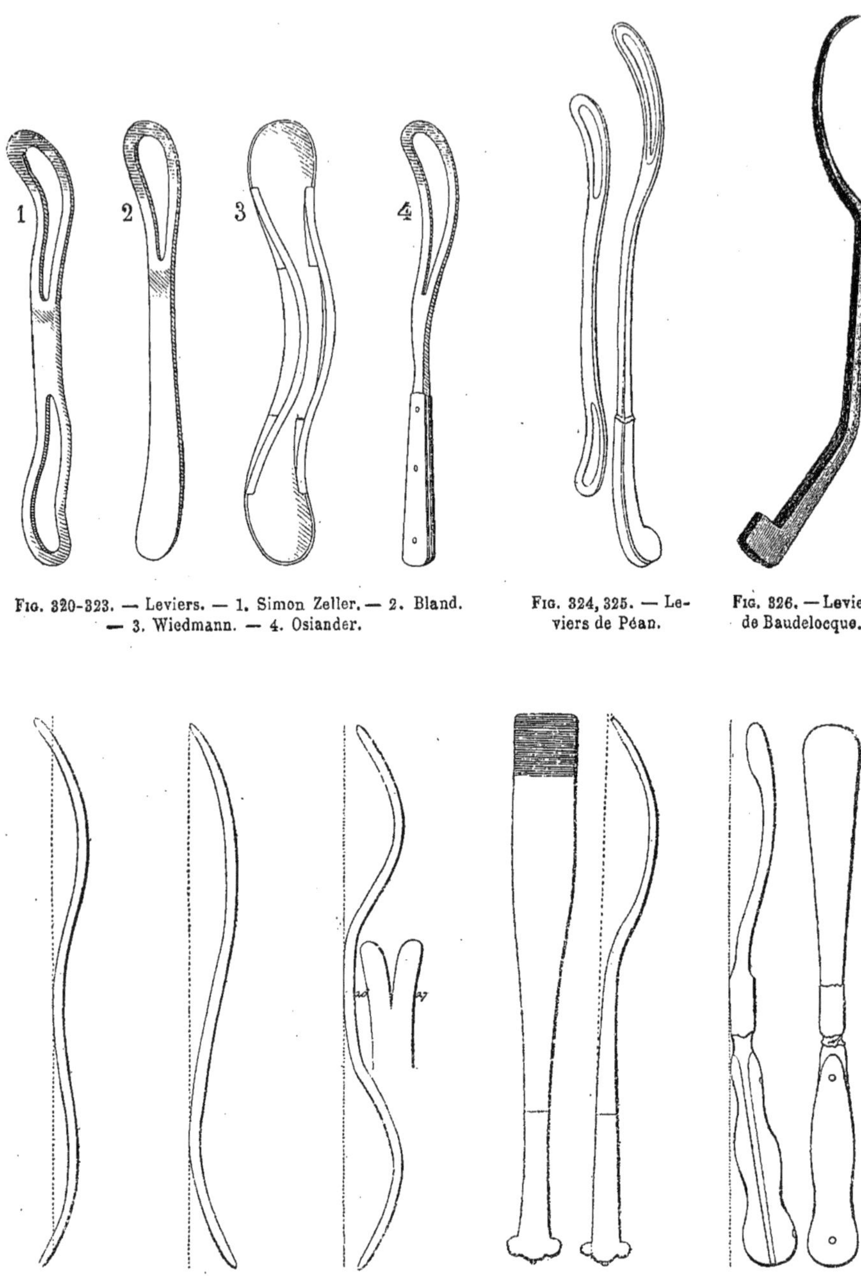

FIG. 320-323. — Leviers. — 1. Simon Zeller. — 2. Bland. — 3. Wiedmann. — 4. Osiander.

FIG. 324, 325. — Leviers de Péan.

FIG. 326. — Levier de Baudelocque.

FIG. 327. — Levier Boom.

FIG. 328. — Fleurant.

FIG. 329, 330. — Van Wy (1).

FIG. 331, 332. — Rigaudeaux.

FIG. 333, 334. — J. de Bree.

(1) Le levier de Morand présente les mêmes courbures mais les extrémités sont simples.

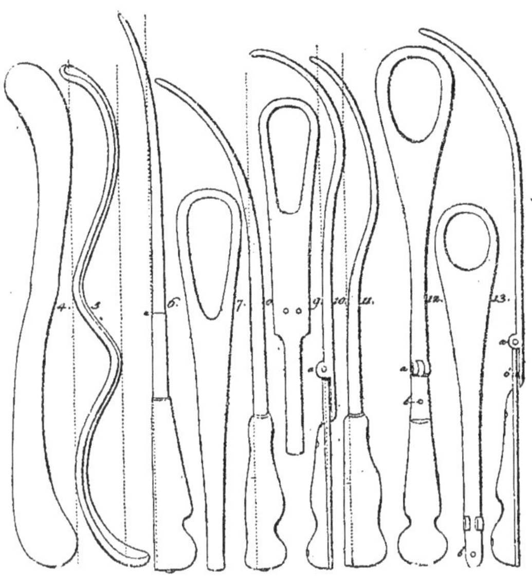

Fig. 335-345. — Leviers. — 4, 5. B. Sleurs. — 6, 7. Lowder. — 8, 9. Sims. —10, 11, 12. Lowder. — 13, 14. Dennison.

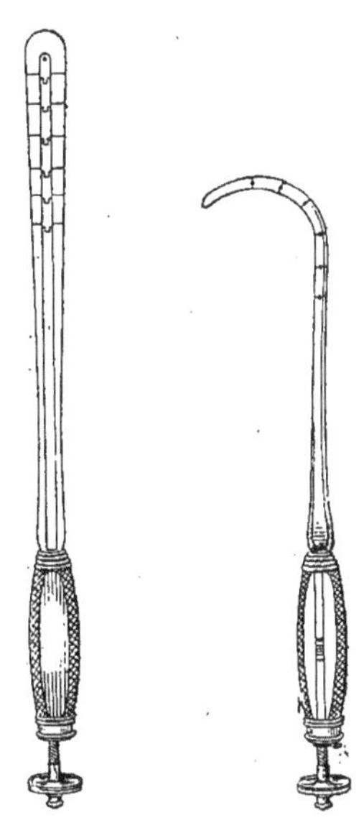

Fig. 346, 347. — Levier articulé à traction, de Verardini de Bologne.

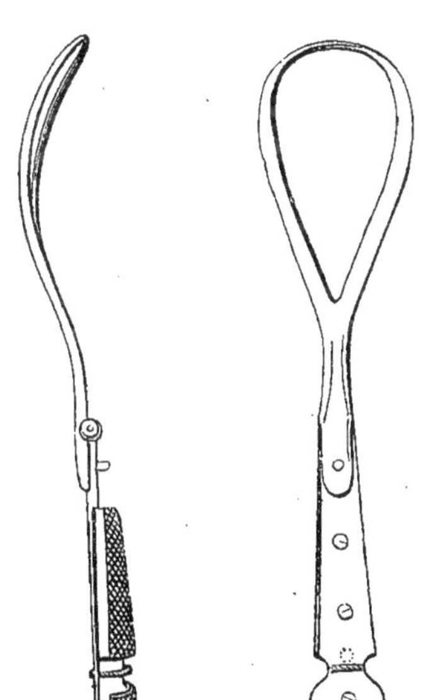

Fig. 348, 349. — Levier de Uvedale West.

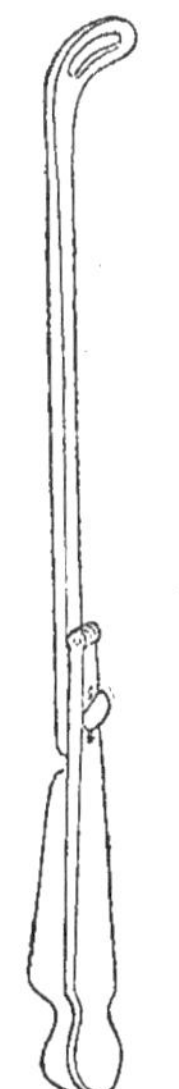

Fig. 350. — Levier d'Ogden.

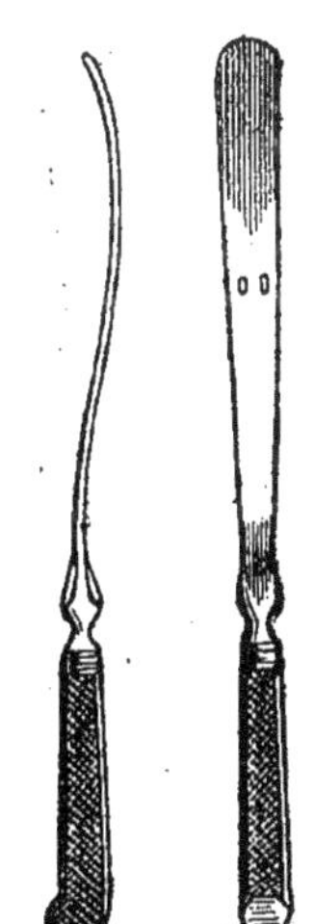

Fig. 351, 352. — Levier de Boddaert, avec les trous ajoutés par Hubert fils pour le passage des lacs.

(1) Wasseige, *loc. cit.*

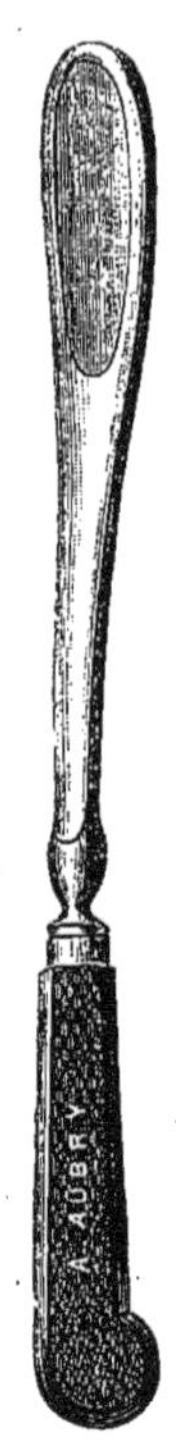

Fig. 353. — Levier flamand plein, de Hubert.

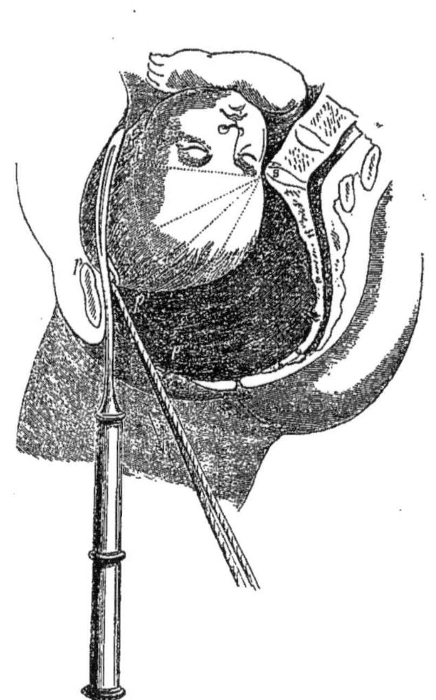

Fig. 354. — Levier de Hubert fils (1).

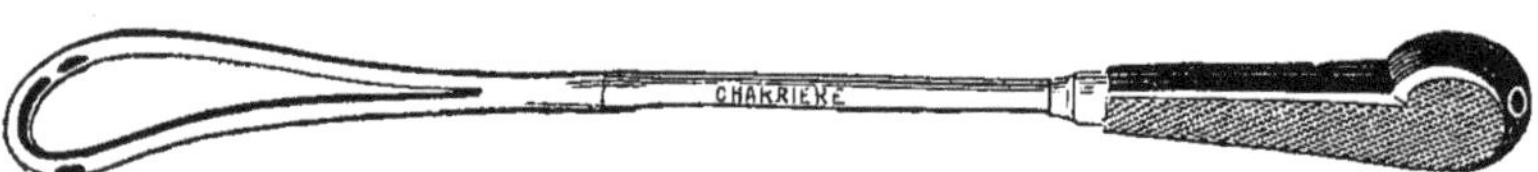

Fig. 355. — Levier tubulé de Martin Delaplagne.

(1) Wasseige, *loc. cit.*

Forceps (1).

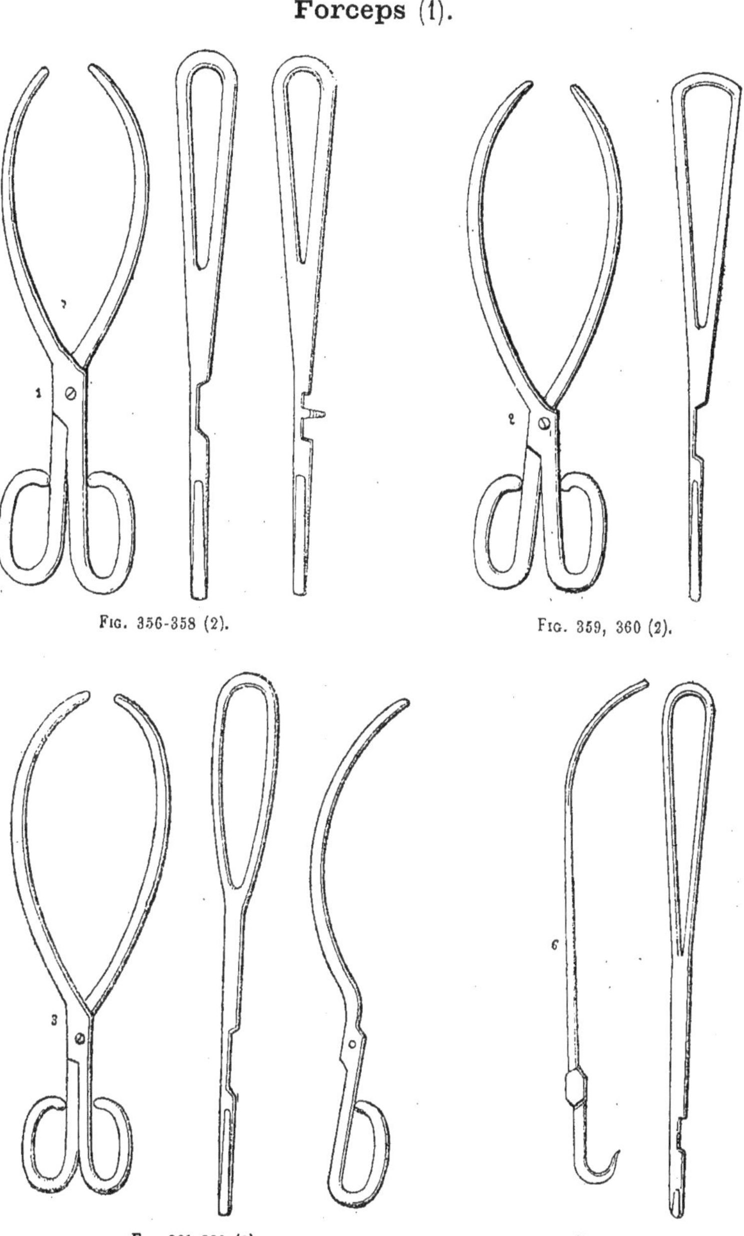

Fig. 356-358 (2).

Fig. 359, 360 (2).

Fig. 361-363 (2).

Fig. 364, 365 (2).

(1) Ce mot signifie en latin *tenailles*. L'étymologie en est fort incertaine. Festus propose *formus*, chaud, et *capere*, prendre, et cite le passage de Virgile :

... *Versantque tenaci forcipe ferrum ;*

d'autres, moins vraisemblablement encore, dérivent forceps de *fortiter capere*. C'est de la fantaisie philologique.

(2) Instruments trouvés à Woodham, Mortimar-Hall, près de Maldon, comté d'Essex, en 1818, et

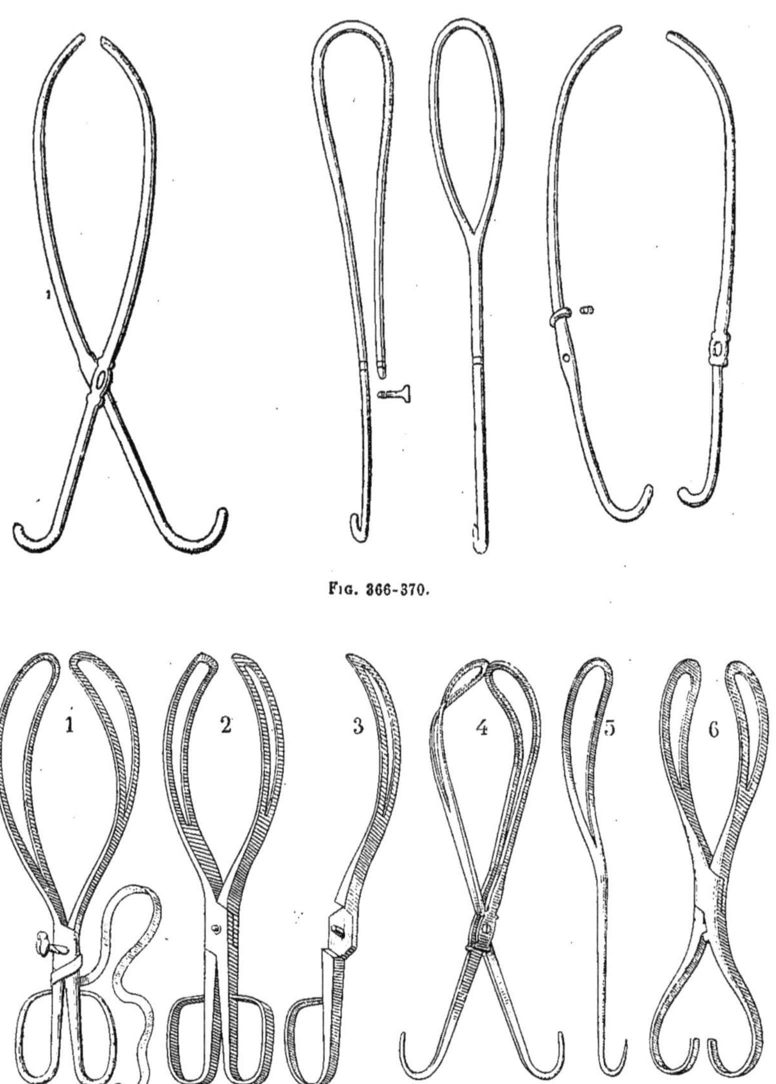

Fig. 366-370.

Fig. 371-376. — 1, 2, 3, 4. Forceps de Chamberlen. — 5. Levier de Chamberlen. — 6. Forceps de Giffard.

ayant appartenu aux Chamberlen vers 1683. Fig. 356-358. Grand forceps étroit à cuillers fenêtrées. — Fig. 359, 360. Forceps plus court — Fig. 361-363. Forceps à grande courbure. — Fig. 364, 365 Une des branches d'un forceps qui n'a jamais été complété ; la poignée se termine par un crochet aigu. — Fig. 366-370. Essai d'un nouveau mode de réunion des branches : « le pourtour de la fenêtre de l'une des cuillers a un de ses côtés détaché de l'entablure, laissant libre un espace destiné à recevoir l'entablure de l'autre branche. Ces deux branches sont maintenues par un pivot à pas de vis ; sur la branche mâle se trouve un petit cylindre en os, percé d'un trou dans lequel passe plusieurs fois un fil qui le fixe à la branche, au niveau de l'entablure, et dont il est difficile d'indiquer l'usage. » *Archives de Tocologie*, 1876.

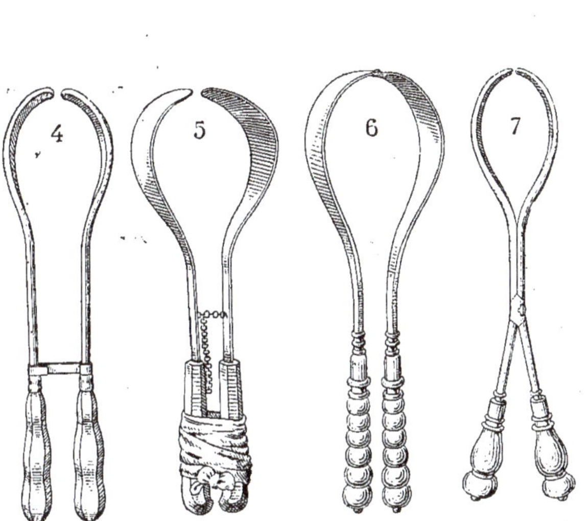

FIG. 377-380. — 4, 5, 6, 7. Forceps ou *mains* de Palfyn, 1721.

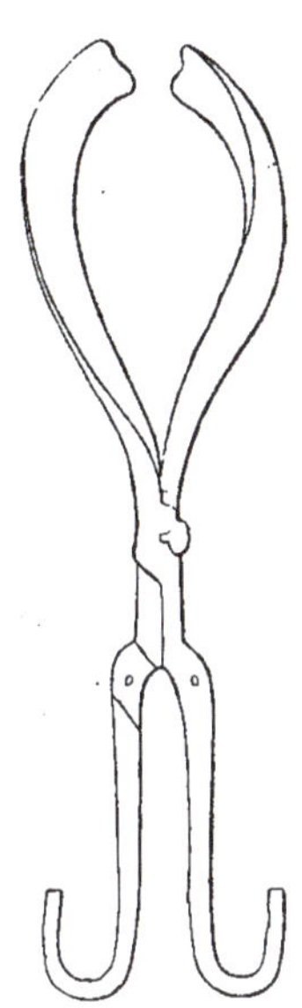

FIG. 381. — Forceps de Dusée, 1733.

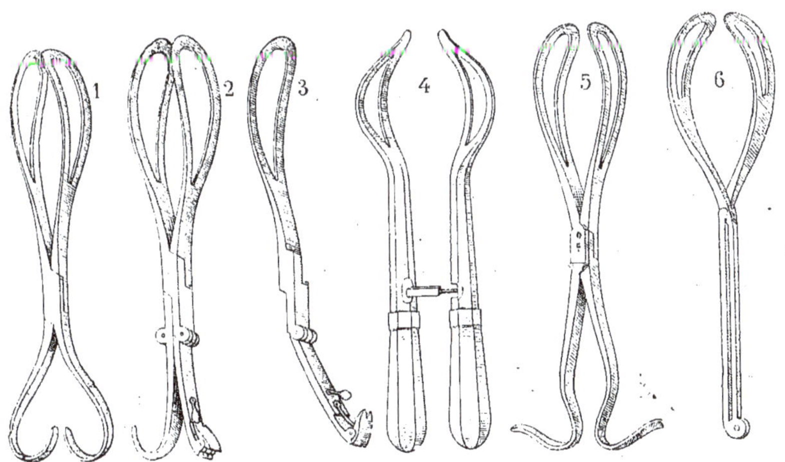

FIG. 382-387. — Forceps. 1. Chapman. — 2, 3. Freke. — 4. Mesnard, 1741. — 5. Grégoire, 1746. — 6. Rathlaw.

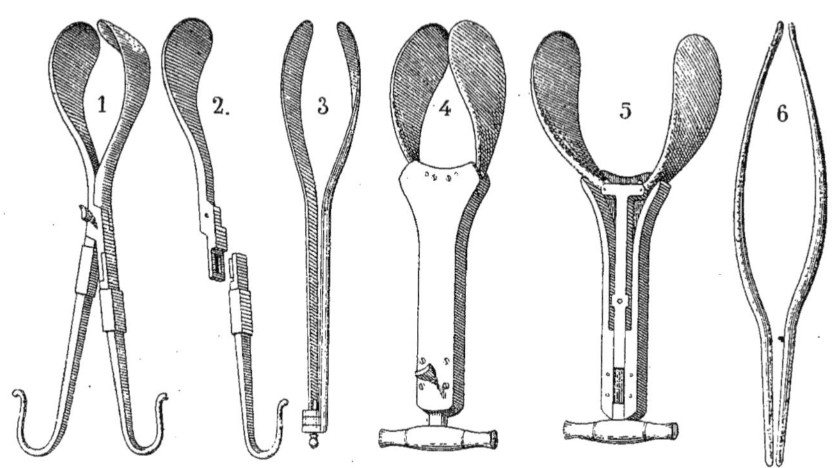

Fig. 388-393. — Forceps. — 1, 2. Bing, 1750. — 3. Schlichting. — 4, 5. Burton, 1751. — 6. Wind.

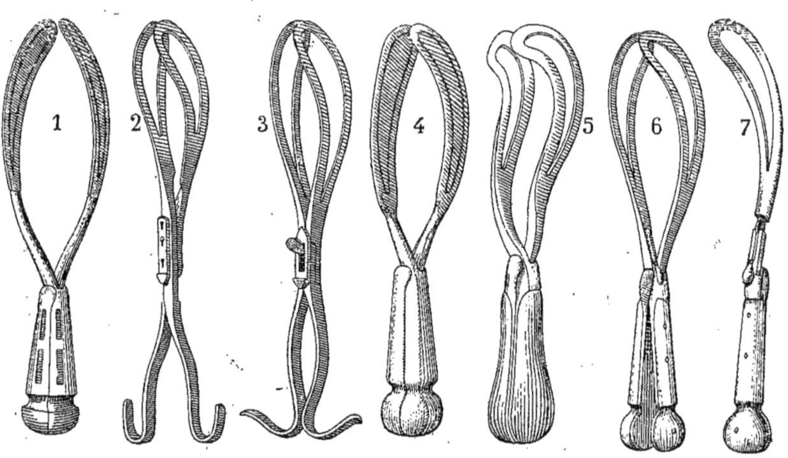

Fig. 394-400. — Forceps. — 1. Pugh, 1754. — 2. Levret (à axe ambulant), 1747 ; premier modèle de forceps courbé sur les bords. — 3. Levret (à axe tournant). — 4. Smellie, 1752. — 5. Johnson, 1769. — 6, 7. Fried.

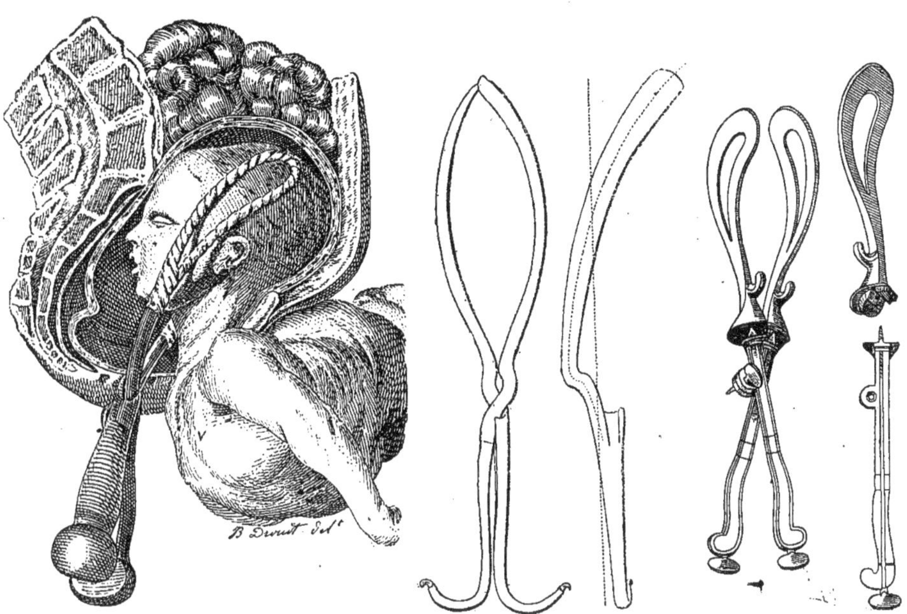

Fig. 401. — Application du forceps de Smellie dans la présentation du siège.

Fig. 402, 403. — Forceps d'Arnold Van de Laar.

Fig. 404, 405. — Forceps brisé de Coutouly.

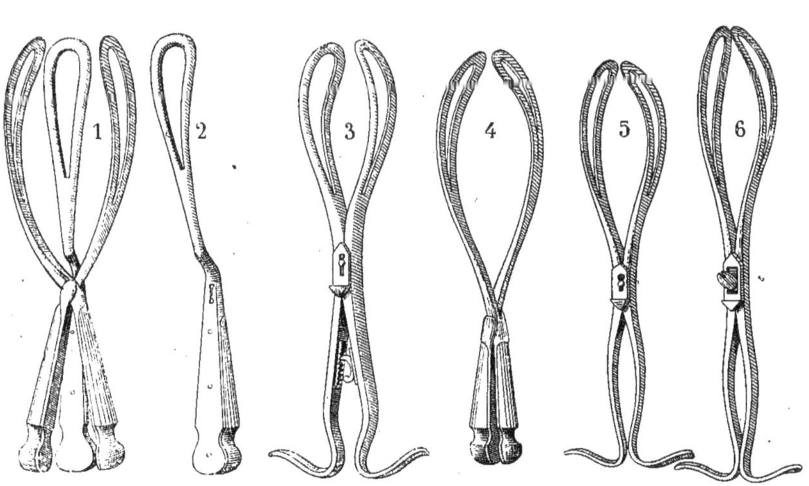

Fig. 406-411. — 1,2. Forceps à trois branches de Leake, 1774. — 3. Forceps de J.-L. Petit, 1774, muni d'une crémaillère pour préserver la tête d'une constriction trop forte. — 4. Arnold Van de Laar. Les cuillers présentent des fentes pour recevoir des lacs, 1777. — 5. Coutouly, 1777. — 6. Péan-Baudelocque, 1781.

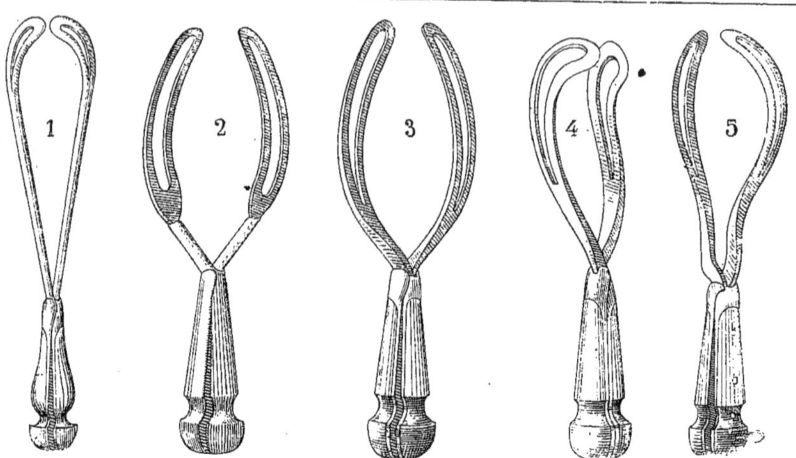

Fig. 412-416. — Forceps. — 1. Sieurs, 1783. — 2. Orme. — 3. Lowder. — 4. Young. — 5. Evans.

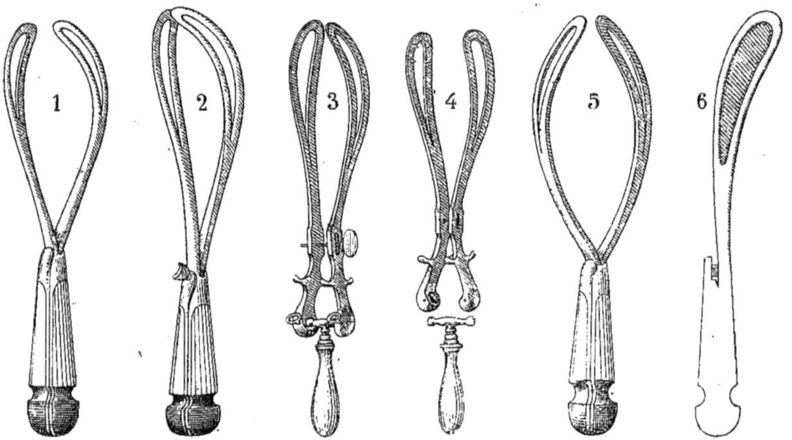

Fig. 417-422. — Forceps. — 1, 2. Stark. — 3, 4. Coutouly. — 5, 6. Osborn.

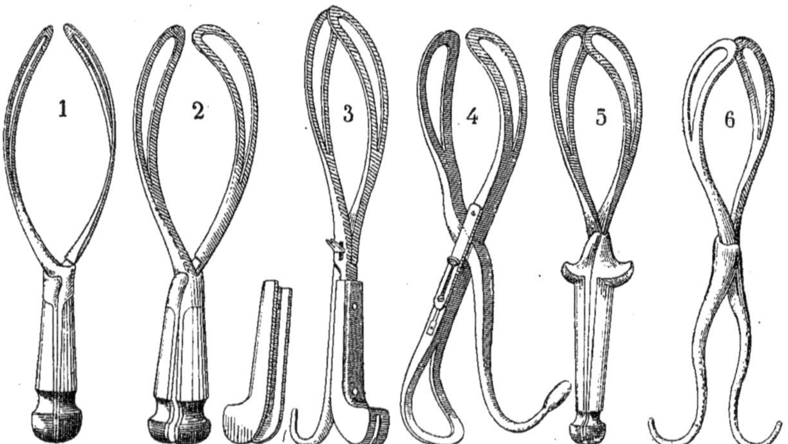

Fig. 423-428. — Forceps. — 1. Court forceps de Denman. — 2. Thynne. — 3. A. Dubois, 1791. — 4. Santarelli, 1794. — 5. Busch, 1798. — 6. Weisse.

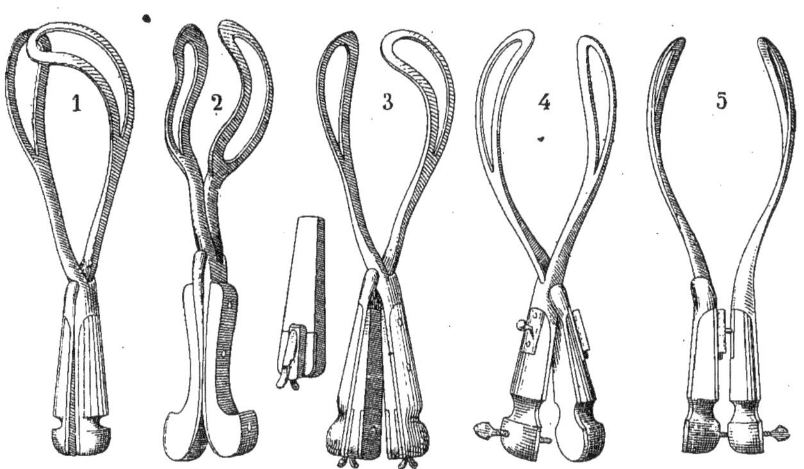

FIG. 429-433. — Forceps. — 1. Wrisberg. — 2. J. Mulder. — 3. Eckardt, 1800. — 4, 5. Aitken, 1784.

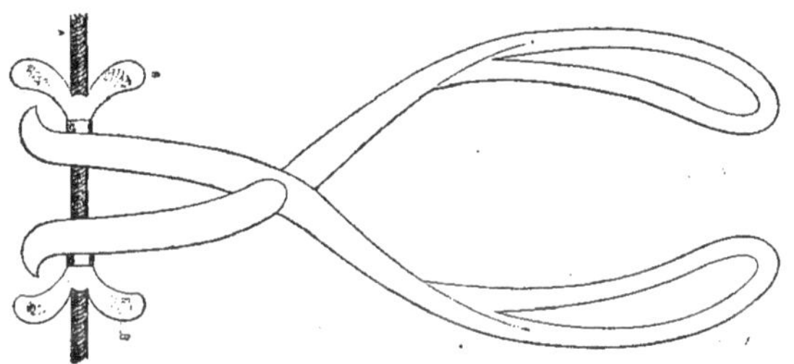

FIG. 434. — Forceps de Aitken.

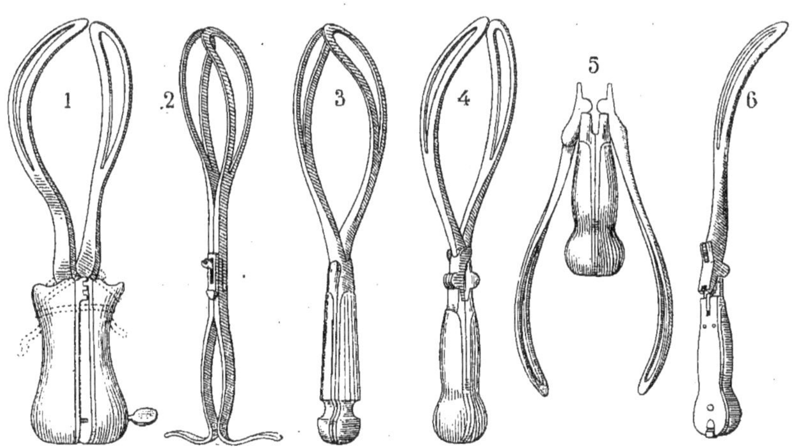

FIG. 435-440. — Forceps. — 1. Aitken. — 2. Mayer. — 3. Wegelin. — 4, 5, 6. Mathias Saxtorph, 1791.

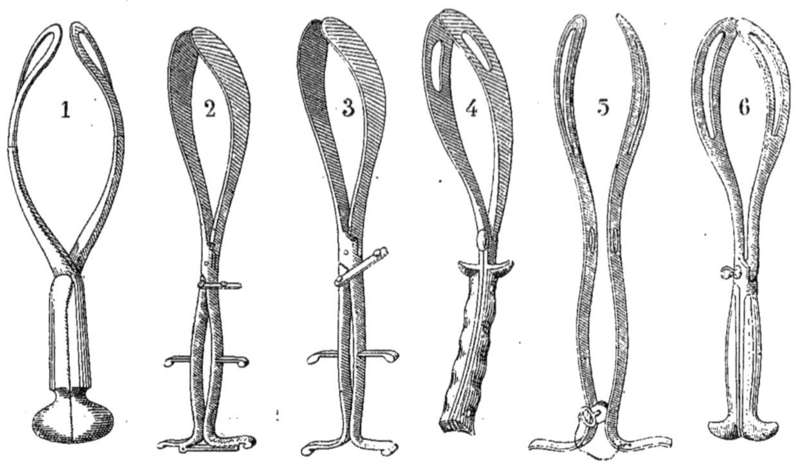

Fig. 441-446. — Forceps. — 1. Boër. — 2, 3. Osiander, 1799. — 4. Brünninghausen, 1802. — 5. Forceps à branches juxtaposées ou parallèles de Thénance, 1801. — Siebold.

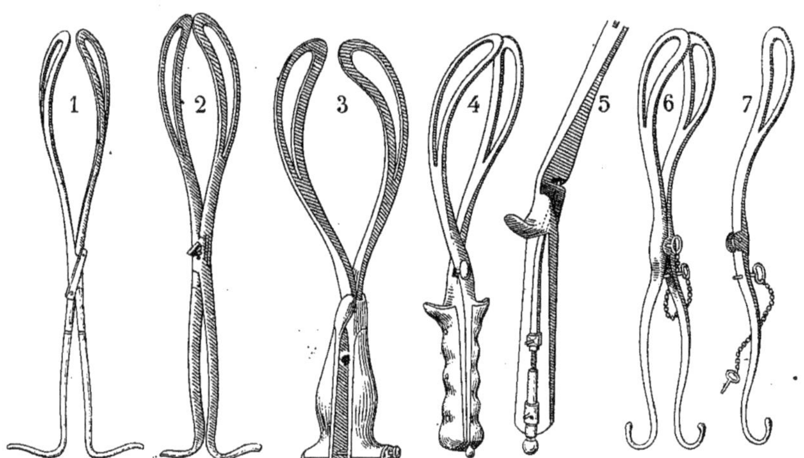

Fig. 447-453. — Forceps. — 1, 2. Mursinna, 1800. - 3. Froriep. — 4, 5. Fries. — 6, 7. Delpech-Lacroix, forceps non croisé, 1805 ; ce forceps est muni d'une vis centrale pour préserver la tête d'une constriction trop forte.

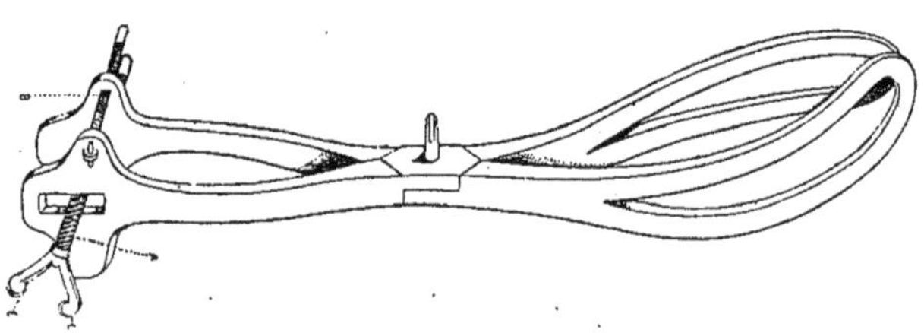

Fig. 454. — Forceps croisé de Lauverjat.

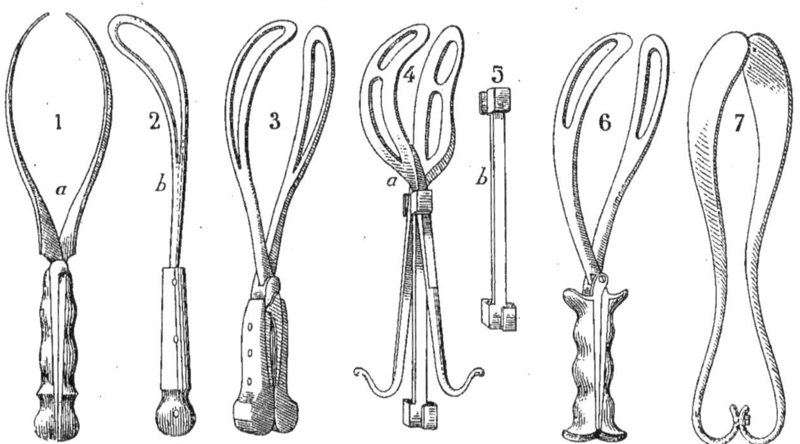

Fig. 455-460. — Forceps. — 1, 2. Jörg. — 3. — Wigand, 1812. — 4, 5. Veit Karl, 1812. — 6. Müller — 7. Assalini.

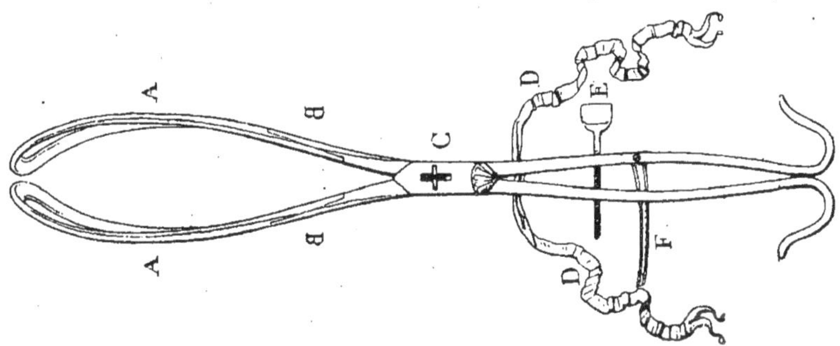

Fig. 461. — Forceps de Brulatour, de Bordeaux, 1817. — A. Cuillers. — B. Union de la cuiller avec le manche par une queue d'aronde. Cette disposition permet d'adapter des cuillers différentes soit à crochet soit creusées à leur face interne de sillons transversaux. — C. Entablement. — D. Lacs traversant les branches, pour faciliter les tractions. — E. Vis de pression. — F. Echelle de proportion déployée, destinée à apprécier le degré de rapprochement des cuillers.

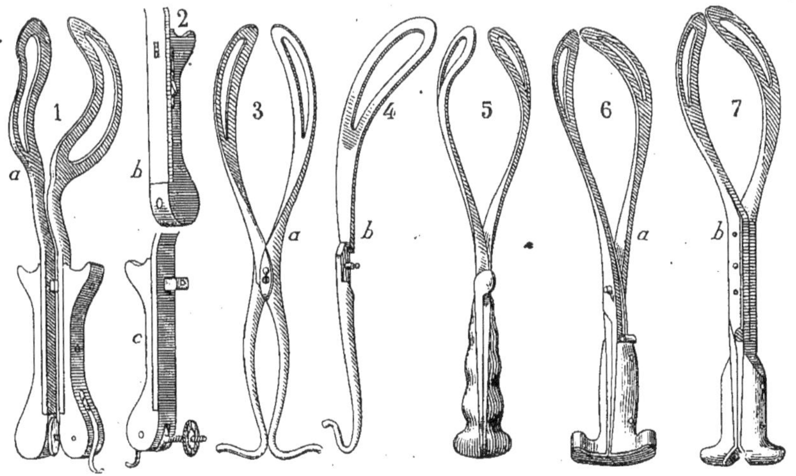

Fig. 462-468. — Forceps. — 1, 2. Uhthoff. — 3, 4. Flamant. — 5. Carus. — 6, 7. Ritgen.

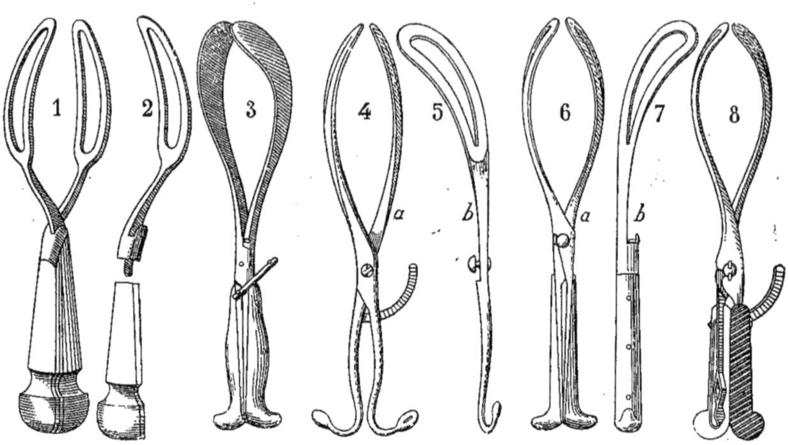

Fig. 469-476.— 1, 2. Forceps Conquest, non courbé sur les bords avec augmentation des dimensions des fenêtres. — 3. Forceps de Weissbrod à cuillors pleines. — 4, 5. Maygrier. — 6, 7. G. Salomon.— 8. Guillon, 1825.

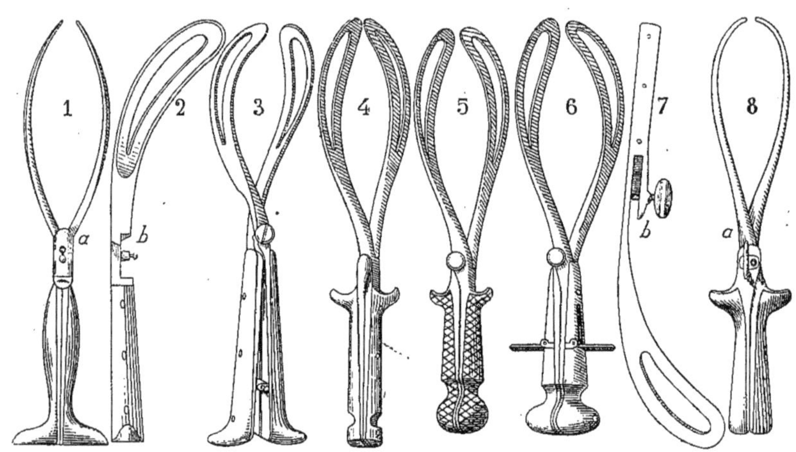

Fig. 477-484.— Forceps. — 1, 2. Horn. — 3. Mende. — 4. Busch, 1798. — 5. Nœgele, 1853. — 6. Kilian. — 7, 8. Hüter.

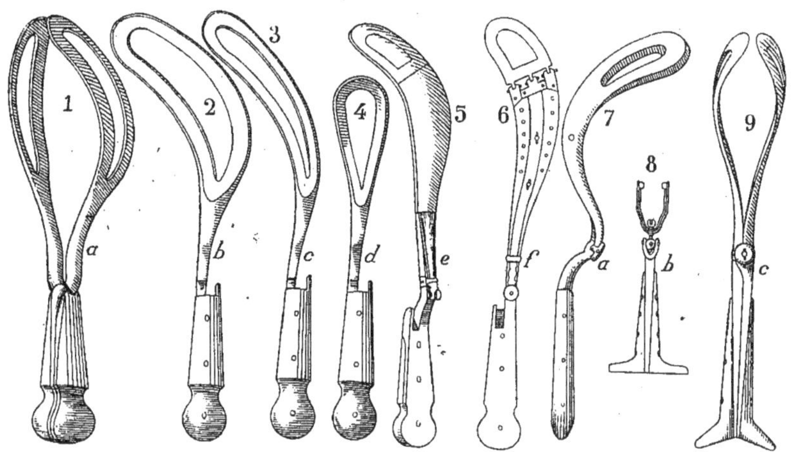

Fig. 485-493. — Forceps. — 1, 2, 3, 4, 5, 6. Forceps asymétrique de Davis avec augmentation des dimensions des fenêtres. — 7, 8, 9. Forceps de Th. Hermann, de Berne, 1840, avec une courbure périnéale concave en arrière, pour ne pas léser la fourchette dans les applications au détroit supérieur. Un manche supplémentaire ou tracteur, qui pouvait être fixé soit au-dessus soit en dessous de l'instrument, permettait d'effectuer les tractions suivant l'axe des cuillers.

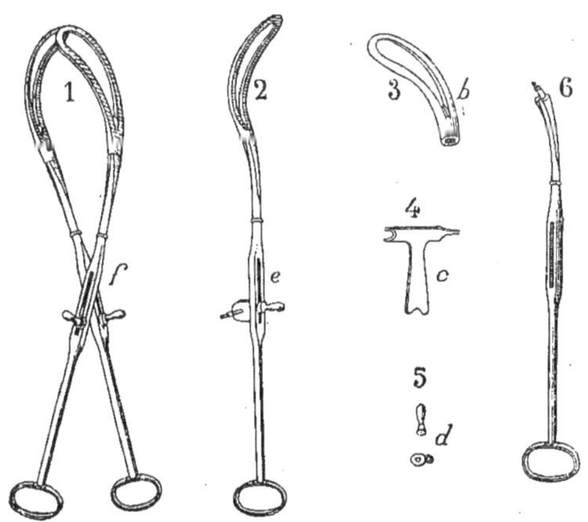

Fig. 494-499. — Forceps de Dugès, à cuillers pivotantes.

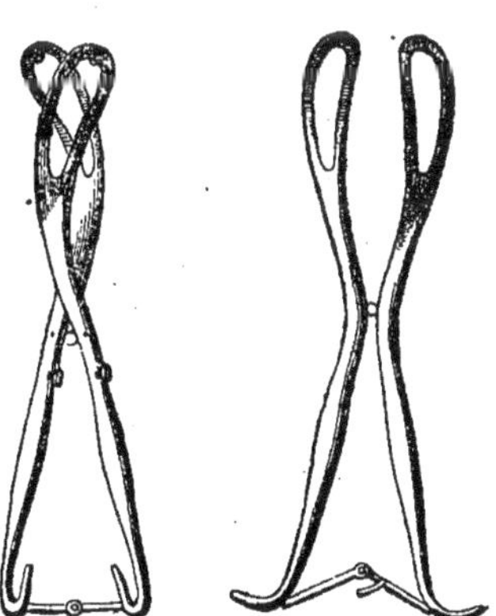

Fig. 500, 501. — Forceps assemblé de Bernard d'Apt, 1836 ; les deux branches s'introduisent superposées et se développent dans l'utérus.

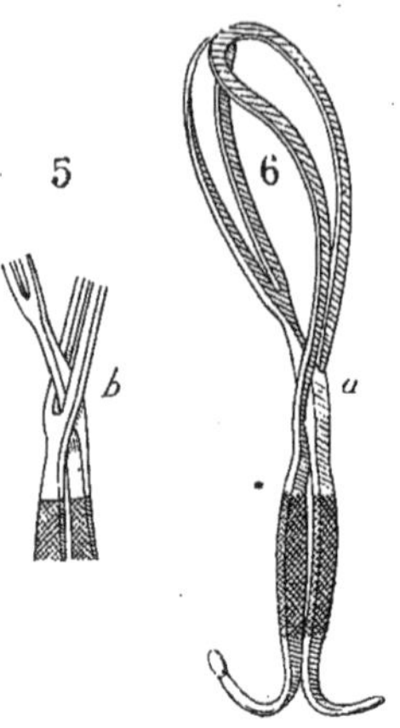

Fig. 502, 503. — Forceps aide-mémoire ou indicateur d'Audibert, de Vins, 1833 (1).

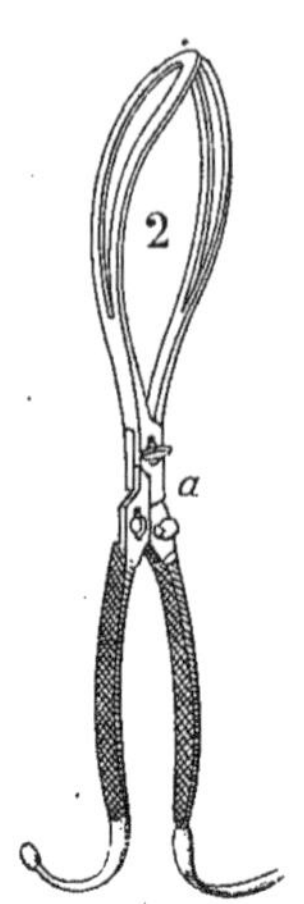

Fig. 504. — Forceps de Thureaux de la Nouvelle-Orleans, 1843, à branches hermaphrodites.

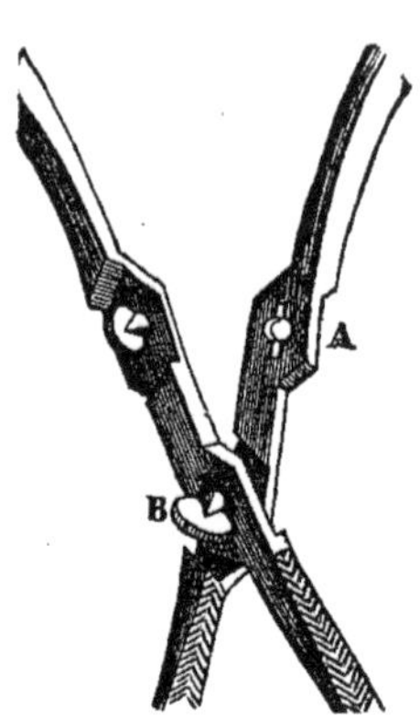

Fig. 505. — Articulation du forceps de Thureaux permettant d'articuler dessus ou dessous.

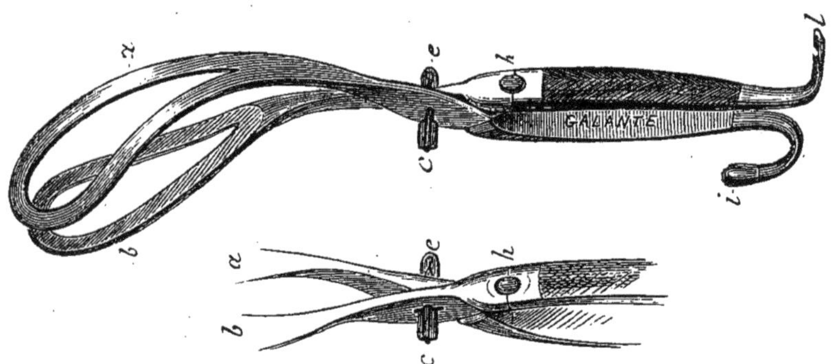

Fig. 506, 507. — Forceps à double pivot de Tarsitani, de Naples, 1843, permettant d'éviter le décroisement.

(1) Cet instrument est ainsi nommé parce que son inventeur y a fait graver un résumé des difficultés de l'accouchement, la représentation des détroits, les dimensions des diamètres du bassin, de la tête fœtale, etc.

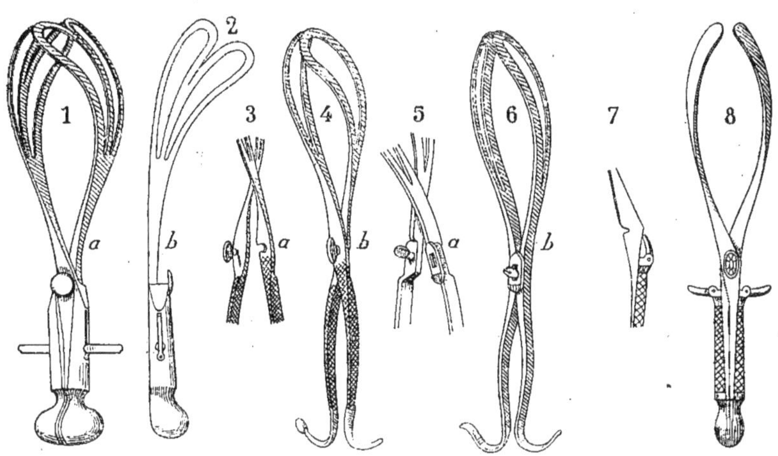

FIG. 508-515. — Forceps. — 1, 2. Kilian, 1856. — 3, 4. P. Dubois ou Levret modifié, à mortaise **latérale.** — 5, 6. Baudelocque. — 7, 8. Schöller.

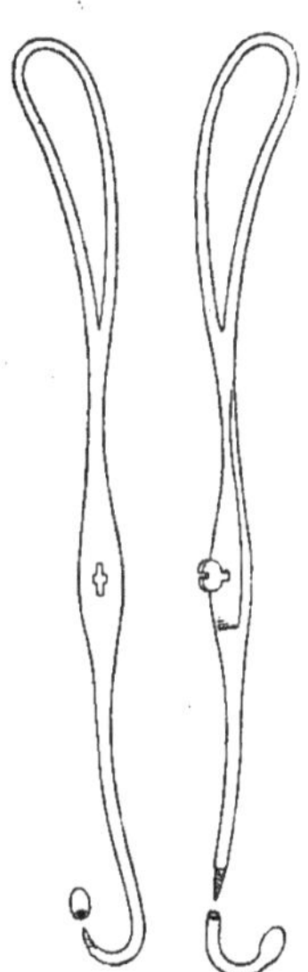

FIG. 516. — Forceps Dubois. Les poignées sont dévissées pour montrer le crochet et le perce-crâne qu'elles renferment (1).

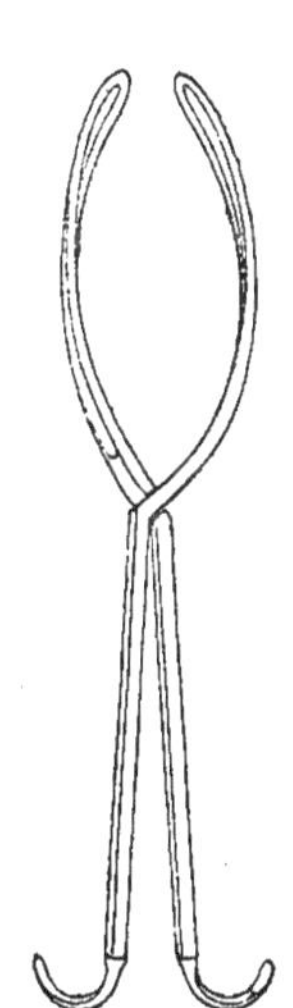

FIG. 517.— Forceps japonais.

(1) « Souvenez-vous, Messieurs, disait le professeur Pajot à ses cours, en montrant le crochet aigu et le perforateur annexés aux manches du forceps de Levret, modifié par Dubois, que ce crochet et ce perforateur ont été mis là pour vous rappeler que vous ne devez jamais vous en servir ! »

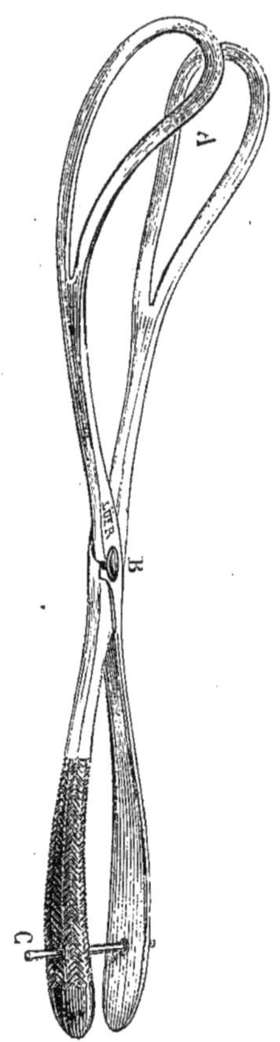

Fig. 518. — Forceps élastique de Trélat.

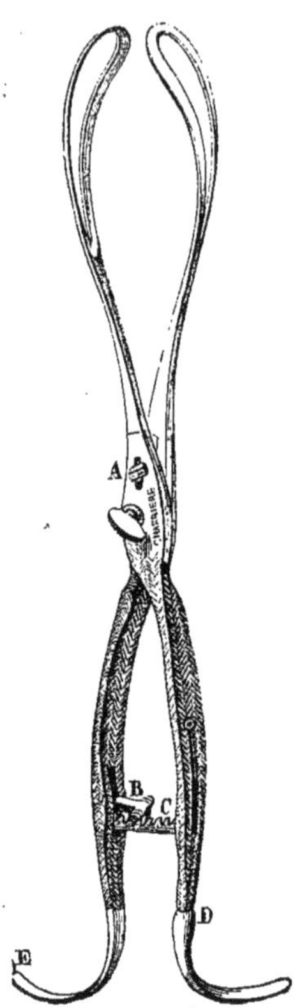

Fig. 519. — Forceps Dubois à crémaillère, de Charrière.

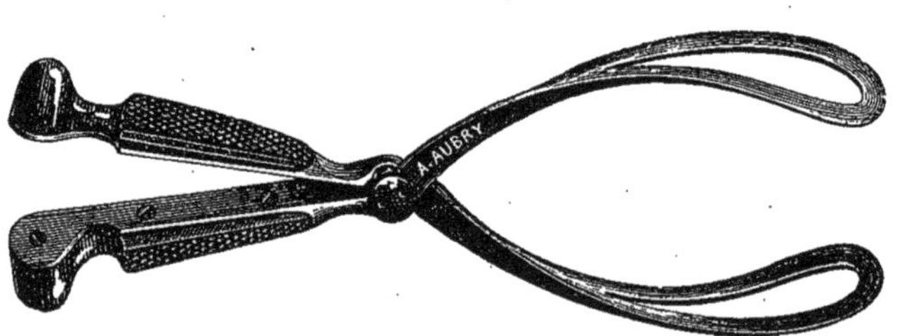

Fig. 520. — Forceps de Pajot à clou latéral, pour le détroit inférieur.

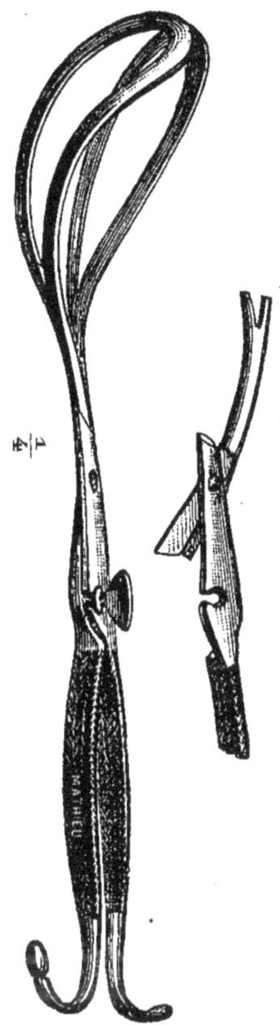

FIG. 521, 522. — Forceps démontant de Pajot.

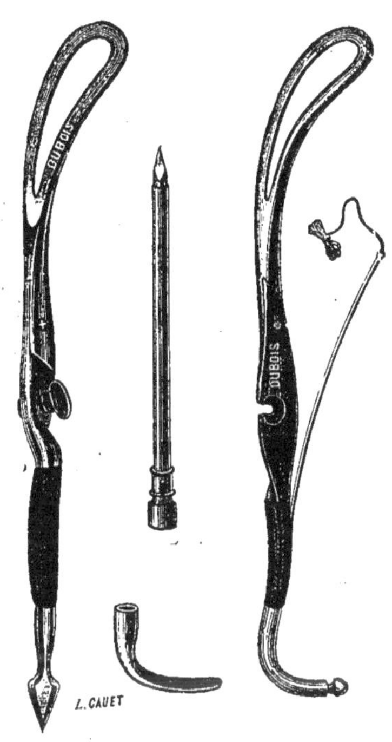

FIG. 523-525.— Nouveau modèle du forceps brisé de Pajot. A l'extrémité de la branche gauche, disposée en crochet mousse, on peut visser un perce-crâne ou un trocart; l'extrémité droite reçoit la baleine porte-fouet, munie d'une olive conductrice pour l'embryotomie.

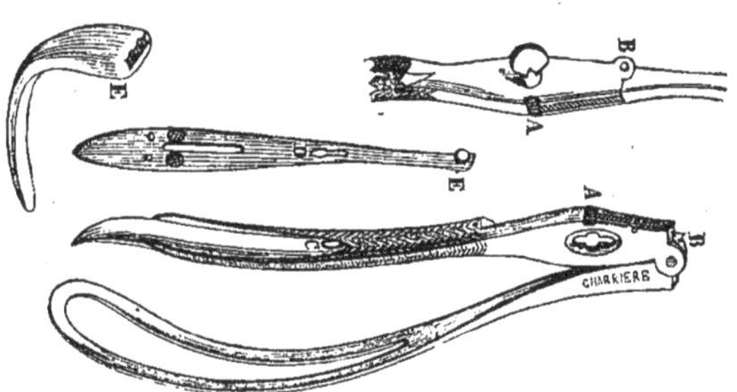

FIG. 526-529. — Forceps articulé Charrière avec perce-crâne et sa gaine.

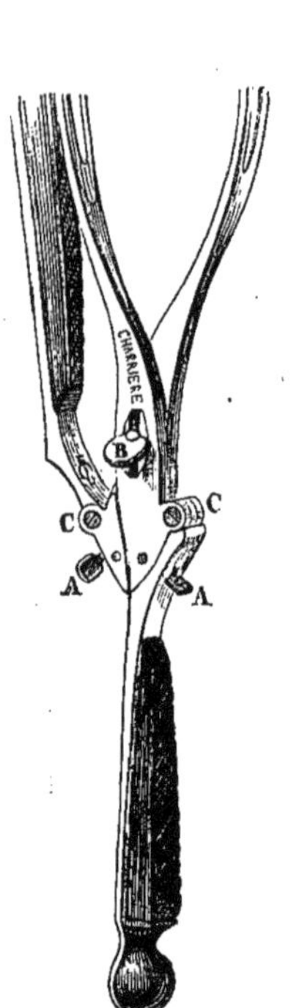

Fig. 530. — Manche à charnière, de Charrière.

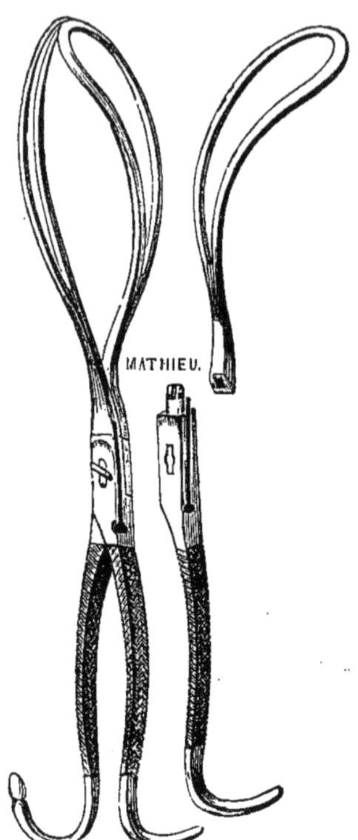

Fig. 531, 532. — Forceps démontant de Mathieu.

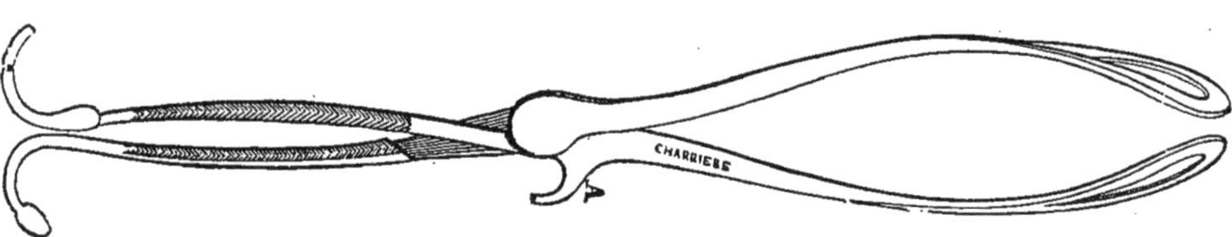

Fig. 533. — Forceps de Depaul à articulation supérieure ou inférieure.

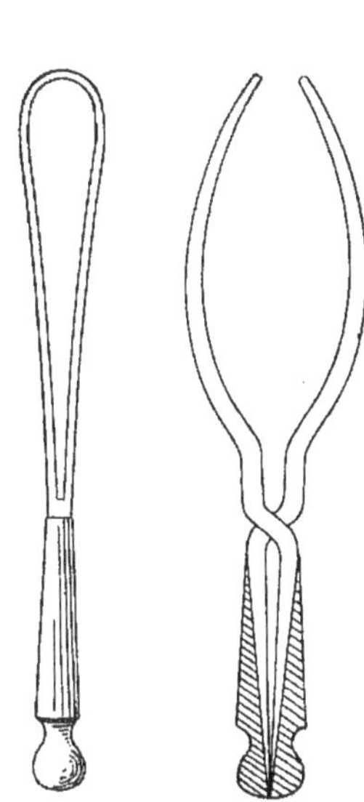

FIG. 534, 535. — Petit forceps de Zeigler, d'Ecosse.

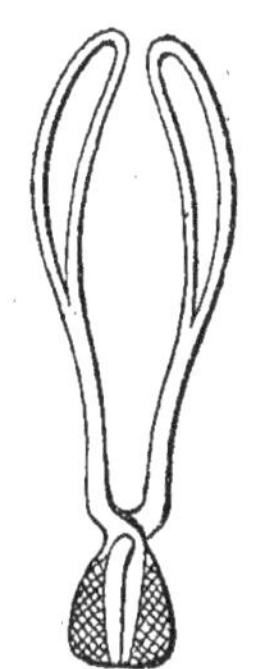

FIG. 536.— Petit forceps de Simpson.

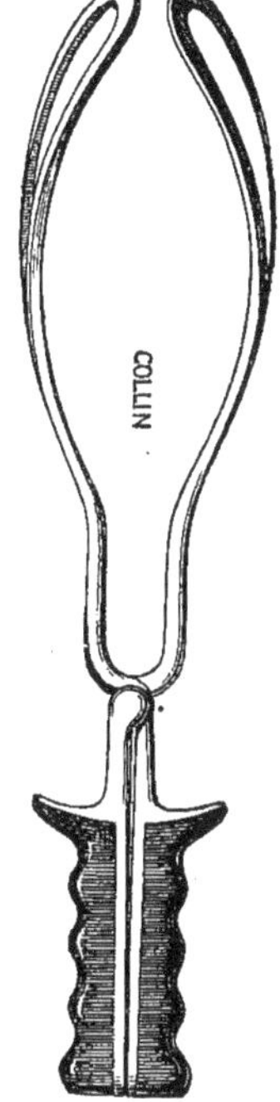

FIG. 537. — Long forceps de Simpson.

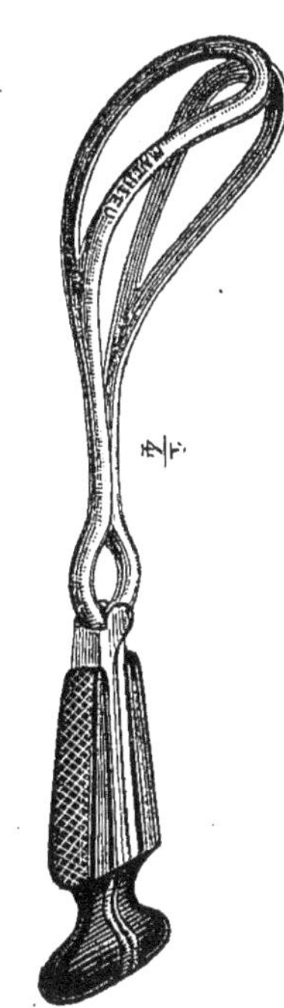

FIG. 538. — Forceps de Barnes.

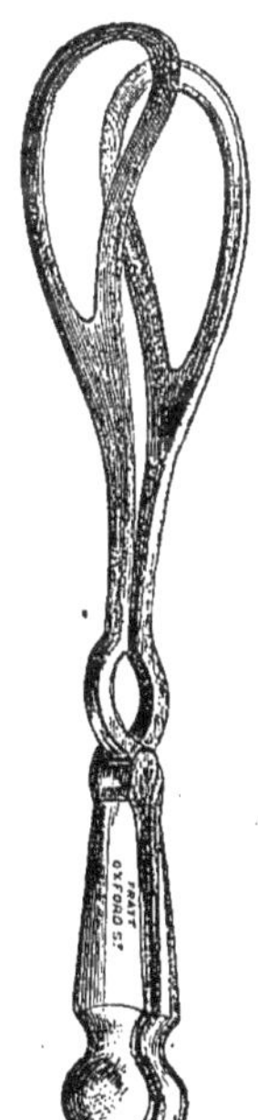

FIG. 539. — Forceps de F. Bird.

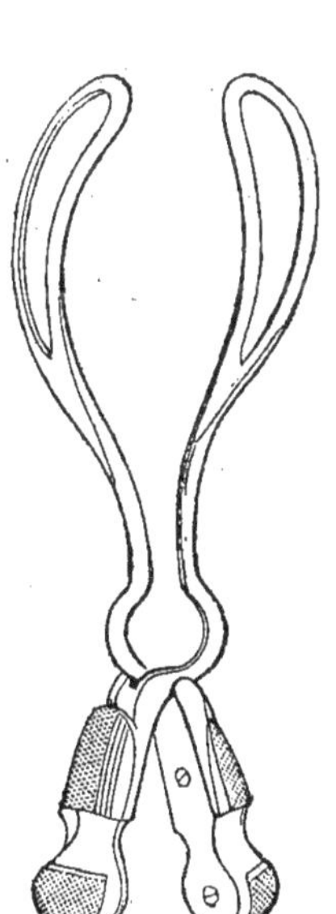

FIG. 540. — Forceps courbe de Greenhalgh.

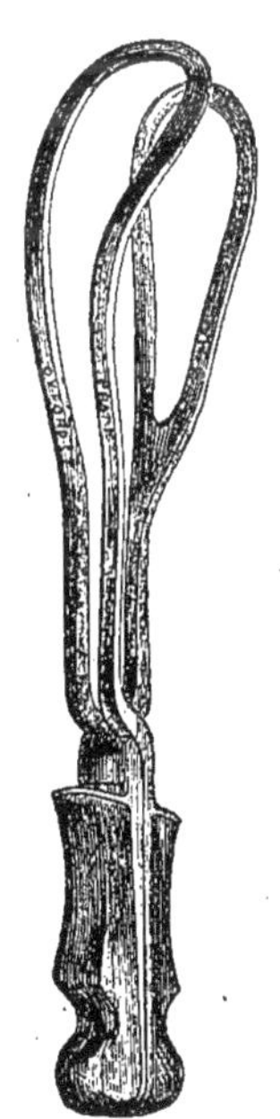

FIG. 541. — Forceps de P. Harper.

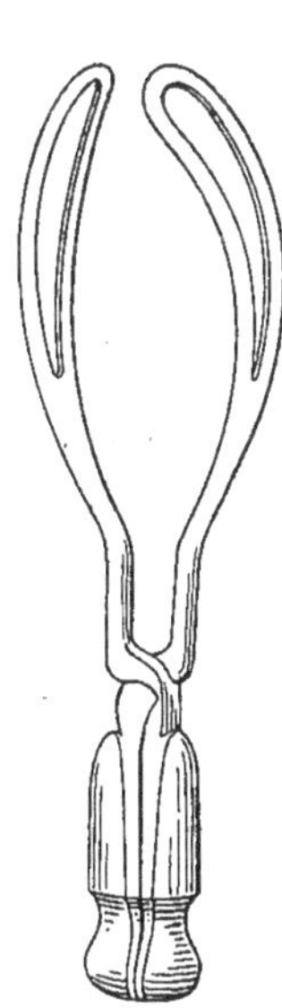

FIG. 542. — Forceps de Waller.

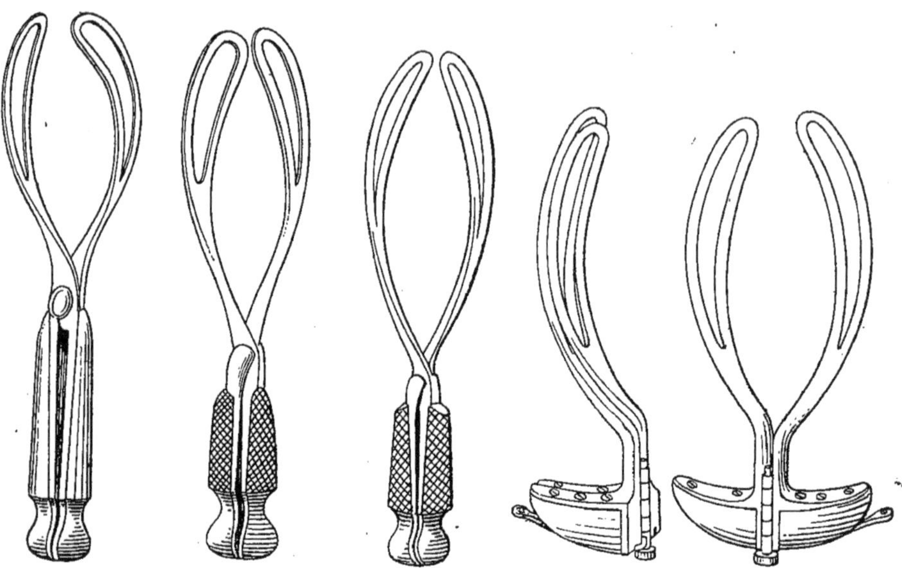

Fig. 543.— Forceps de Rigby.

Fig. 544.— Forceps de Pagan.

Fig. 545.— Forceps de Hewitt.

Fig. 546, 547.— Forceps de Vacher.

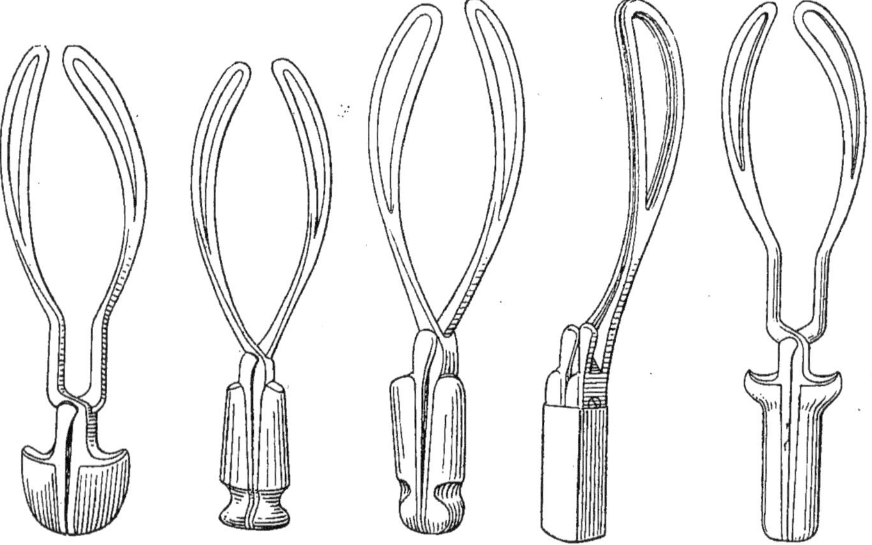

Fig. 548.— Forceps d'Inglis.

Fig. 549. — Forceps de Madden.

Fig. 550, 551. — Forceps de Braithwaite.

Fig. 552. — Forceps de Blundell.

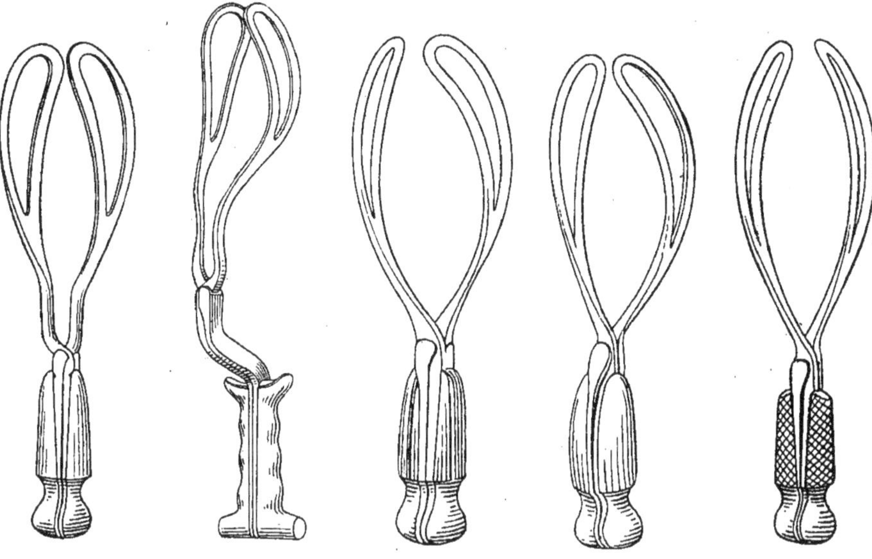

FIG. 553.— Forceps de Murphy.

FIG. 554.— Forceps de Galabin.

FIG. 555.— Forceps de Clarke.

FIG. 556. — Forceps de Clarke.

FIG. 557.— Forceps de Beatty.

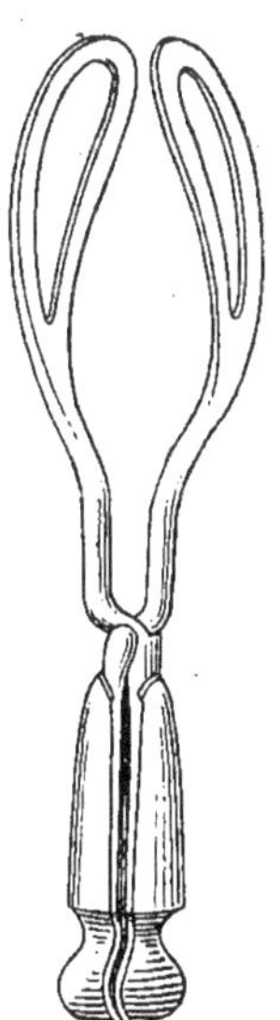

FIG. 558. — Forceps de Ramsbotham.

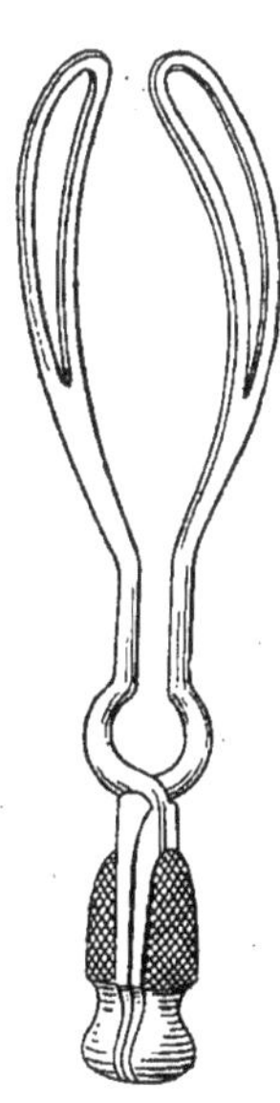

FIG. 559. — Forceps de Lever.

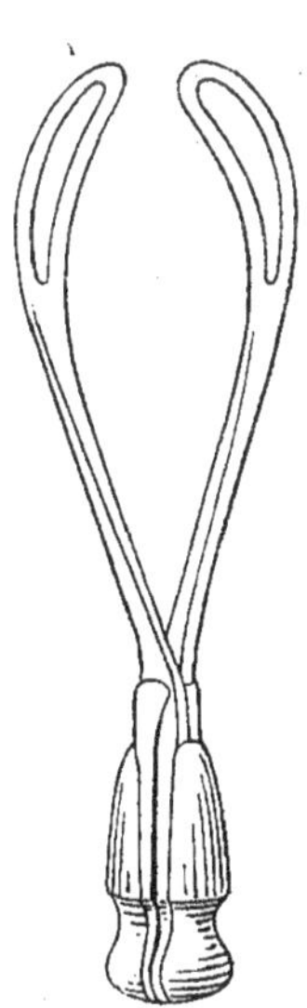

FIG. 560. — Forceps de Churchill.

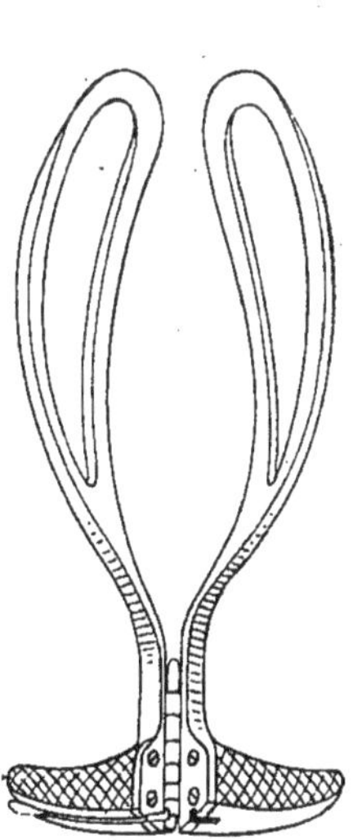

FIG. 561. — Forceps de Drapor.

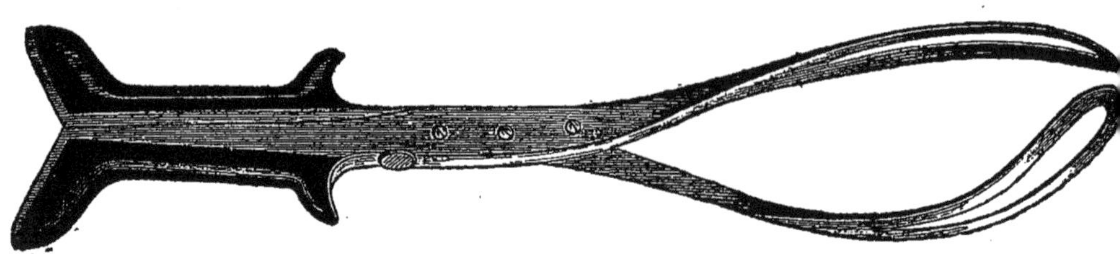

FIG. 562. — Forceps à branches étroites de Taylor, pour les applications au début du travail.

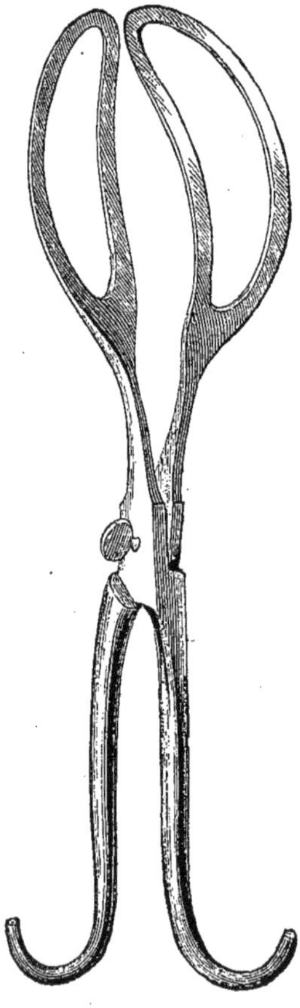

FIG. 563. — Forceps de Hodge.

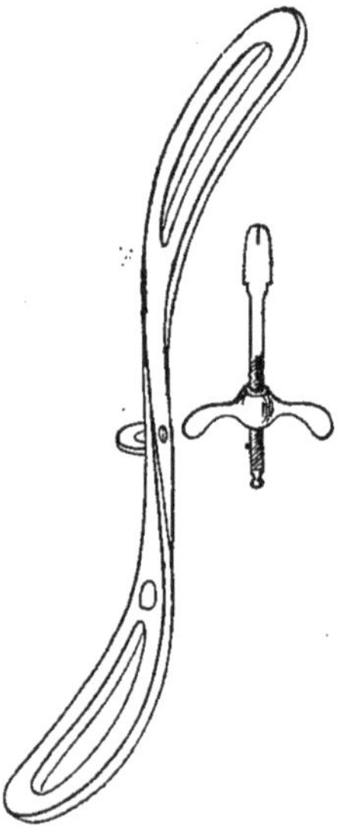

FIG. 564. — Forceps de Beluzzi, de Bologne, dont le manche constitue un céphalotribe.

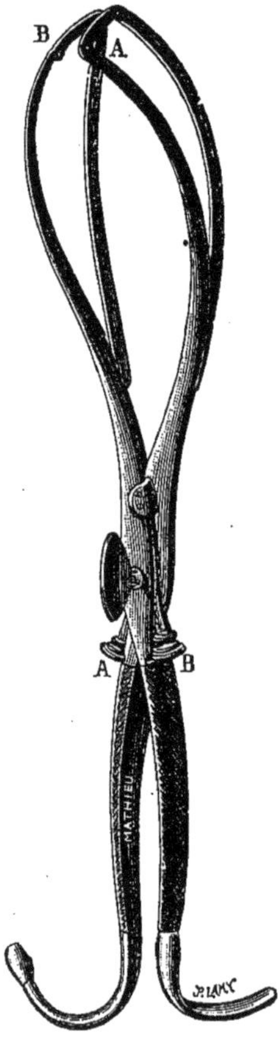

FIG. 565.— Forceps articulé de Hamon.

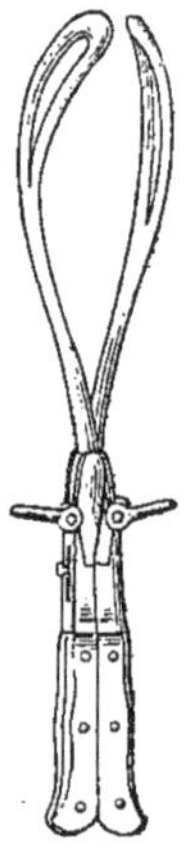

FIG. 566.— Forceps de Levy, de Copenhague.

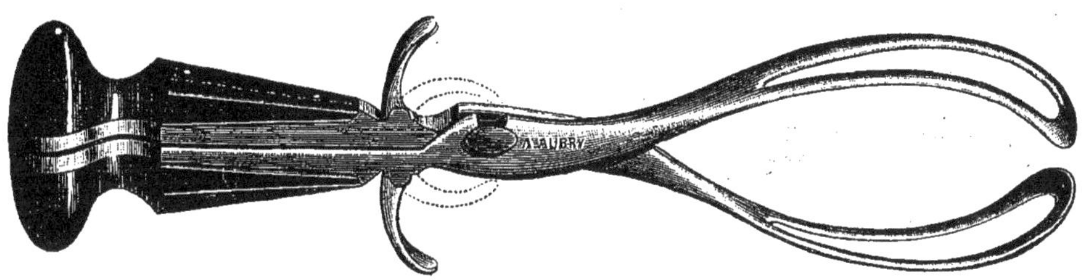

FIG. 567. — Forceps articulé de Stolz.

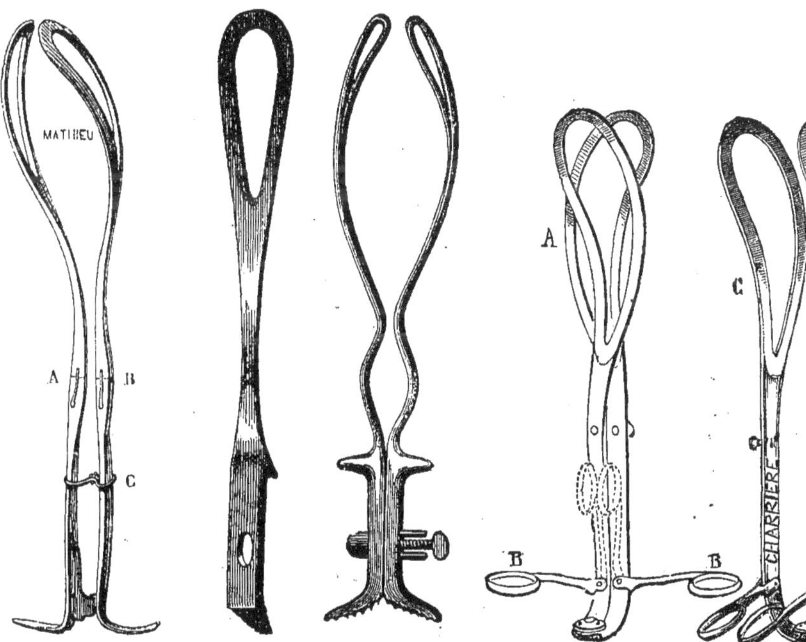

FIG. 568. — Forceps à branches parallèles de Valette, de Lyon, 1857.

FIG. 569, 570. — Forceps droit à branches parallèles de Lazarewich, 1866.

FIG. 571, 572. — Forceps de poche à branches rotatives de Chassagny.

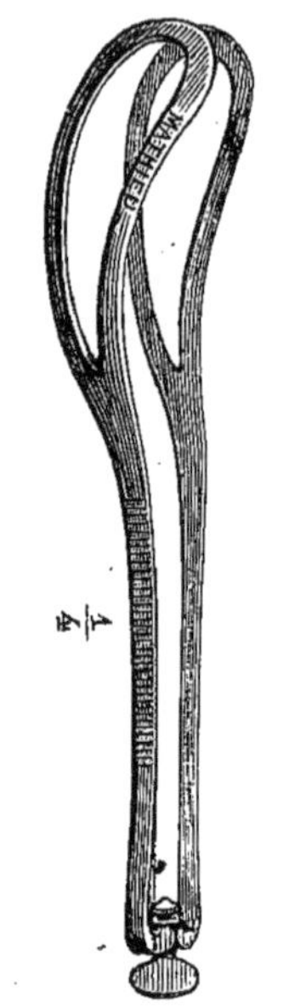

Fig. 573. — Forceps de Trélat.

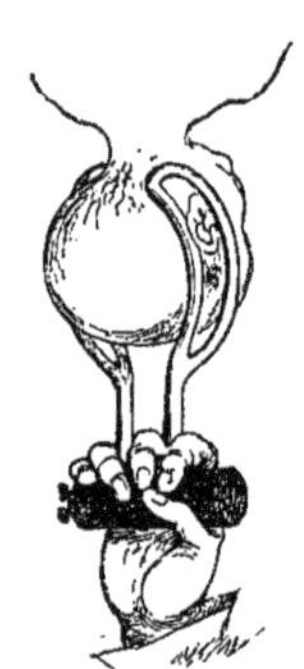

Fig. 574. — Léniceps de Matteï, appliqué, 1853.

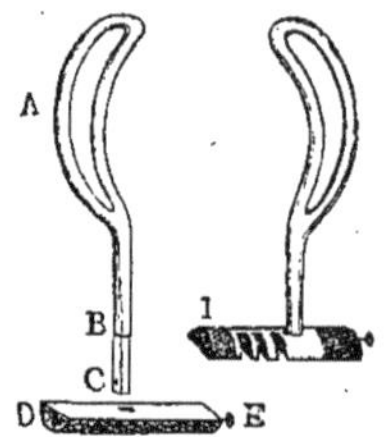

Fig. 575. — Branches du léniceps.

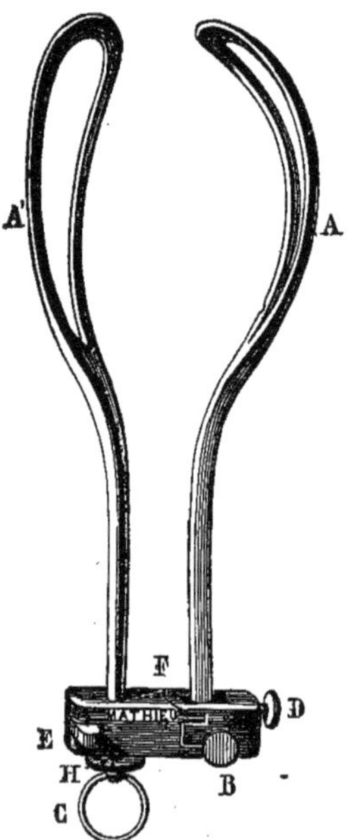

Fig. 576.— Rétroceps de Hamon, 1867.

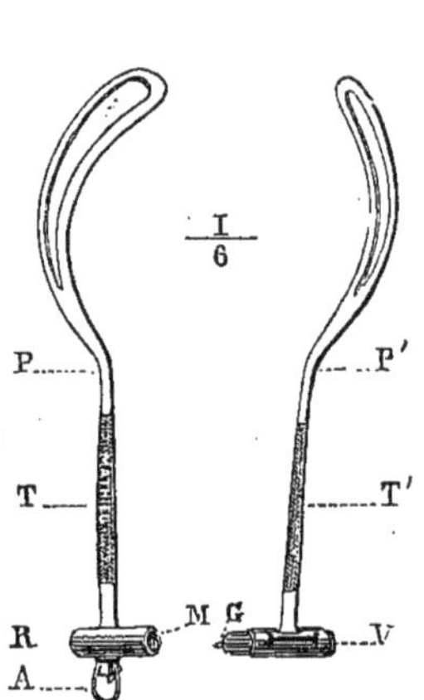

Fig. 577. — Branches du rétroceps (1).

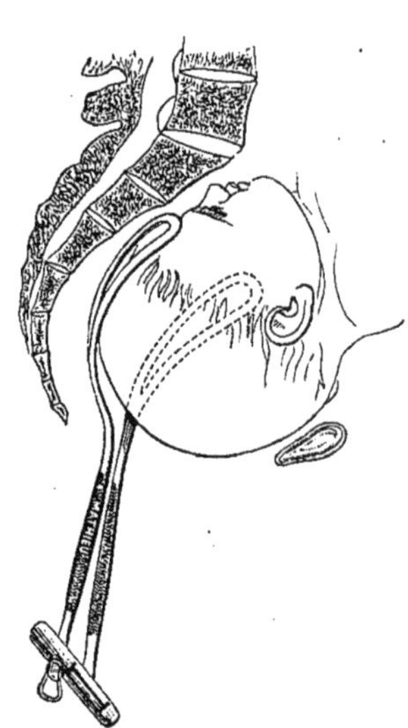

Fig. 578. — Rétroceps appliqué.

(1) Il existe aussi un rétroceps de Hamon, à branches pliantes, fabriqué par Gueride.

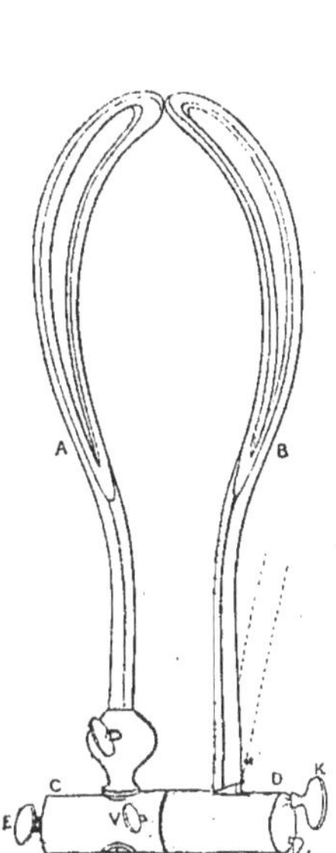

Fig. 579. — Forceps de Mondotte.

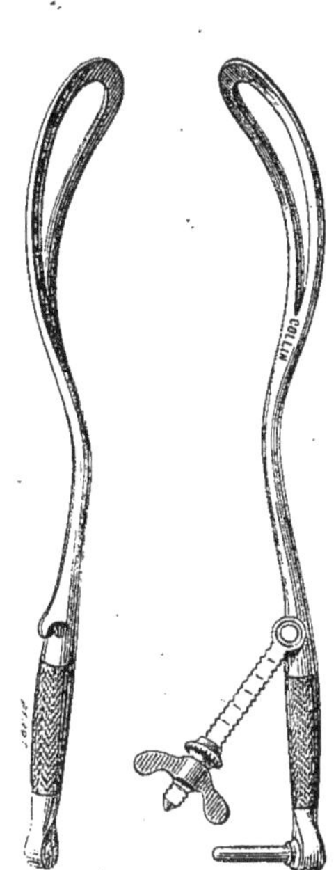

Fig. 580. — Forceps à branches parallèles de Pros, de la Rochelle, avec courbure pelvienne légère.

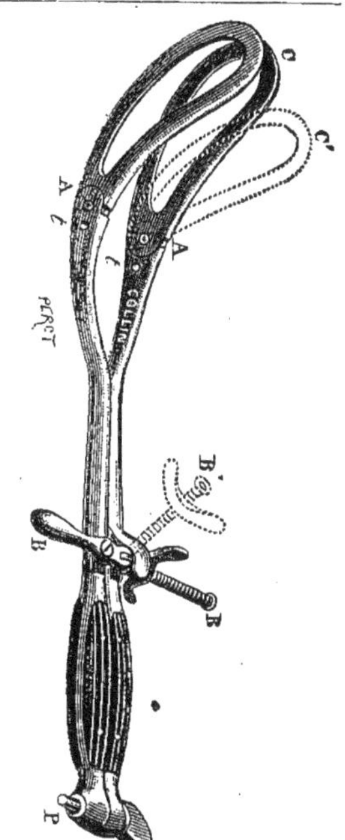

Fig. 581. — Autre forceps de Pros, dont on peut augmenter à volonté la courbure pelvienne.

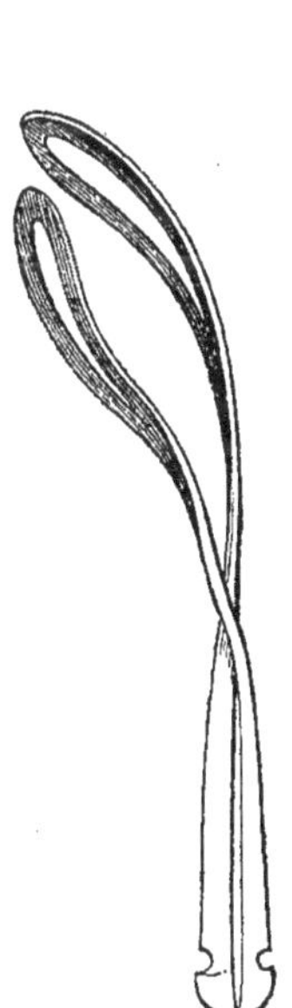

Fig. 582. — Forceps asymétrique de Uytterhoven, 1805.

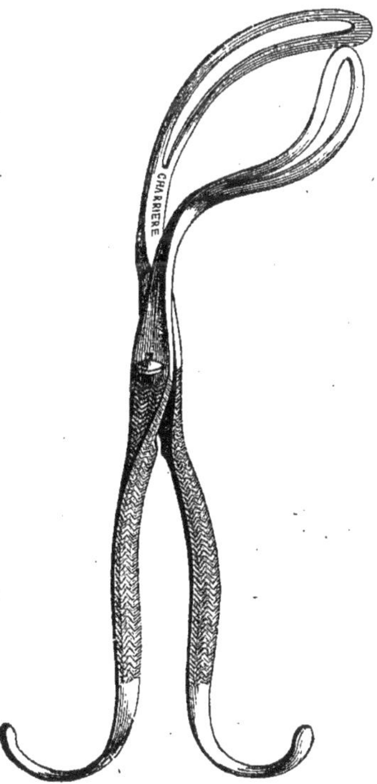

Fig. 583. — Forceps asymétrique de Baumers de Lyon, 1849.

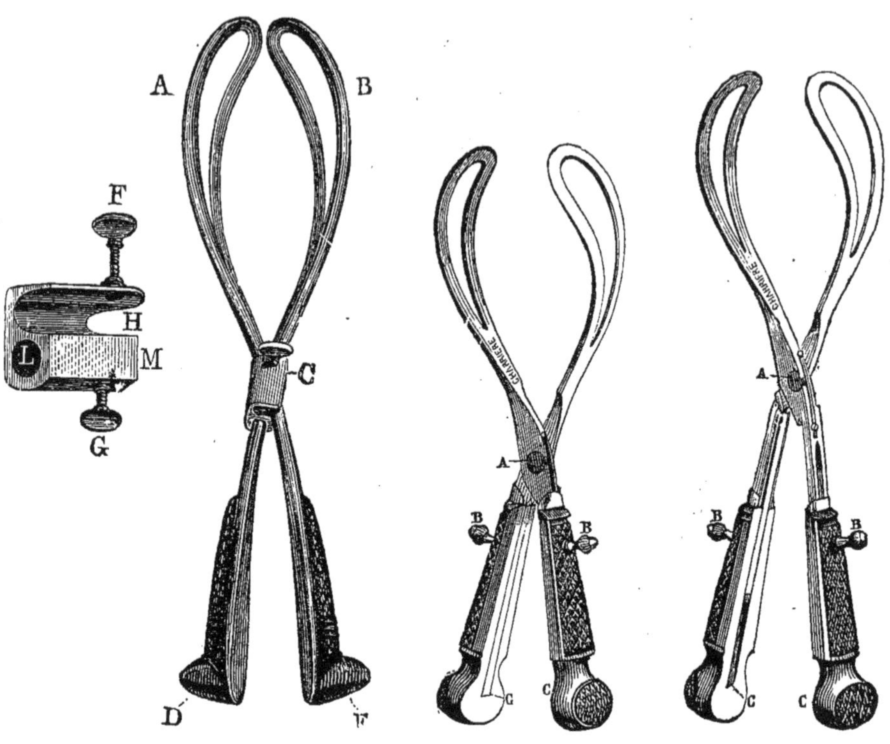

FIG. 584. — Grand forceps asymétrique de Matteï, 1855.

FIG. 585, 586. — Forceps s'allongeant de Campbell, de Paris, pouvant se raccourcir, s'allonger ou devenir asymétrique.

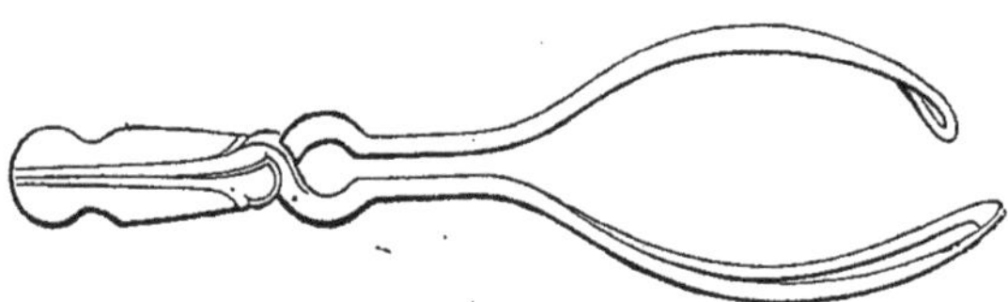

FIG. 587. — Forceps droit asymétrique de Radfort ; la cuiller plate s'applique sur la face.

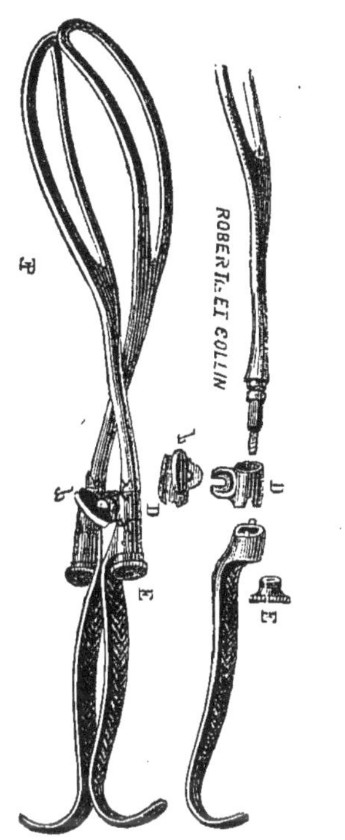

Fig. 588-590. — Forceps de Carof, de Brest.

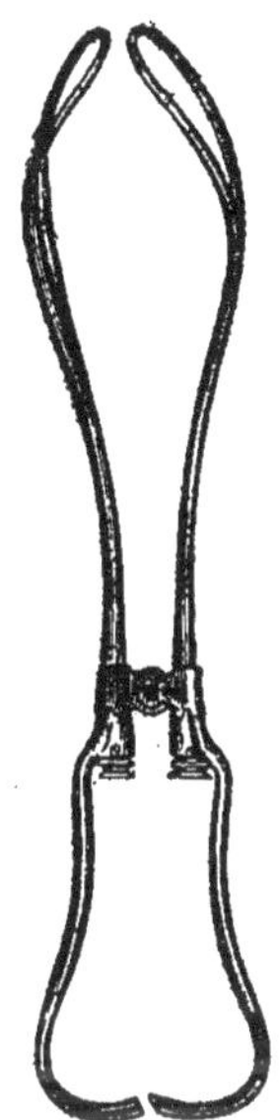

Fig. 591, 592. — Même forceps.

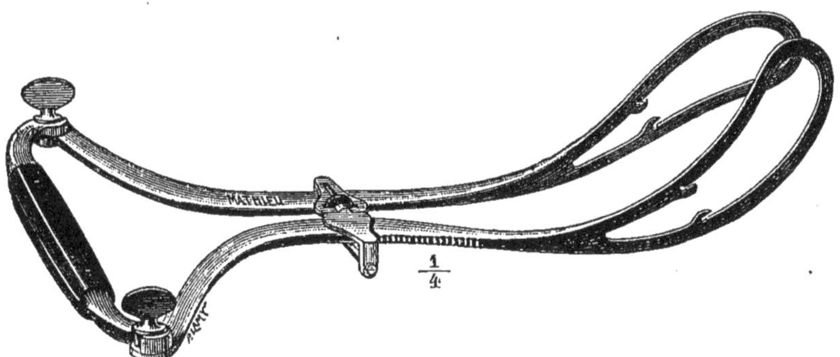

Fig. 593. — Forceps à branches parallèles, pour traction soutenue, de Chassagny.

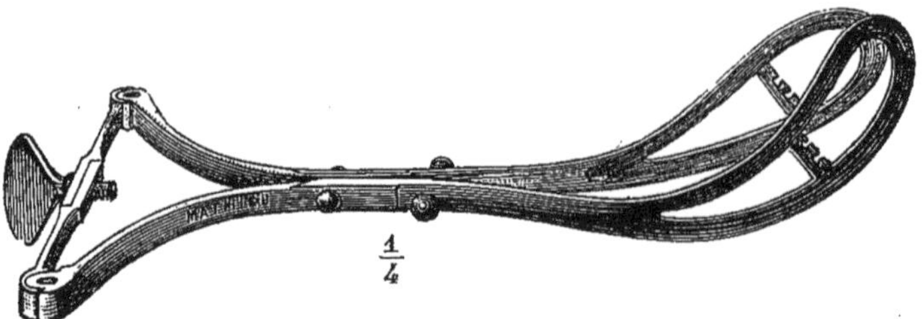

Fig. 594. — Autre forceps de Chassagny.

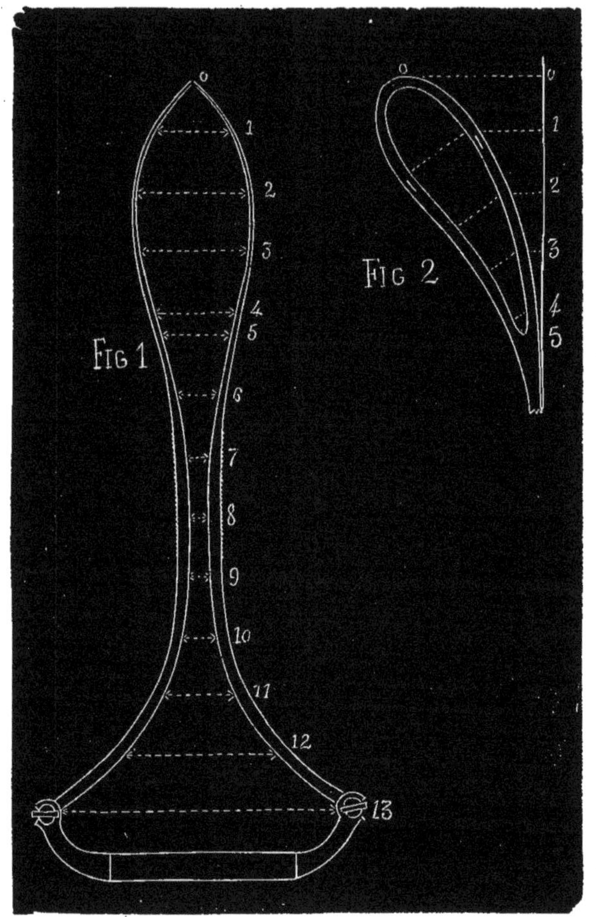

Fig. 595. — Forceps de Chassagny, modèle 1887 (1).

(1) Double articulation aux extrémités d'une traverse de 15 cent. de long, d'où résultent des pressions perpendiculaires à la tête. Tandis que le forceps croisé forme un V ouvert aux extrémités, ce nouvel instrument forme un V ouvert à l'extrémité manuelle ; la tête trouve la place nécessaire pour s'allonger, les extrémités arrivant les premières au contact, une pression énergique de la main fait plier les branches : les pressions s'exercent ainsi sur de grandes surfaces et principalement sur le point culminant du diamètre embrassé; d'où solidité et innocuité absolue de la prise. (Les chiffres indiquent les dimensions, largeur, épaisseur, etc., aux points correspondants.)

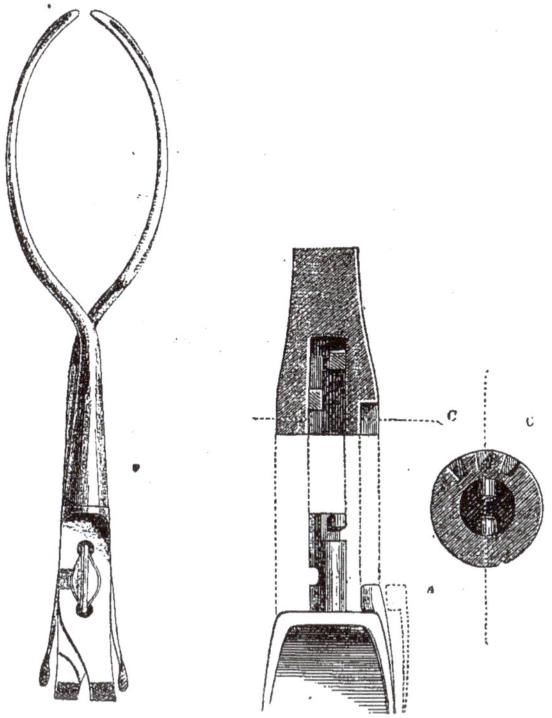

Fig. 596. — Forceps asymétrique de Roger, du Havre, 1875.

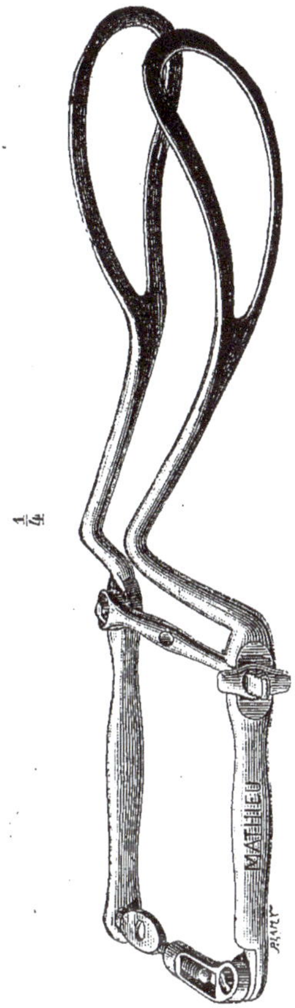

Fig. 596 *bis*. — Forceps à branches parallèles de Poullet, avec manche tracteur.

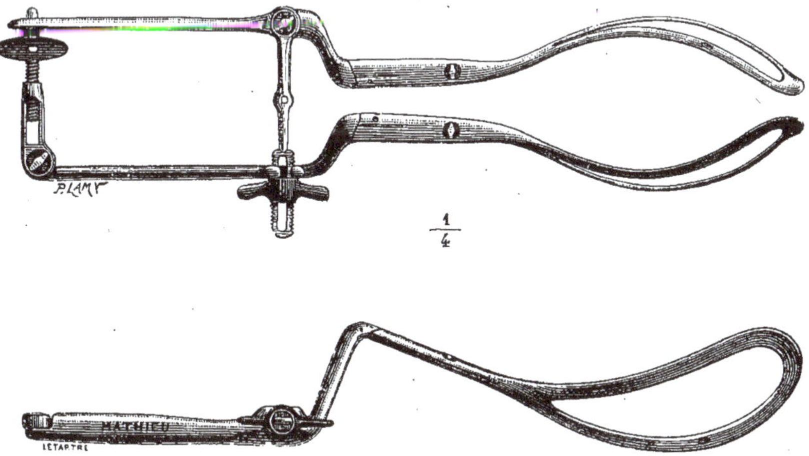

Fig. 597, 598. — Forceps angulaire de Poullet, 1887.

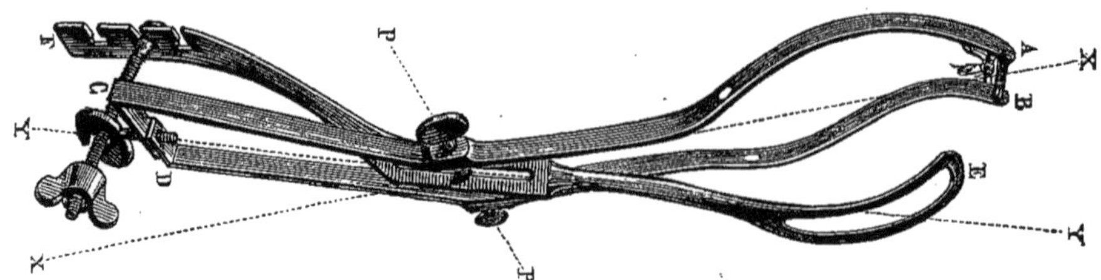

Fig. 599. — Forceps général de Poullet.

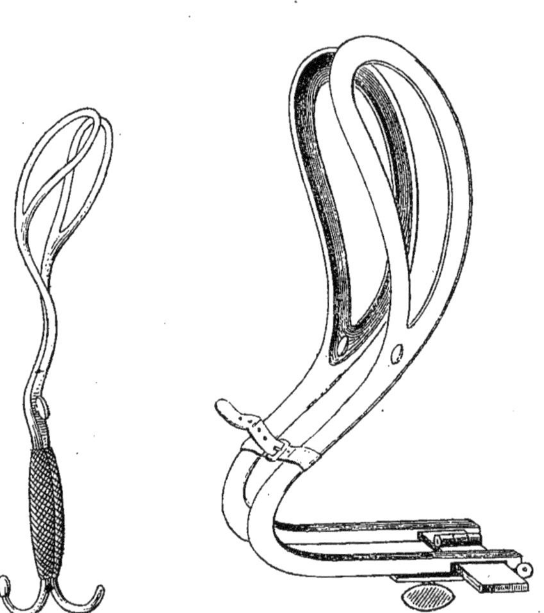

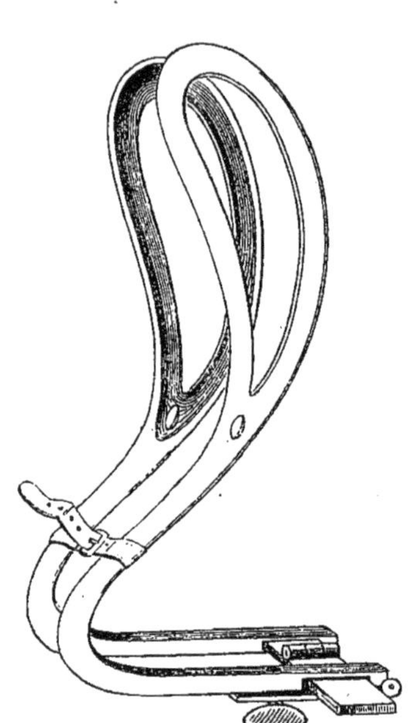

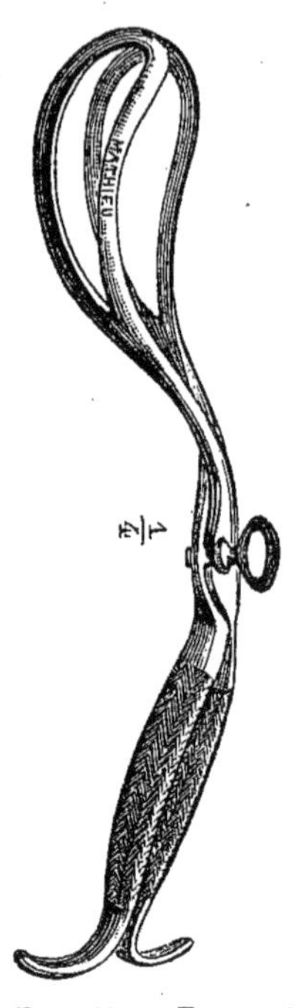

Fig. 600.— Forceps à trois courbures de José Moralès Alpaca, ou forceps Hatin modifié, 1868.

Fig. 601.— Forceps à courbure périnéale de Hubert fils, 1877.

Fig. 602. — Forceps à courbure périnéale et à traction dans l'axe des cuillers, de Mathieu.

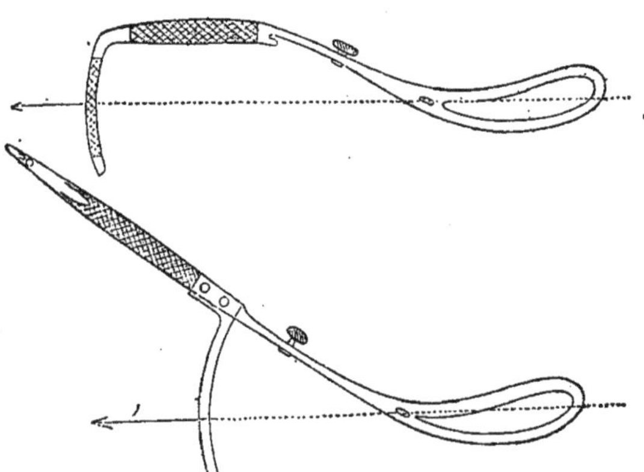

Fig. 603, 604. — Premier et deuxième modèle du forceps de L.-J. Hubert père, de Louvain, avec manche supplémentaire.

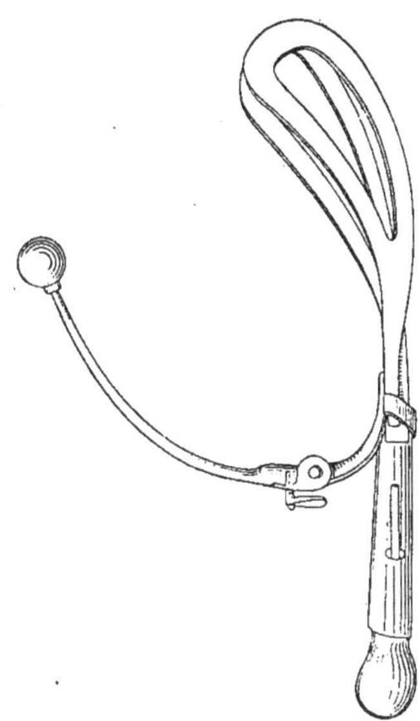

Fig. 605. — Forceps de Hartmann, avec manche supplémentaire, 1870.

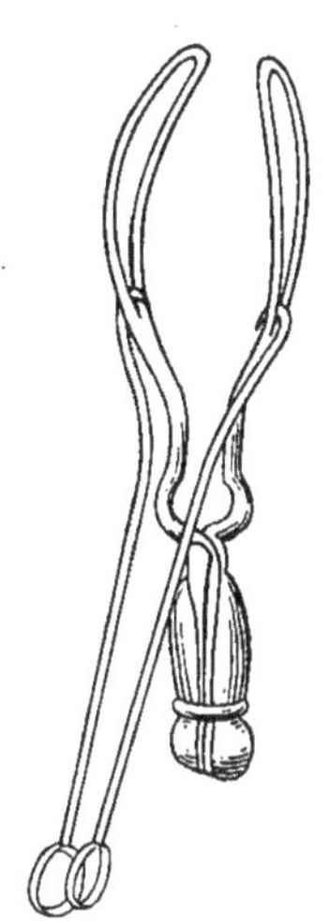

Fig. 606. — Forceps de Barnes avec tracteur de With Morgans.

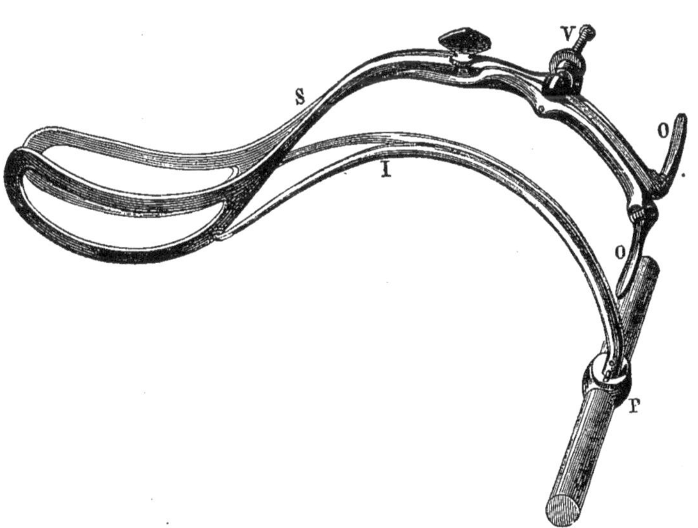

Fig. 607. — Forceps Tarnier, modèle 1877. — I. Tiges de traction. — S. Branches de préhension. — O, O. Oreilles abaissées. — P. Poignée. — Vis de pression.

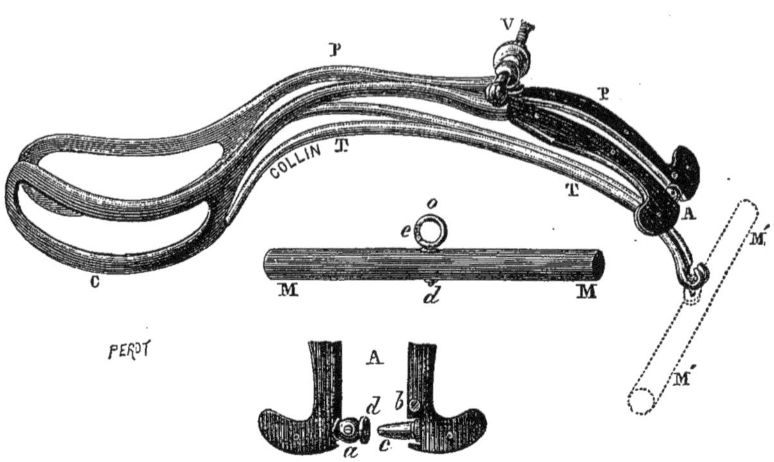

Fig. 608. — Forceps Tarnier, à branches parallèles.

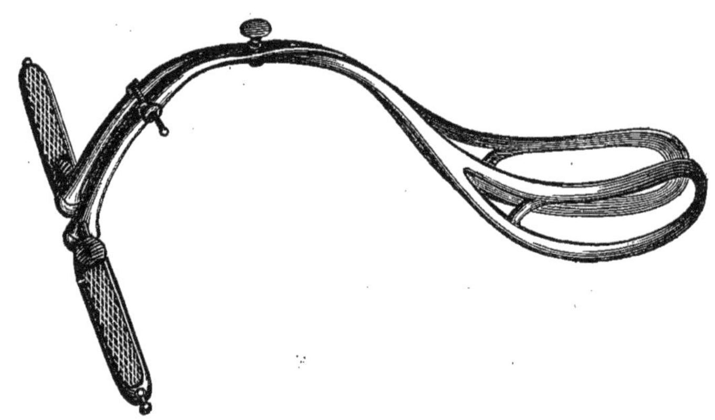

Fig. 609. — Forceps Tarnier, à poignées mobiles et à doubles fenêtres pour le passage de lacs.

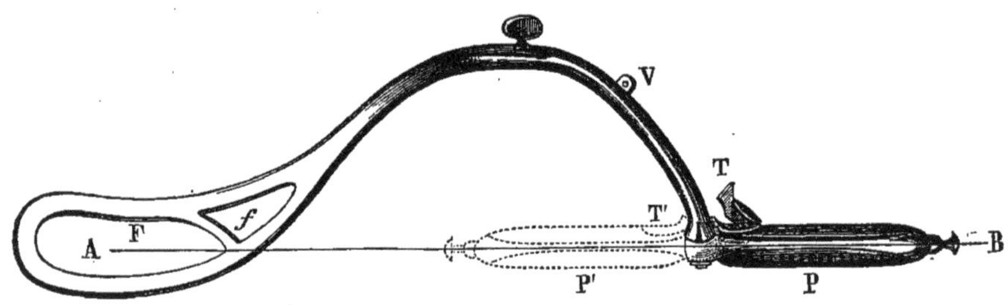

Fig. 610. — Branche mâle du forceps à poignées mobiles ; chaque poignée est terminée par un bouton sur lequel on peut fixer un tracteur.

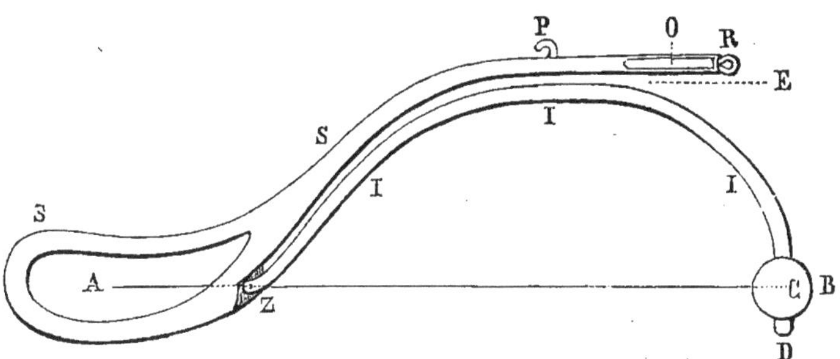

Fig. 11. — Forceps Tarnier dont les branches de préhension et les tiges de traction sont parallèles comme dans le forceps de Thenance. — SS. Branches de préhension. — III. Tiges de traction. — AB. Ligne de traction. — A. Centre de la cuiller. — C. Coupe de la poignée transversale dans laquelle s'implantent les tiges de traction. — D. Extrémité des tiges de traction débordant en bas de la poignée. — E. Espace de 1 centimètre environ séparant les tiges de traction des branches de préhension. — O. Oreille pouvant s'abaisser et se relever à volonté. — P. Crochet destiné à recevoir la vis de pression. — R. Articulation des deux branches de préhension. — Z. Articulation de la tige de traction avec la branche de préhension.

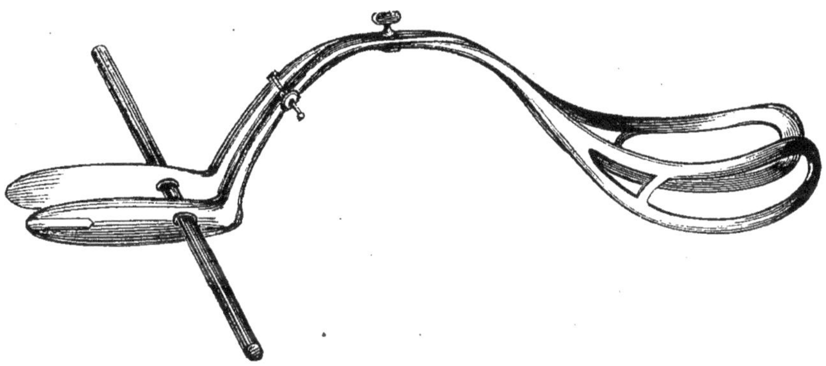

Fig. 612. — Forceps Tarnier, à branches croisées et à manches immobiles. Une barre transversale traverse les manches et sert à faire les tractions. Une vis assure le rapprochement des branches et la pression des cuillers sur la tête fœtale.

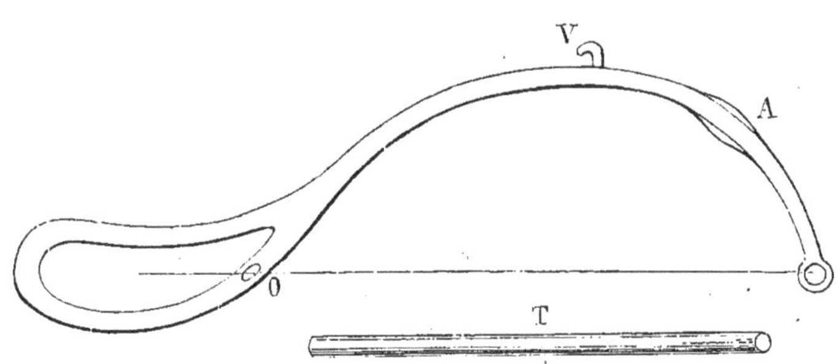

Fig. 613. — Forceps Tarnier, à branches parallèles. Ces branches se prolongent au delà de l'articulation et se terminent au niveau de la ligne de traction par un anneau destiné à recevoir une barre T, qui sert à faire les tractions.

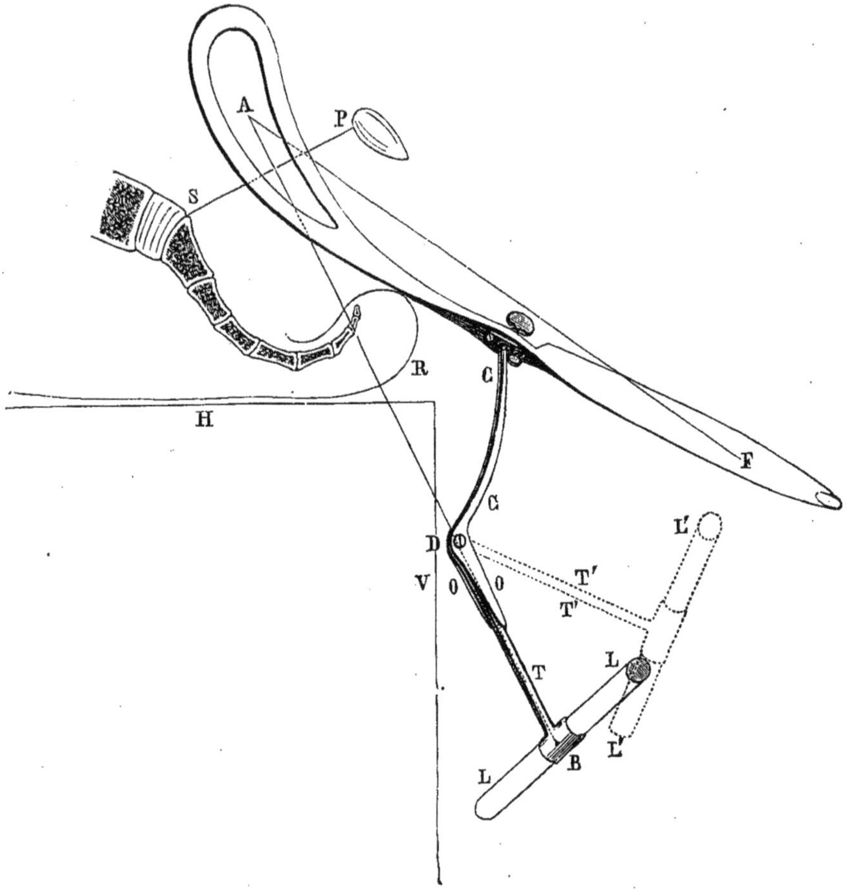

Fig. 614. — Forceps ordinaire sur lequel Tarnier a ajusté une tige de traction et un tracteur. — AB. Axe du bassin. — AF. Direction des tractions faites sur les manches de l'instrument. — C. Tige de traction. — D. Articulation d'un tracteur avec la tige de traction. — OO. Oreilles faisant suite à la tige de traction et suivant la direction de l'axe du bassin. — L. Manche du tracteur. — L'. Manche du tracteur dans une autre situation. — T. Tige du tracteur lorsque les tractions sont dirigées suivant l'axe du bassin. — T'. Tige du tracteur sortant des oreilles O quand les tractions sont mal dirigées.

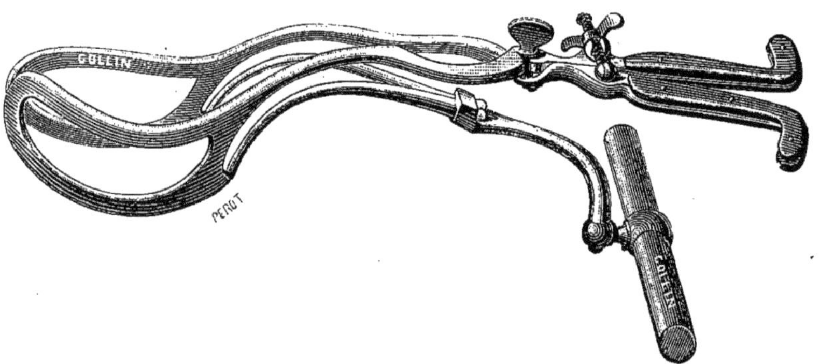

Fig. 615. — Forceps Tarnier, modèle 1881.

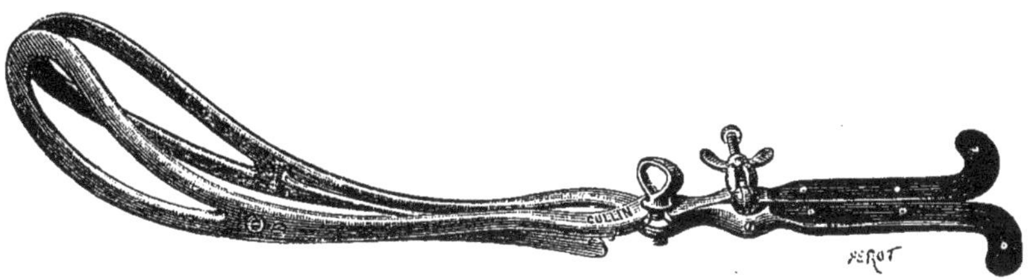

Fig. 616. — Forceps à tractions normales de Tarnier.

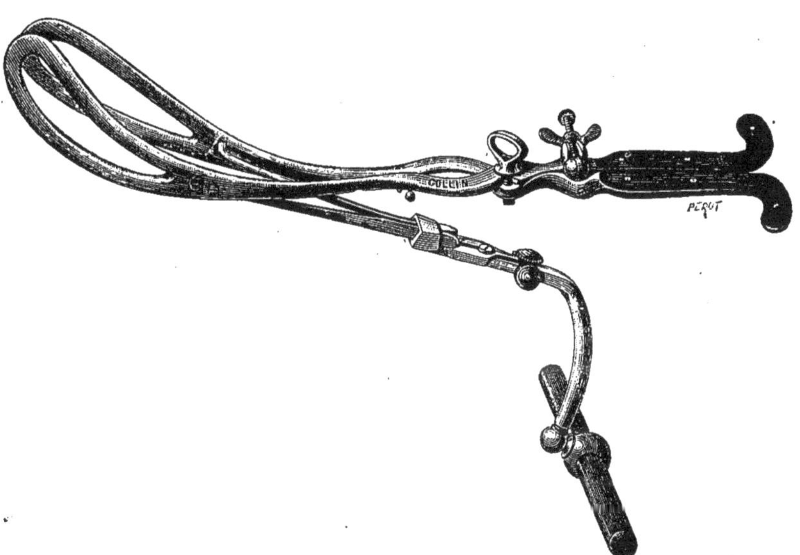

Fig. 617. — Le même avec les branches de traction montées sur la poignée mobile.

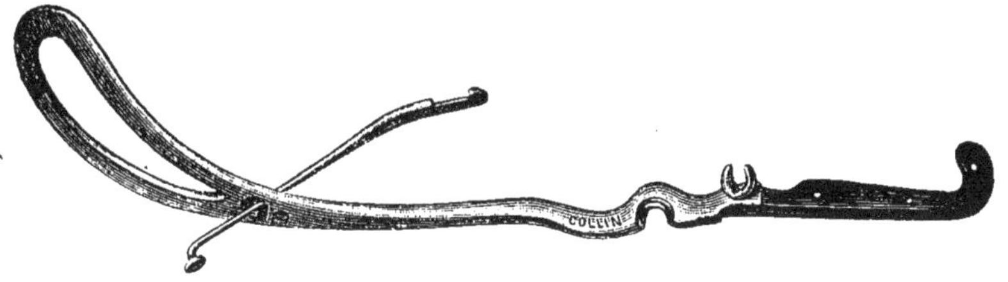

Fig. 618. — Branche de traction démontée à moitié.

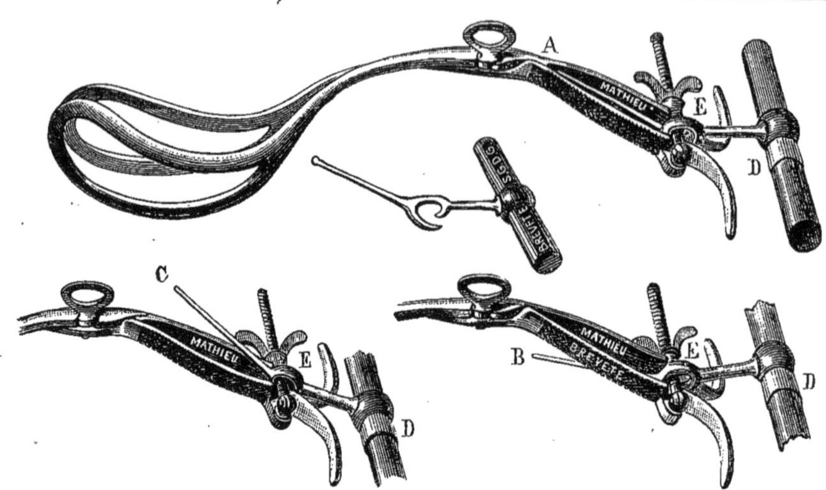

FIG. 619-622. — Forceps de Tarnier avec aiguilles de Mathieu.

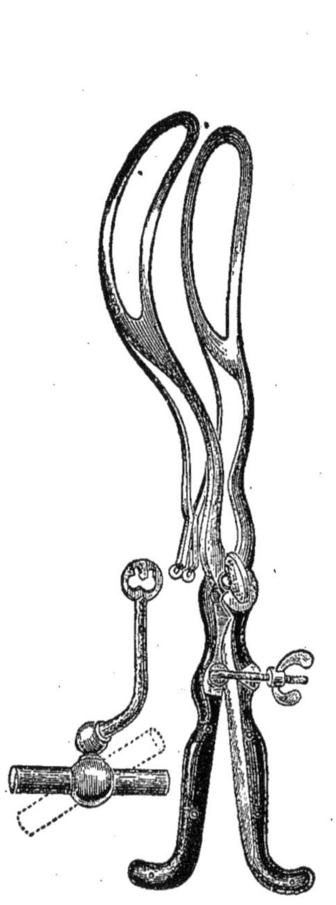

FIG. 623. — Forceps de Tarnier modifié par Lusk.

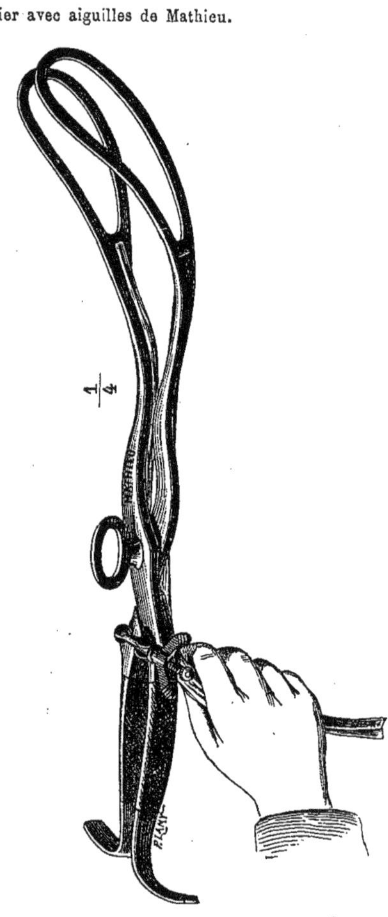

FIG. 624. — Forceps de Mathieu avec vis d'arrêt ou de pression et ouvertures spéciales pour fixer les lacs de traction.

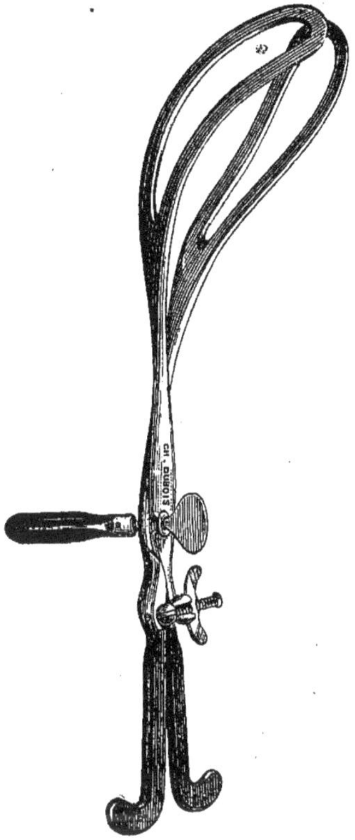

Fig. 625.— Forceps à branche de traction mobile, de Parmentier.

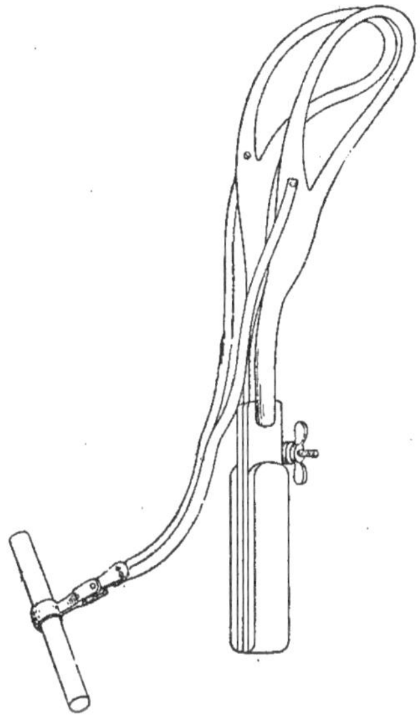

Fig. 626. — Forceps axis-traction d'Alex. Russel Simpson, 1880.

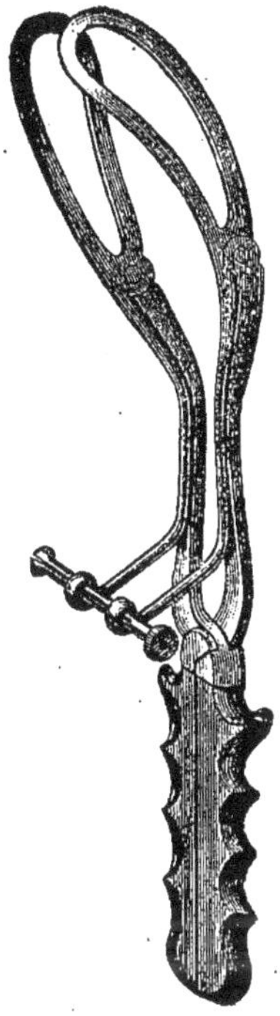

Fig. 627. — Forceps de Breus, 1882.

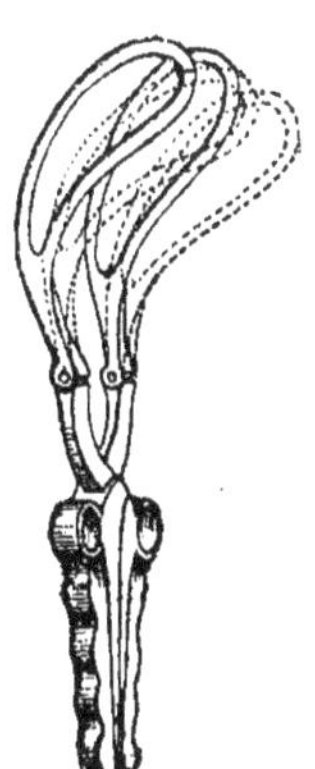

Fig. 628. — Forceps de Vedder.

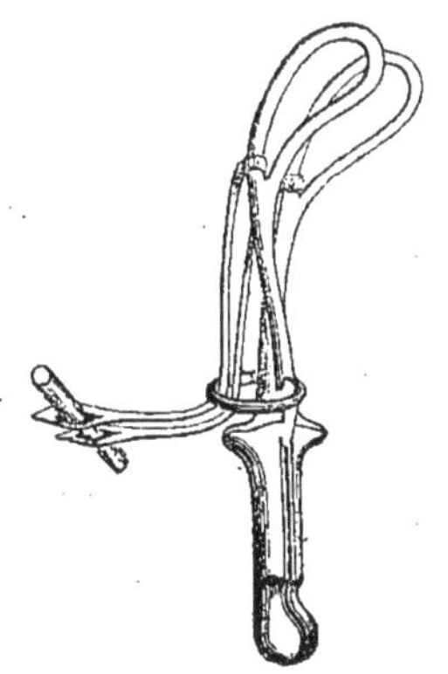

Fig. 629. — Forceps de Sanger.

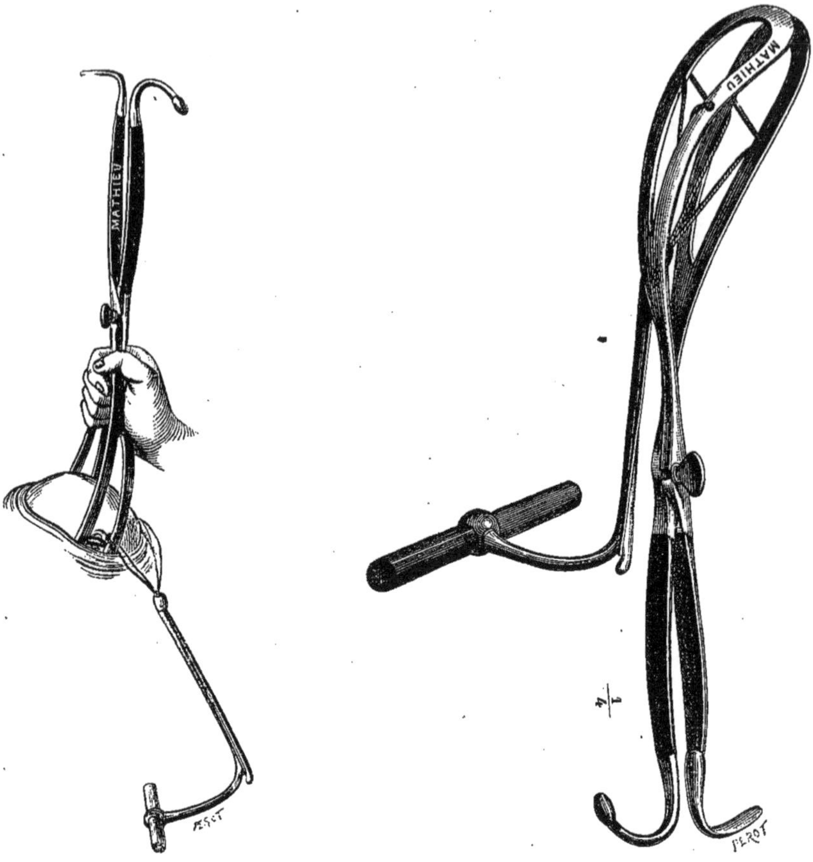

Fig. 630, 631. — Forceps à poignée rigide et à attaches souples de Poullet.

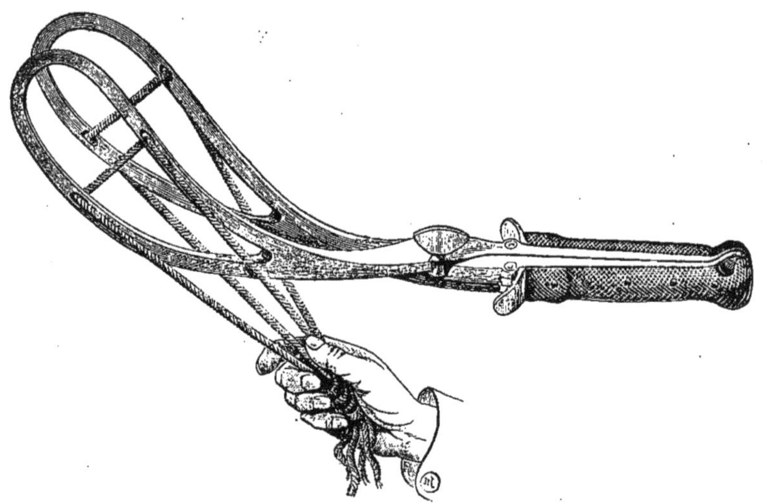

Fig. 632. — Cordons de traction, de Laroyenne, de Lyon, passés au centre des cuillers d'un forceps ordinaire, 1875.

Appareils pour tractions soutenues.

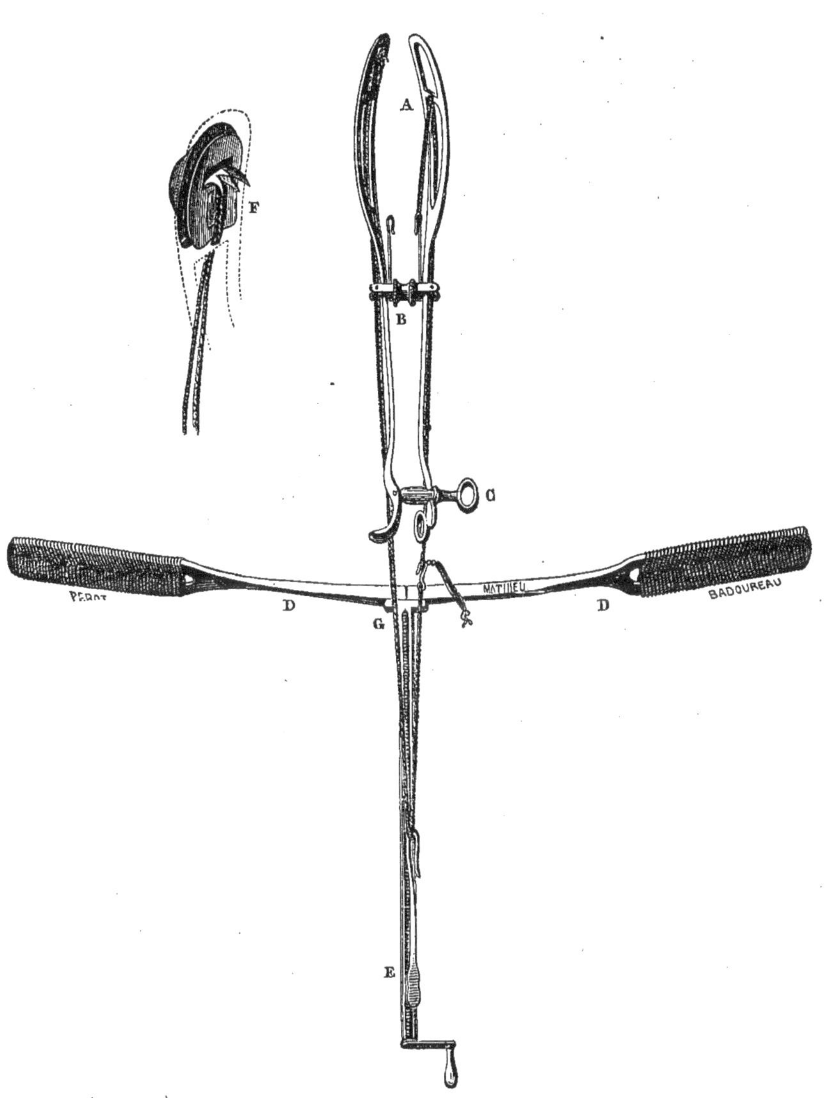

Fig. 633. — Tracteur de Chassagny, premier modèle.

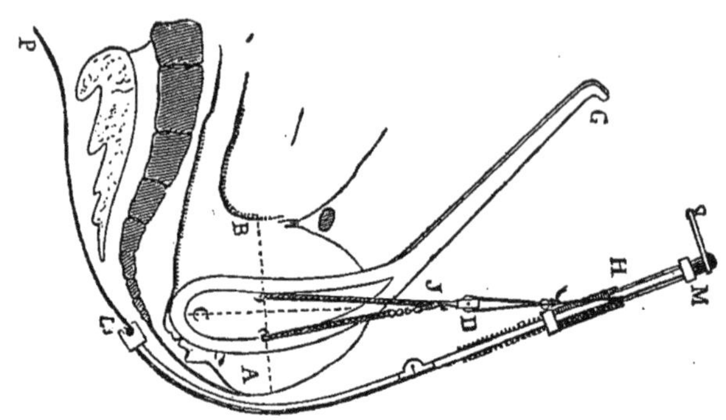

FIG. 634. — Autre modèle du tracteur de Chassagny.

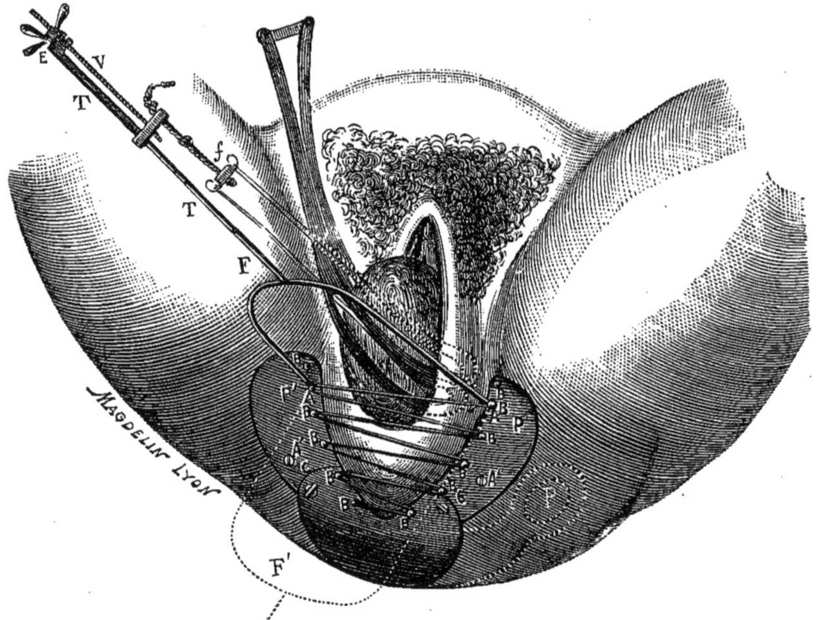

FIG. 635. — Tracteur de Chassagny, modèle 1887 (1).

(1) Points d'appui pris sur deux plaques PP', appliquées sur les racines des cuisses ; une fourche F, articulée sur ces plaques aux points AA', tourne sur ces articulations pour se placer toujours dans la direction des axes du bassin, suivant les différentes phases de l'accouchement ; les tiges d'appui et les cordons de traction sont toujours parallèles ; deux tiges TT continuent la fourche ; la traction se fait de très loin et laisse ainsi à la tête la plus grande liberté pour exécuter les mouvements par lesquels elle s'accommode à la filière. Lorsque le périnée commence à bomber, on place au devant de lui un mouchoir de poche, sur lequel on lace, au moyen des boutons BBBB, un fort cordon de caoutchouc qui, dépassant le rebord du périnée, l'exonère de toute distension et le soutient de la manière la plus efficace contre toute déchirure.

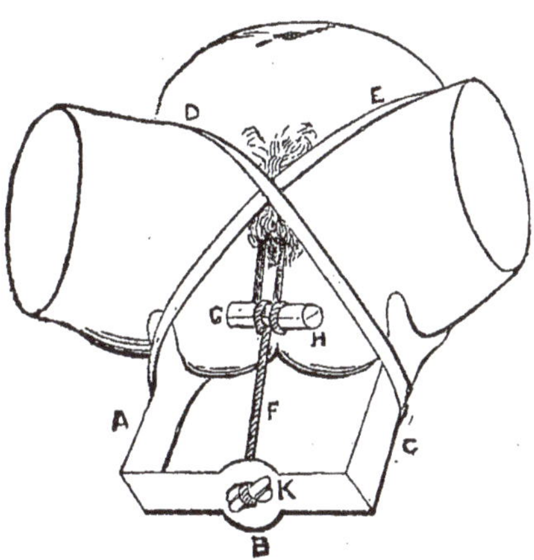

Fig. 636. — Tracteur de Matteï.

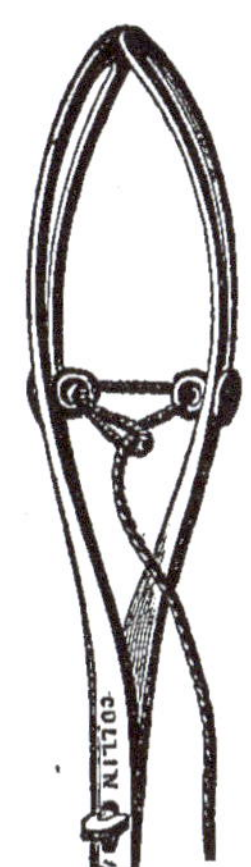

Fig. 637. — Disposition du lacs de traction dans l'aide-forceps de Joulin, 1867.

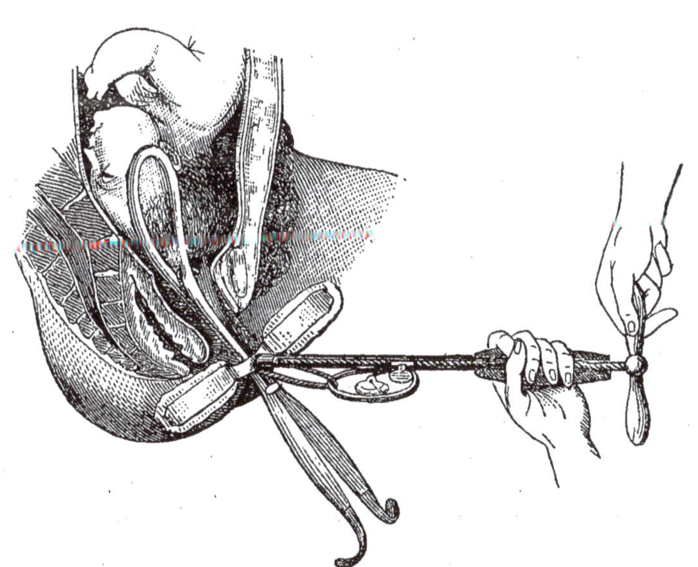

Fig. 638. — Aide-forceps de Joulin appliqué (1).

(1) Wasseige, *loc. cit.*

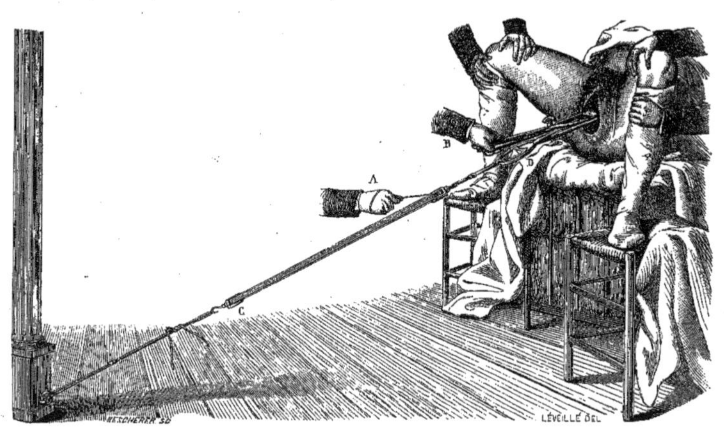

Fig. 639. — Système de Delore et de Tarnier pour opérer, au moyen de moufles, des tractions mécaniques.

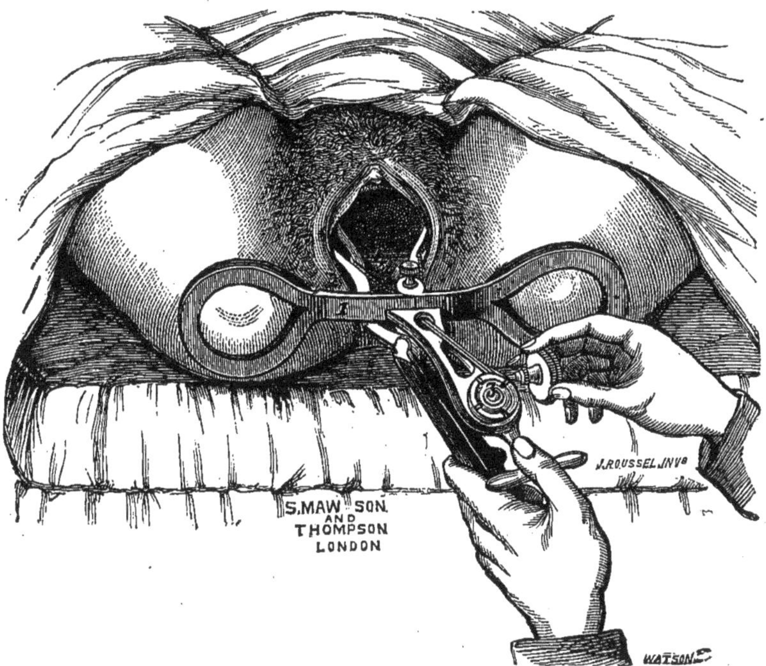

FIG. 640. — Tracteur aide-forceps du Dr Roussel, de Genève.

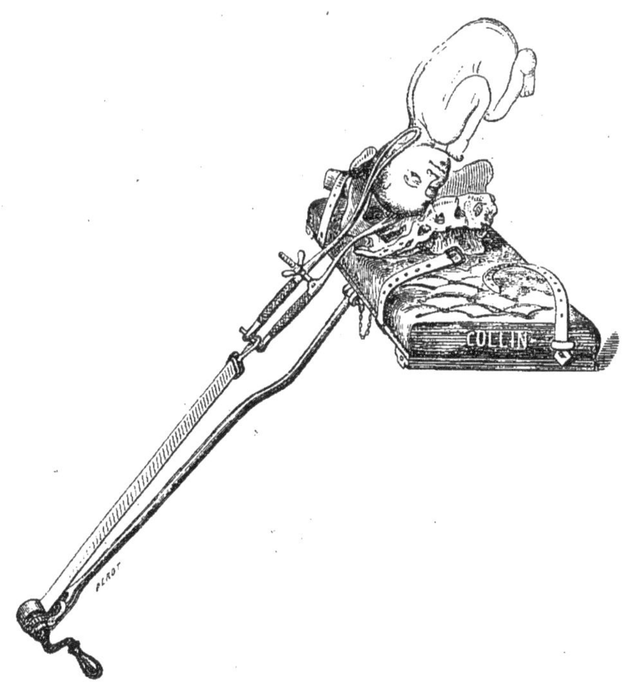

FIG. 641. — Tracteur de Pros, de la Rochelle, 1874.

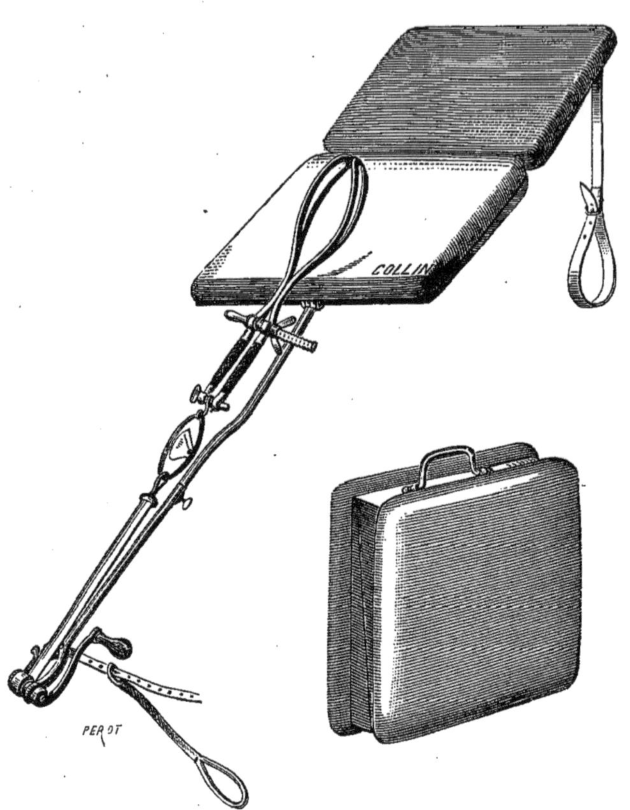

FIG. 642, 643. — Pièces du tracteur de Pros.

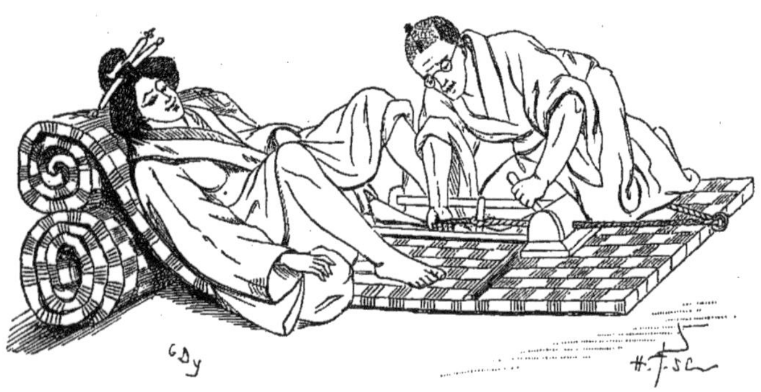

FIG. 644. — Tracteur employé au Japon.

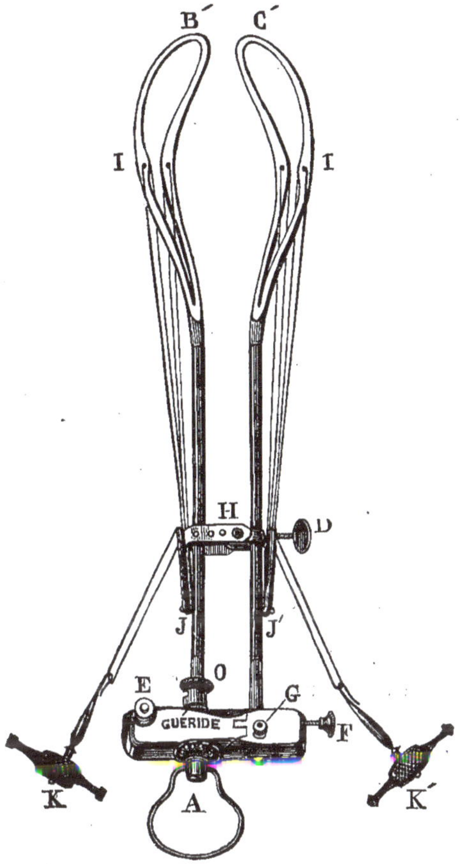

FIG. 645. — Branches symétriques du Dr Hamon munies de leurs cordons de tirage.

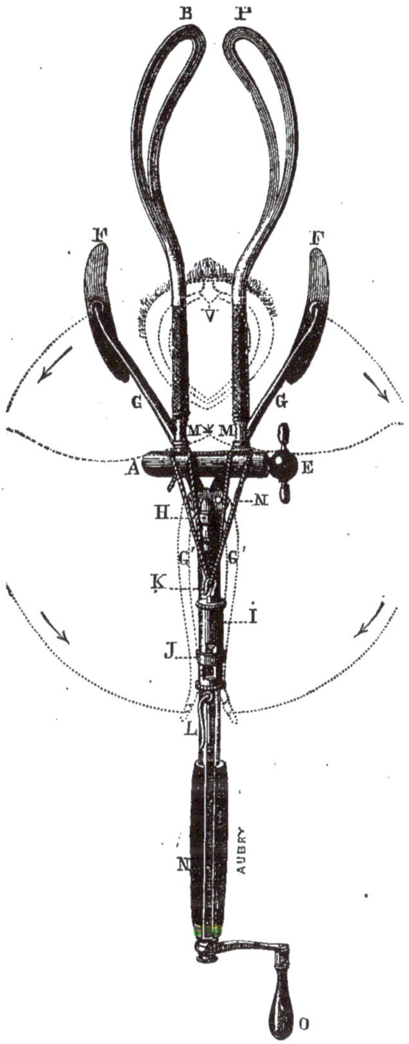

FIG. 646. — Aide-forceps du Dr Hamon, nouveau modèle.

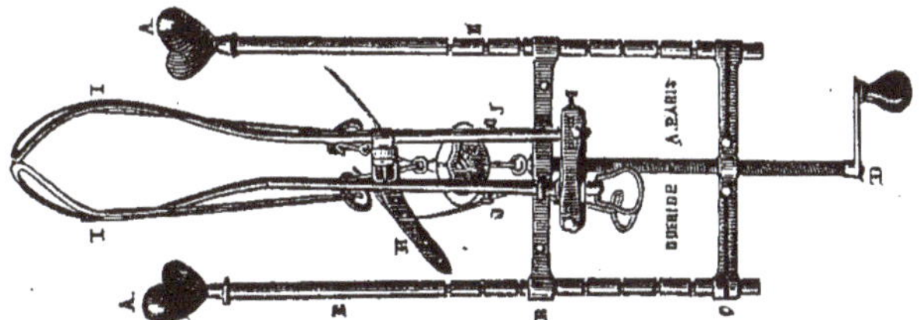

FIG. 646 *bis*. — Tracteur du Dr Hamon, sans dynamomètre.

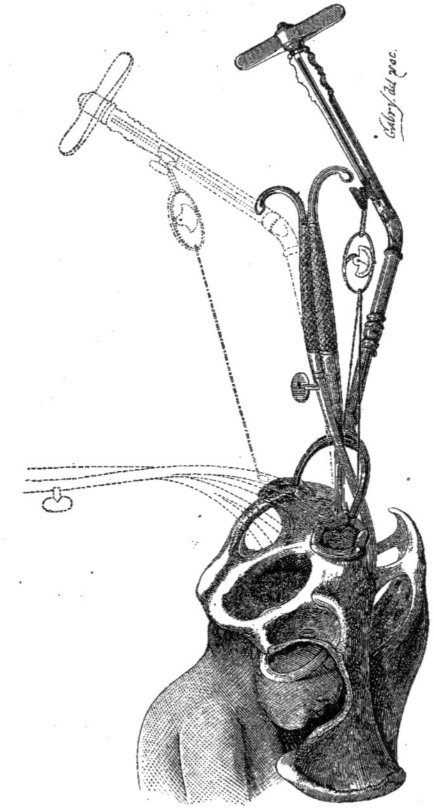

Fig. 647. — Tracteur de Poullet, 1875.

EXTRACTION DU FŒTUS PAR LES VOIES NATURELLES, AVEC MUTILATIONS (1).

Crochets aigus ou tranchants.

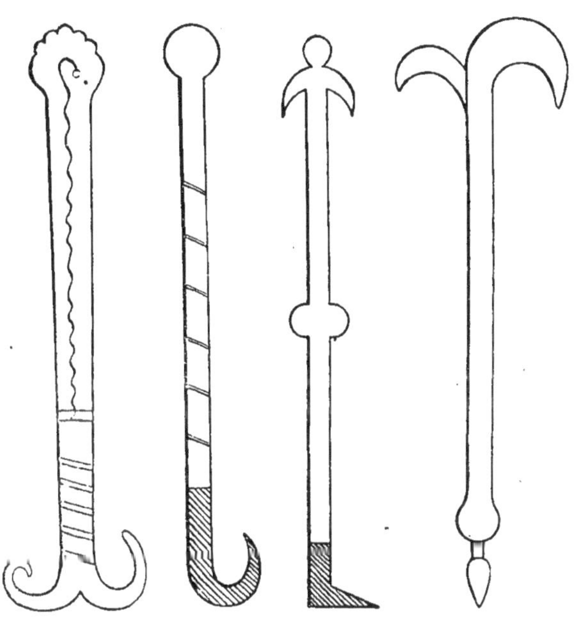

FIG. 648-651. — Crochets employés par les anciens Arabes, d'après Albucasis.

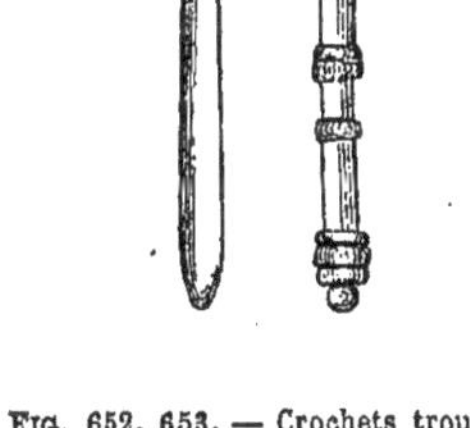

FIG. 652, 653. — Crochets trouvés dans les ruines de Pompei.

(1) Les anciens, comme on sait, croyaient que l'enfant était l'agent actif de l'accouchement : s'il ne sortait pas, c'est qu'il était mort. Et ils se donnaient raison, en achevant de le tuer, au cas où il aurait été encore vivant. A cet usage, les Grecs, race ingénieuse, avaient imaginé une collection variée : ἑλκυστήρ et ἐμβρυουλκός, crochets mousses ; μαχαίριον, crochet courbe à pointe tranchante, destiné à ouvrir le crâne ; ἐμβρυοτομός, scalpel servant au même objet; σκολοπομαχαίριον, autre scalpel dont un côté était mousse et l'autre tranchant ; πίεστρον, instrument pour broyer le fœtus dans la matrice ; ὀστάγρα, pince pour enlever les éclats d'os, etc.

Les crochets n'étaient pas seulement funestes à l'enfant, mais ils faisaient aussi courir les plus grands dangers à la mère ; c'est à propos des résultats meurtriers de ces crochets que Hugh Chamberlen, l'inventeur du forceps, rappelait l'axiome suivant : *Sur un individu qui vient au monde, il y en a un ou deux qui meurent nécessairement.*

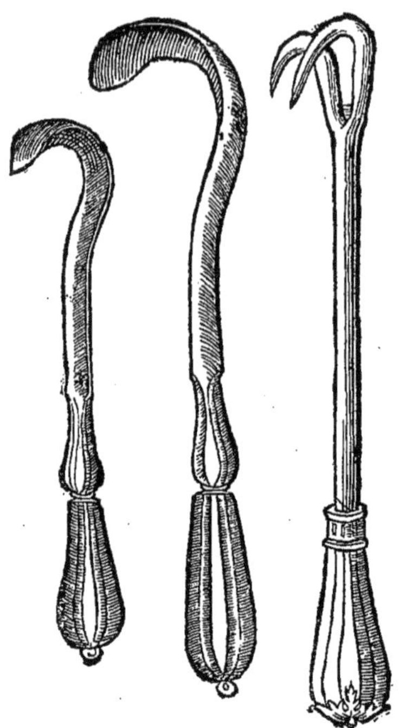

Fig. 654-656. — Crochets employés du temps d'Ambroise Paré.

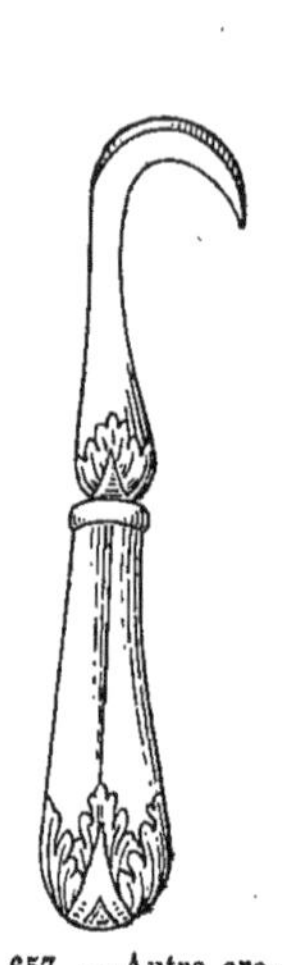

Fig. 657. — Autre crochet d'A. Paré (1).

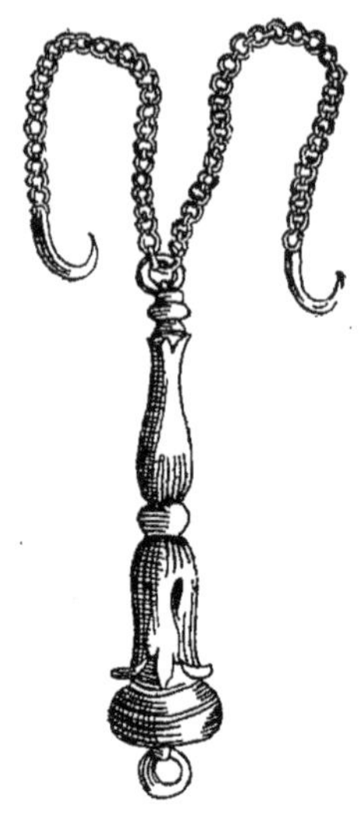

Fig. 658. — Double crochet à chaîne des anciens, d'après André De La Croix.

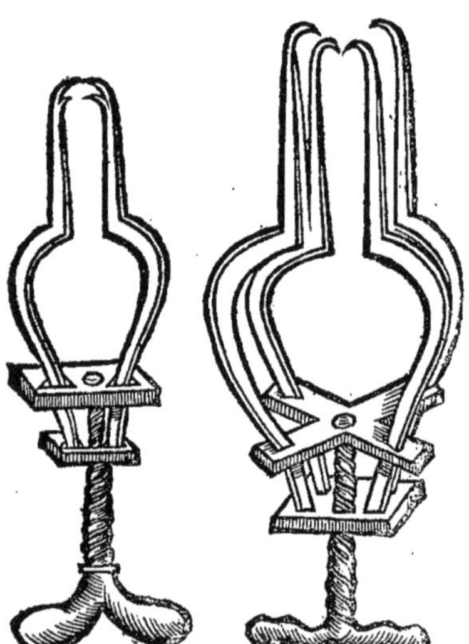

Fig. 659, 660. — Pieds de griffon d'A. Paré.

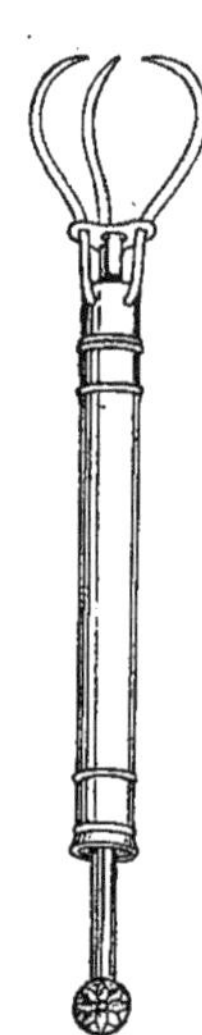

Fig. 661. — Autres pieds de griffon d'A. Paré « pour extraire la mole ».

(1) « Petit cousteau courbé à fendre le ventre et la teste d'un enfant mort dedans la matrice, afin que les excrementz se puissent evacuer. »

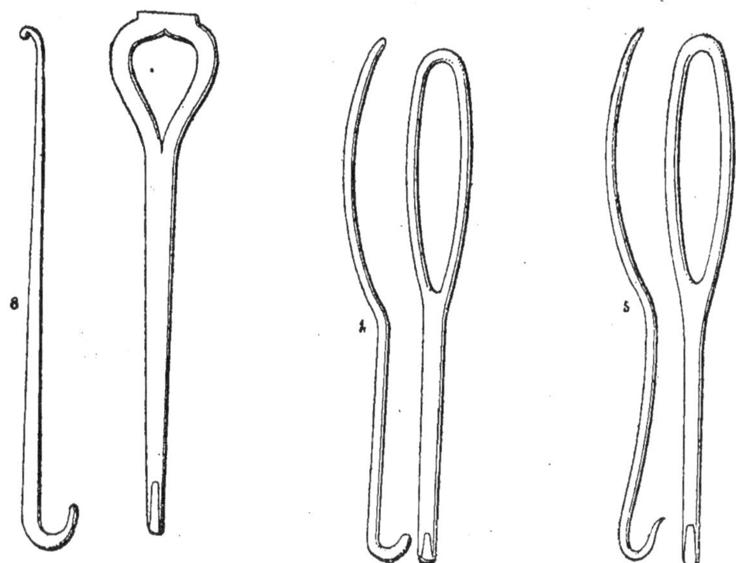

FIG. 662-667. — Crochets aigus et leviers terminés par des crochets, trouvés dans la propriété ayant appartenu aux Chamberlen, de 1683 à 1715 (1).

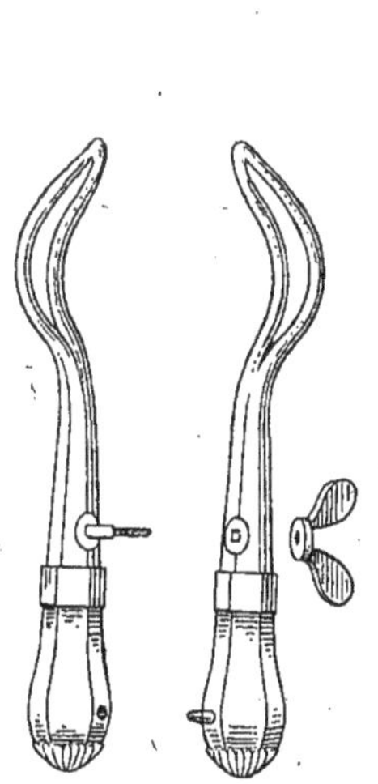

FIG. 668. — Crochets courbes de Jacques Mesnard.

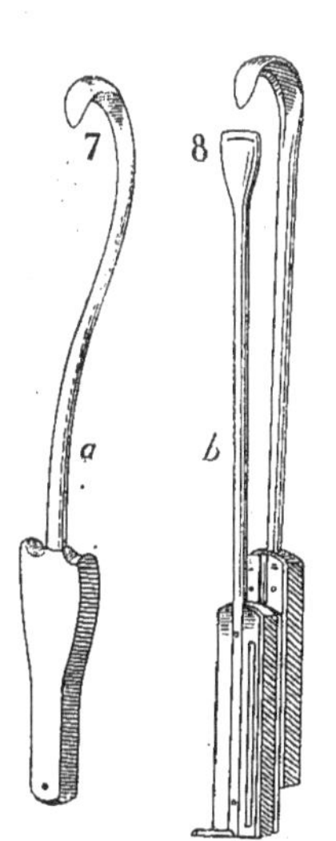

FIG. 669, 670. — Crochet de Levret.— 7. Sans sa gaine.

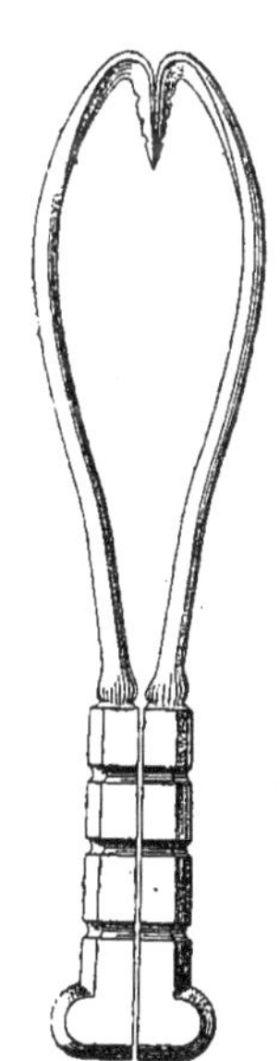

FIG. 671. — Crochets parallèles de Levret.

(1) Figures tirées des *Archives de Tocologie*, 1876.

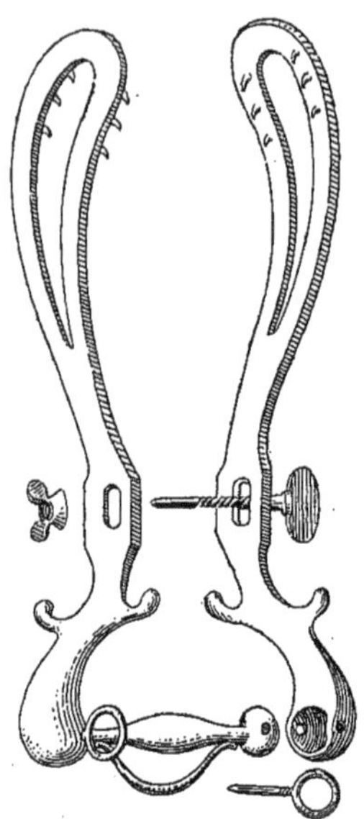

Fig. 672.— Forceps à dents de Coutouly « pour l'extraction de l'enfant mort. »

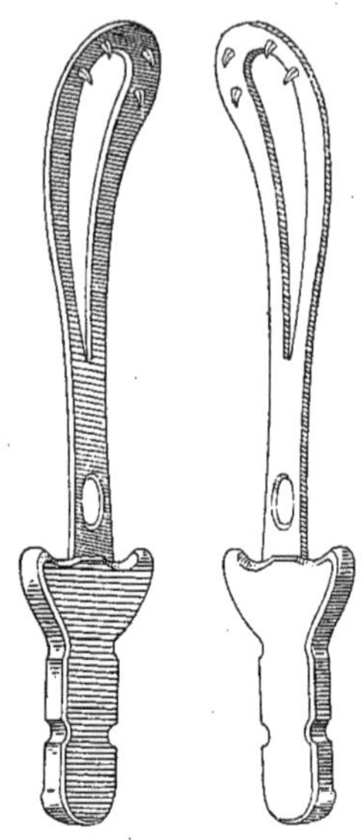

Fig. 673. — Crochets à dents de Coutouly.

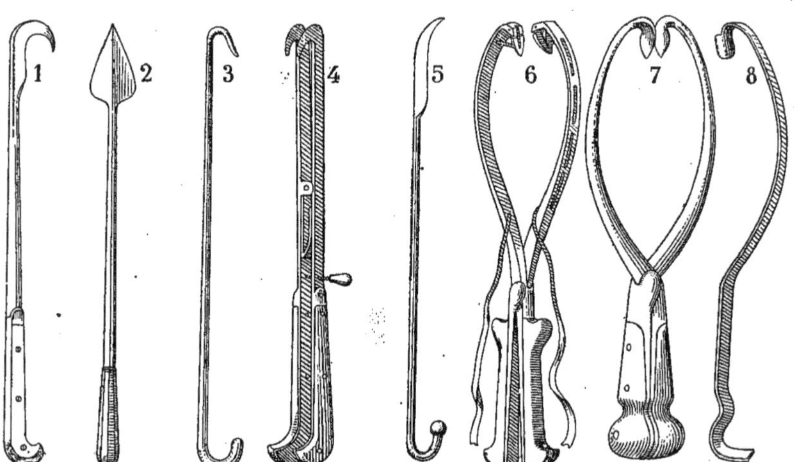

Fig. 674-681. — 1. Crochet de Mauriceau. — 2. Perforateur de Mauriceau. — 3. Crochet simple de Smellie. — 4. Peu. — 5. Petermann. — 6. Saxtorph. — 7. Crochet double de Smellie. — 8. Gaine en cuir qui s'adapte à l'une des branches de 7.

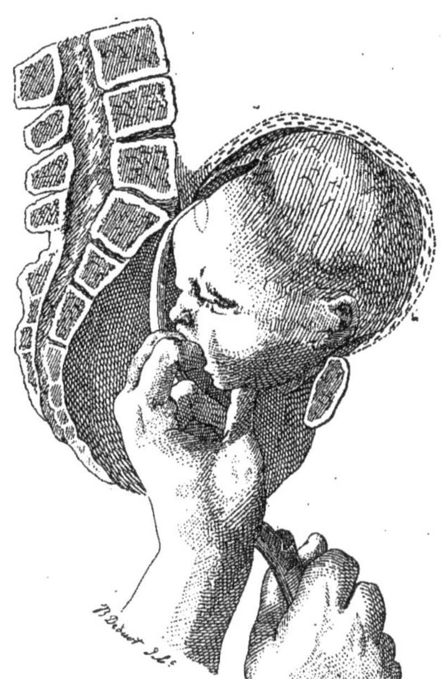

Fig. 682. — Branche du crochet de Smellie opérant l'extraction de la tête laissée dans la matrice.

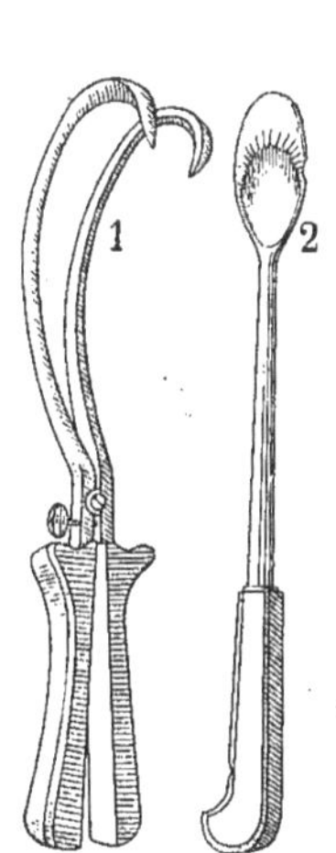

Fig. 683, 684. — 1. Crochets de Peu. — 2. Crochet de Fried.

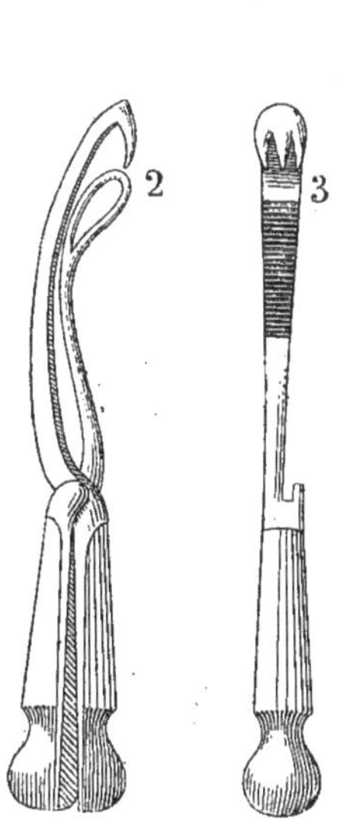

Fig. 685, 686. — 2. Crochet-forceps de Dawis. — 3. Branche du crochet vue de face.

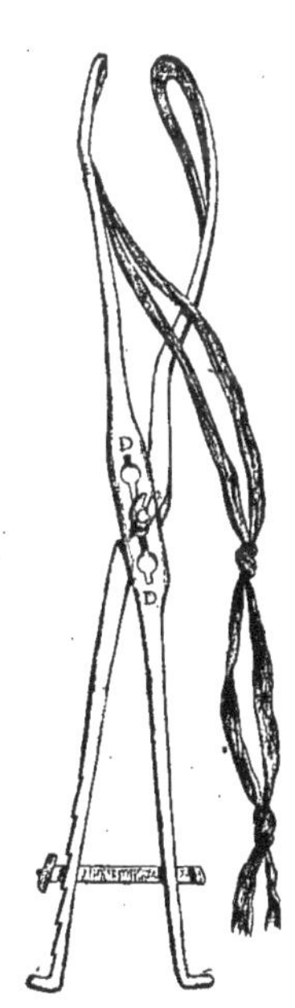

Fig. 687. — Levier-forceps à crochets de Herbiniaux, avec lacs.

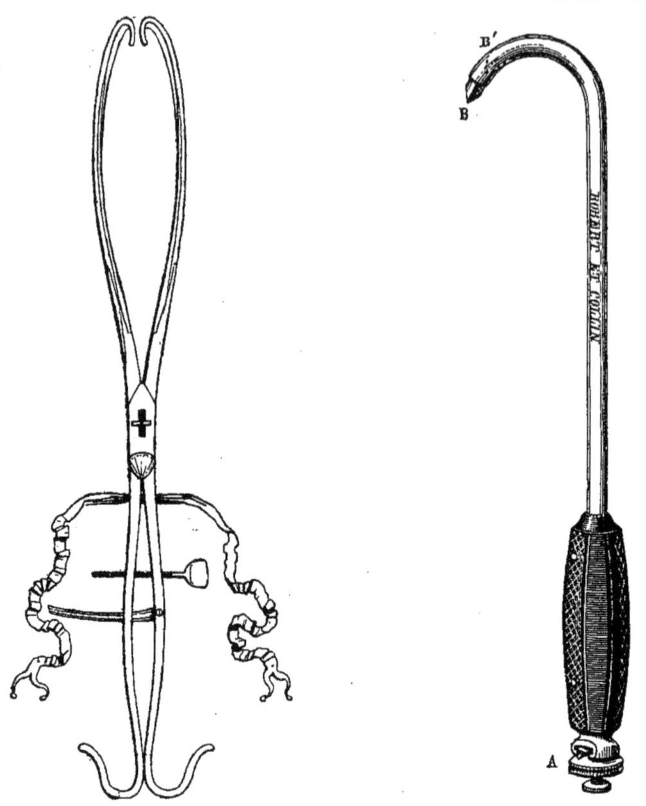

FIG. 688. — Crochets-forceps de Brulatour, avec lacs, 1817.

FIG. 689. — Crochet à pointe cachée de Bessard.

Perforateurs et tire-têtes.

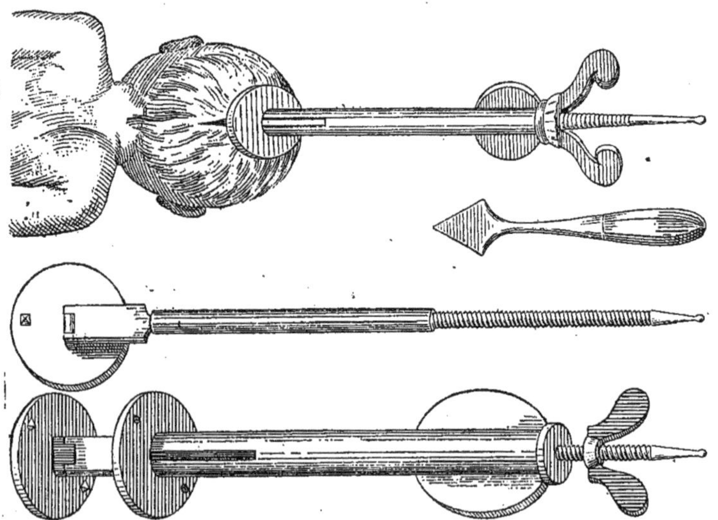

FIG. 690-693. — Tire-tête et perce-crâne de Mauriceau.

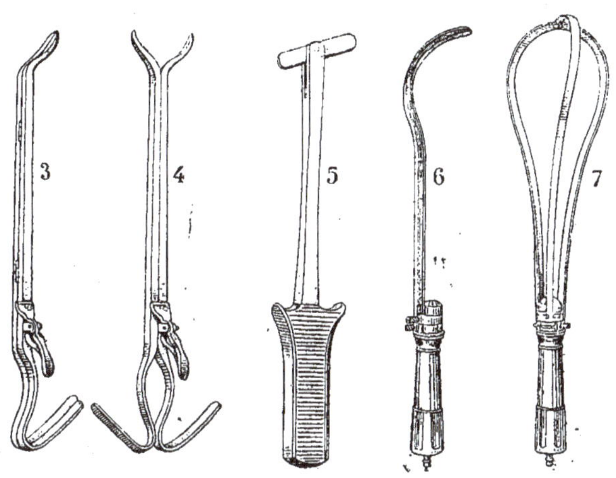

FIG. 694-698. — Tire-têtes. — 3, 4. Grégoire (à charnière et à ressort). — 5. Levret (à bascule). — 6, 7. Levret (à trois branches).

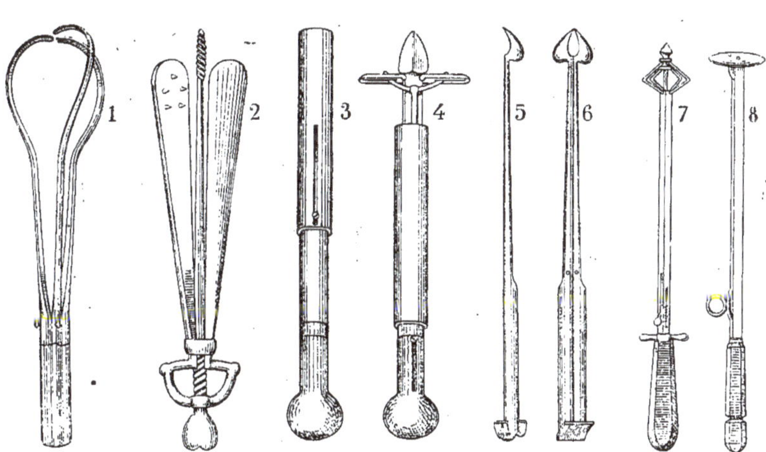

FIG. 699-706. — Perforateurs et tire-têtes. — 1. Petit (à trois branches). — 2. Fried. — 3, 4. Burton. — 5, 6. Grau. — 7. Tire-tête à double croix de Baquier. — 8. Tire-tête à bascule d'Assalini.

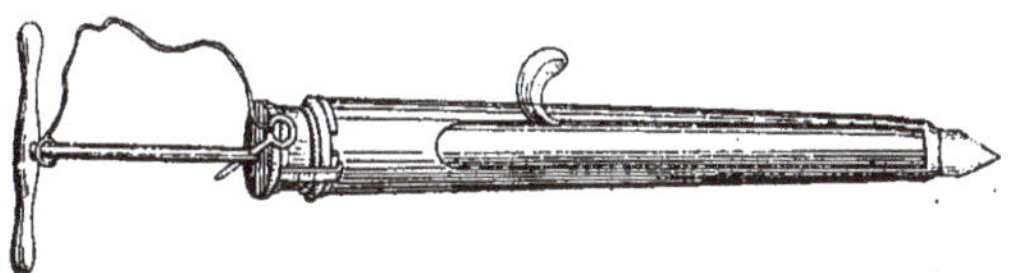

FIG. 707. — Perce-crâne de Coutouly.

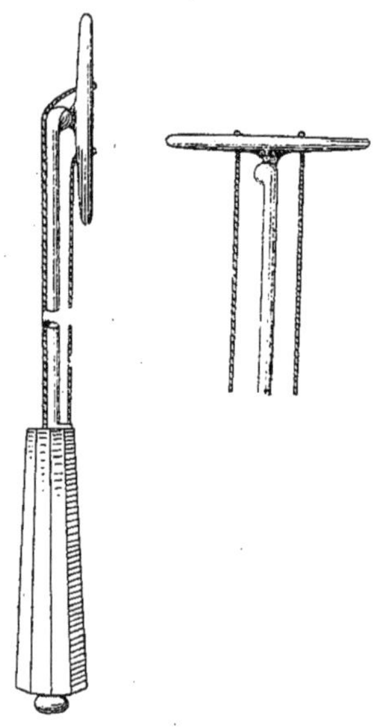

FIG. 708, 709. — Tire-tête de J. Maygrier, pour introduire dans le trou occipital, après la détroncation.

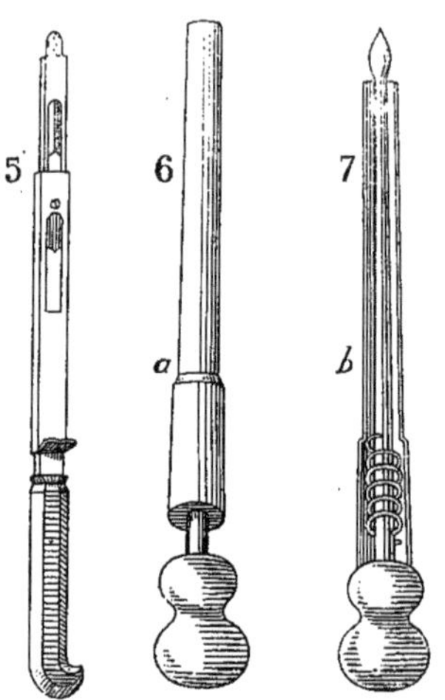

FIG. 710-712. — Perce-crânes. — 5. Fried. 6, 7. Ould.

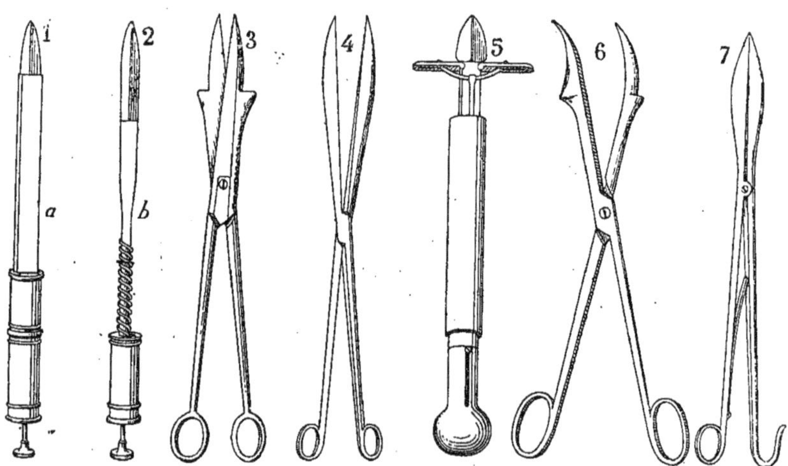

FIG. 713-719. — Perce-crânes. — 1, 2. Rœderer-Ould. — 3. Smellie. — 4. Levret. — 5. Burton. — 6. Orme. — 7. Steidele.

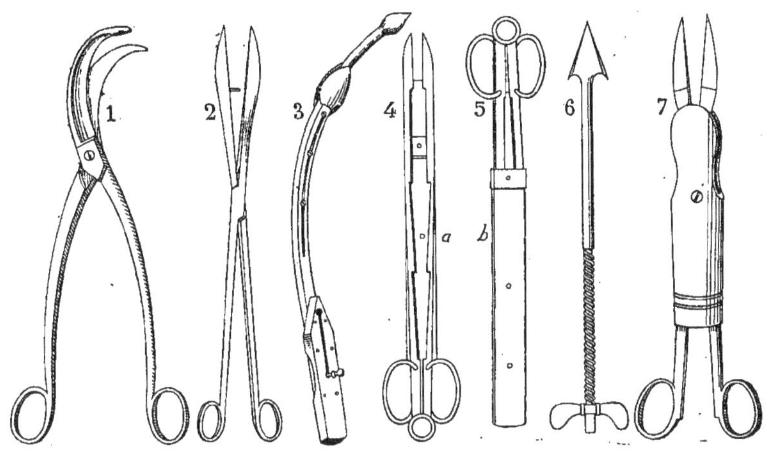

FIG. 720-726. — Perce-crânes. — 1. Walbaum. — 2. Siebold. — 3. Wigand. — 4, 5. Brünninghausen. — 6. Melzer. — 7. Klees.

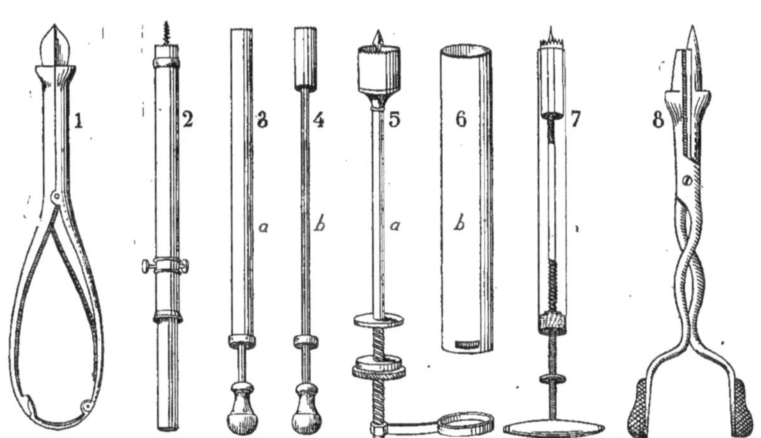

FIG. 727-734. — Perce-crânes. — 1. Nægele. — 2. Assalini. — 3, 4. Jörg. — 5, 6. Kilian. — 7. Mende. — 8. Davis.

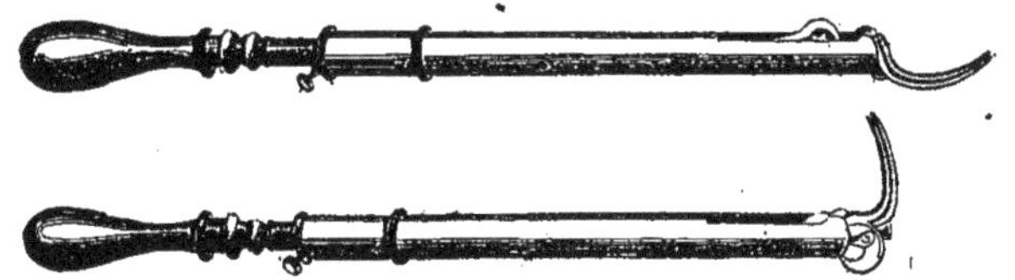

FIG. 735, 736. — Tire-tête perforateur de Bellini, 1828 (1).

(1) Wasseige, *loc. cit.*

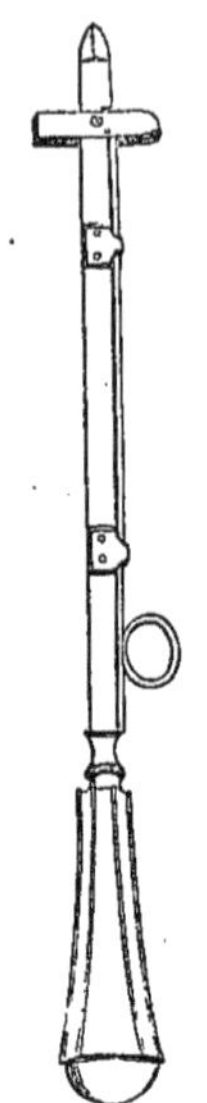

FIG. 737.— Tire-tête perforateur de Rizzoli.

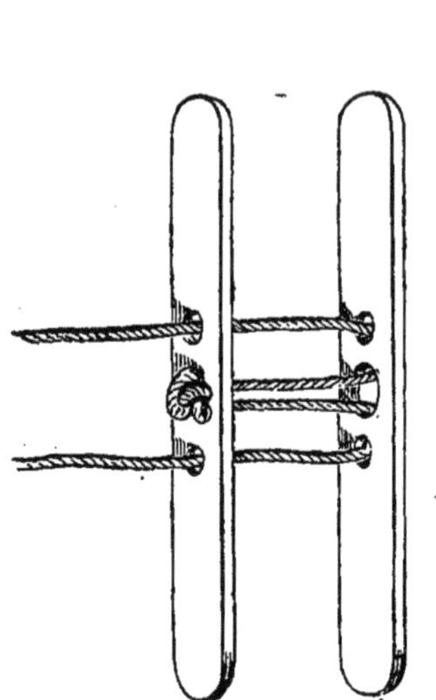

FIG. 738.— Tire-tête de Hubert père (1).

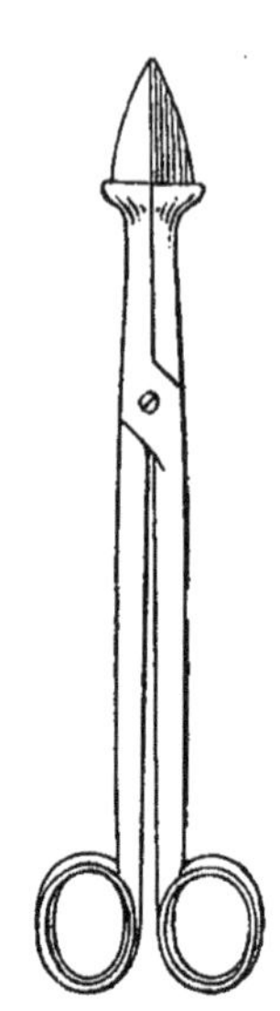

FIG. 739. — Perforateur Denman.

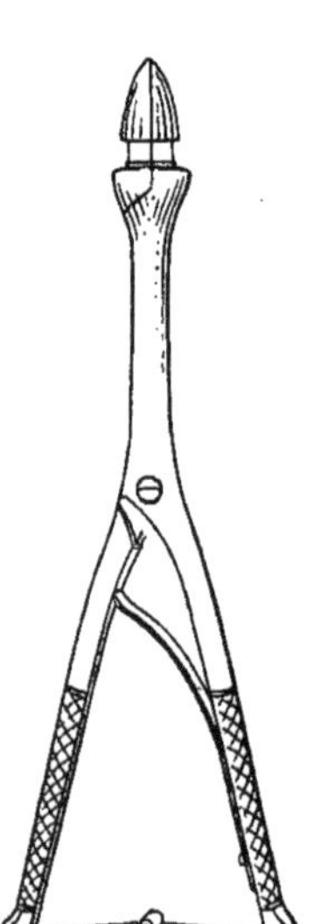

FIG. 740.— Perforateur Simpson.

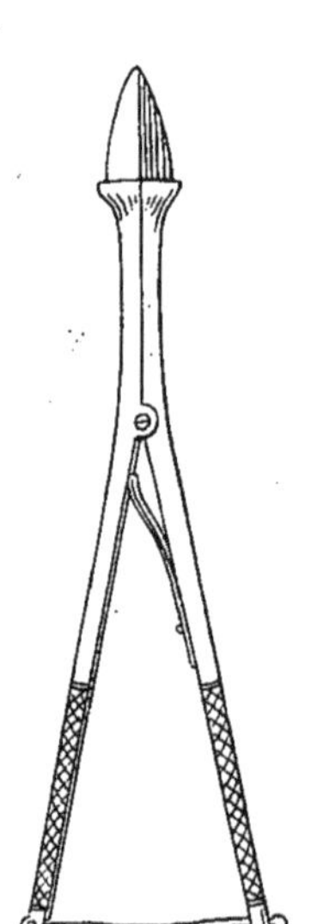

FIG. 741.— Perforateur Rigby.

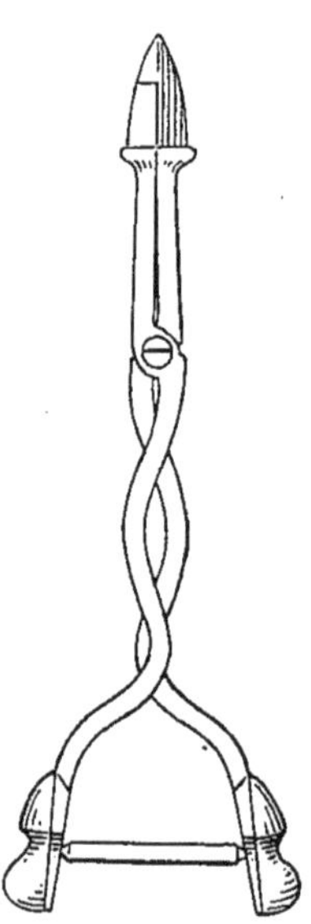

FIG. 742. — Perforateur Ould.

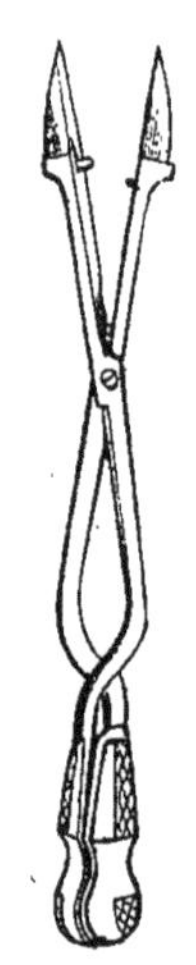

FIG. 743. — Perforateur de Weiss.

(1) Wasseige, *loc. cit.*

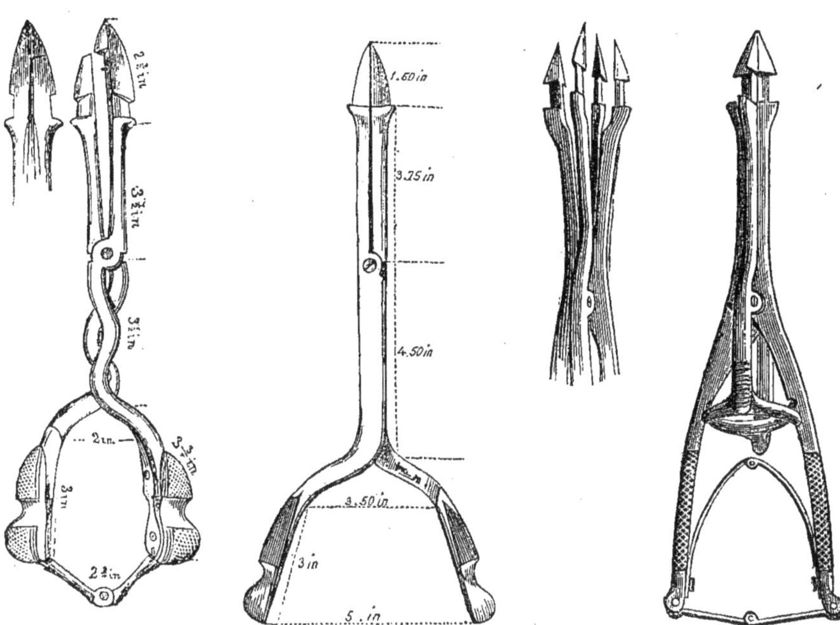

FIG. 744.— Perforateur de Greenhalgh.

FIG. 745.— Perforateur de Durroch.

FIG. 746, 747. — Perforateur de Clément Godson, modèle Krohne et Sesemann.

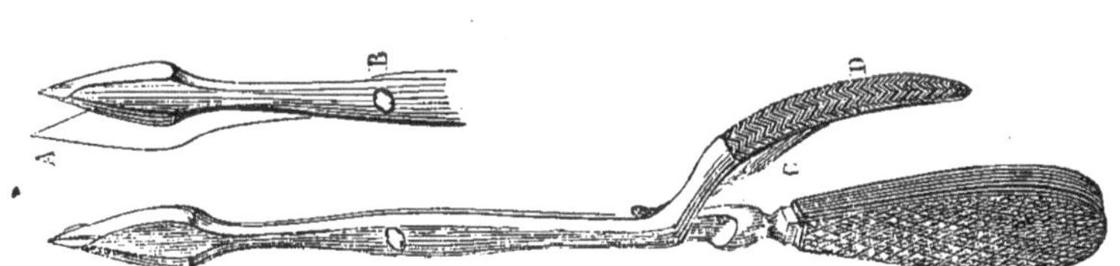

FIG. 748. — Perce-crâne de Blot.

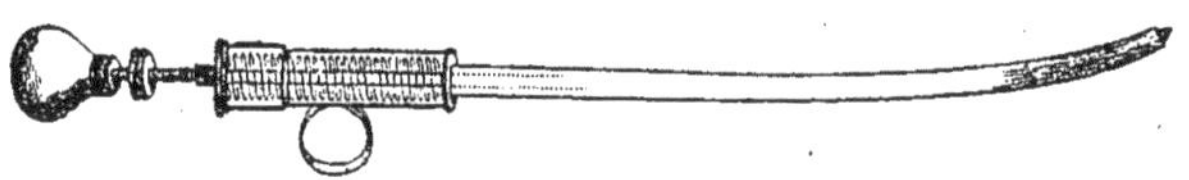

FIG. 749. — Perforateur de Nyrop, de Copenhague.

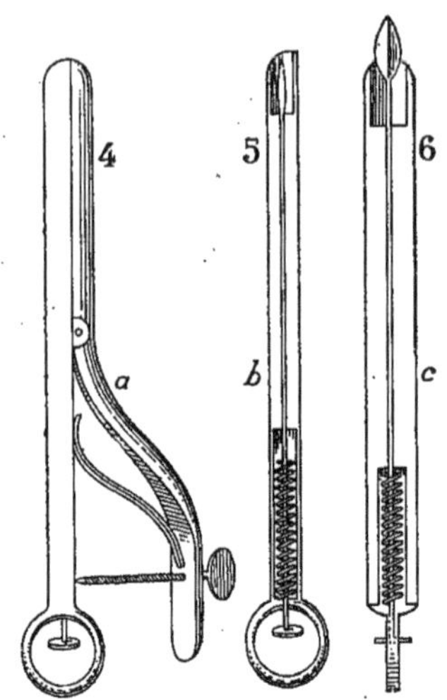

FIG. 750-752.— Diatrypteur de Didot, de Liège.

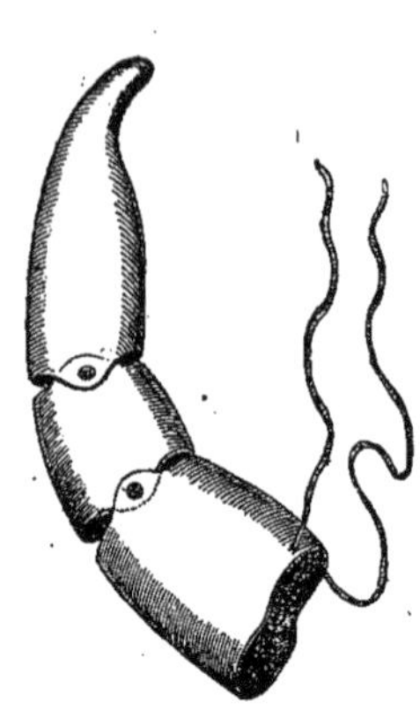

FIG. 753. — Doigtier articulé en acier, du même auteur, pour l'extraction des maxillaires supérieurs, après leur désarticulation à l'aide du diatrypteur (1).

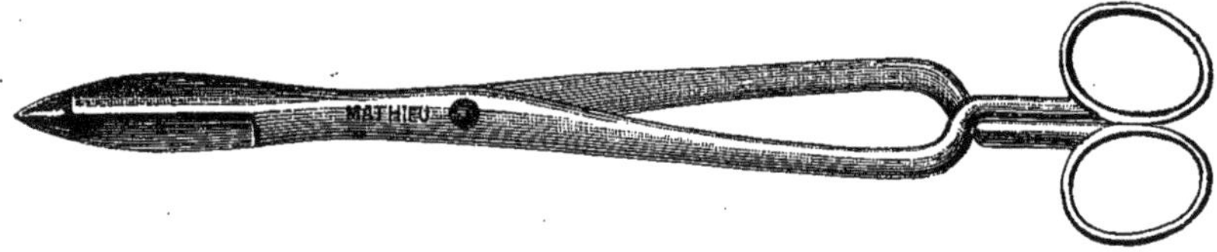

FIG. 754.— Perce-crâne de Pinard, modèle Mathieu.

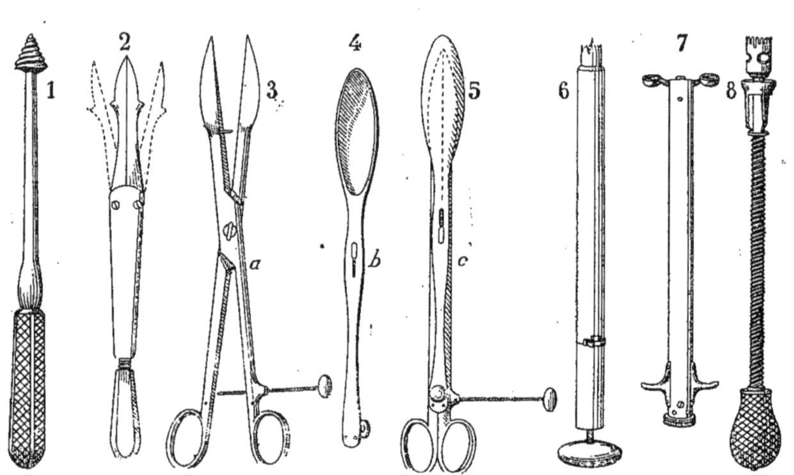

FIG. 755-762.— Perce-crânes. — 1. Terebellum de Dugès. — 2. Perforateur de Weiss. — 3, 4, 5. Perforateur et sa gaine de Chailly-Honoré. — 6, 7. Perforateur trépan de Kiwisch. — 8. Trépan de Ritgen.

(1) Wasseige, *loc. cit.*

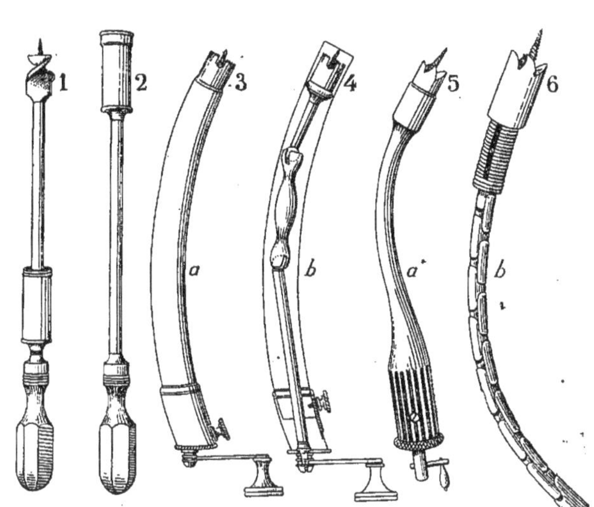

Fig. 763-768. — Perforateurs. — 1, 2. Cederschjöld. — 3, 4. — Trépan de Wilde. — 5, 6. Trépan de Carl Braun.

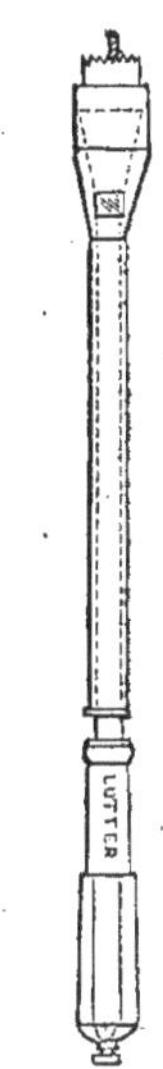

Fig. 769. — Trépan-perforateur de Martin.

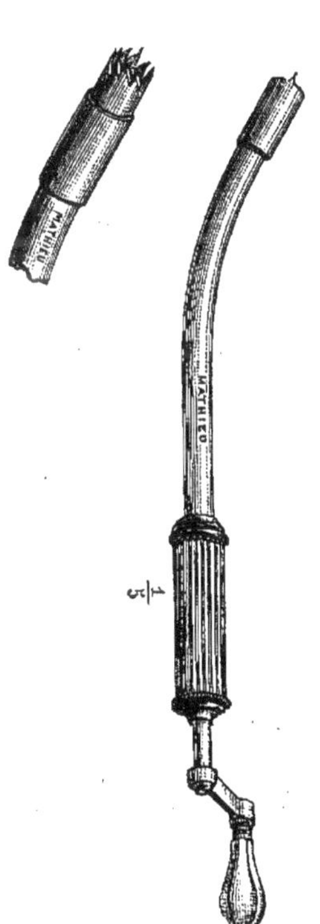

Fig. 770. — Autre modèle de perforateur trépan de Liesnig, modifié par Braun.

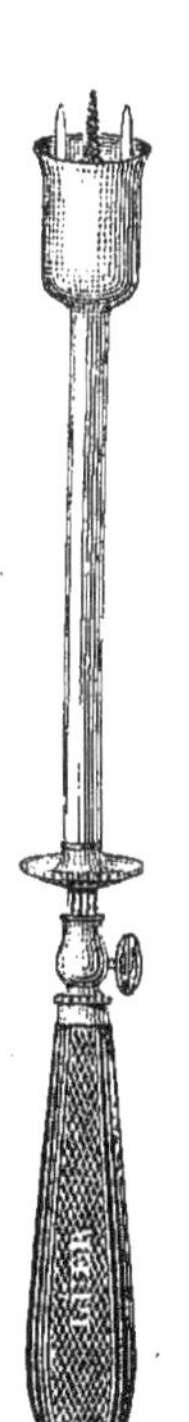

Fig. 771.— Perforateur trépan de Luer.

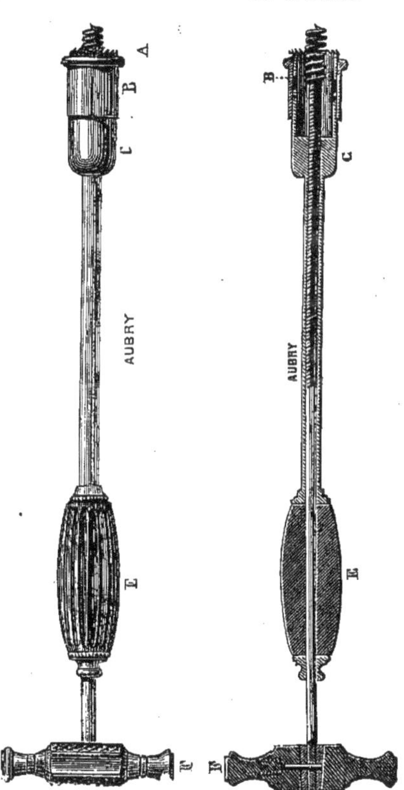

Fig. 772, 773.— Perforateur trépan de Witkowski, 1868.

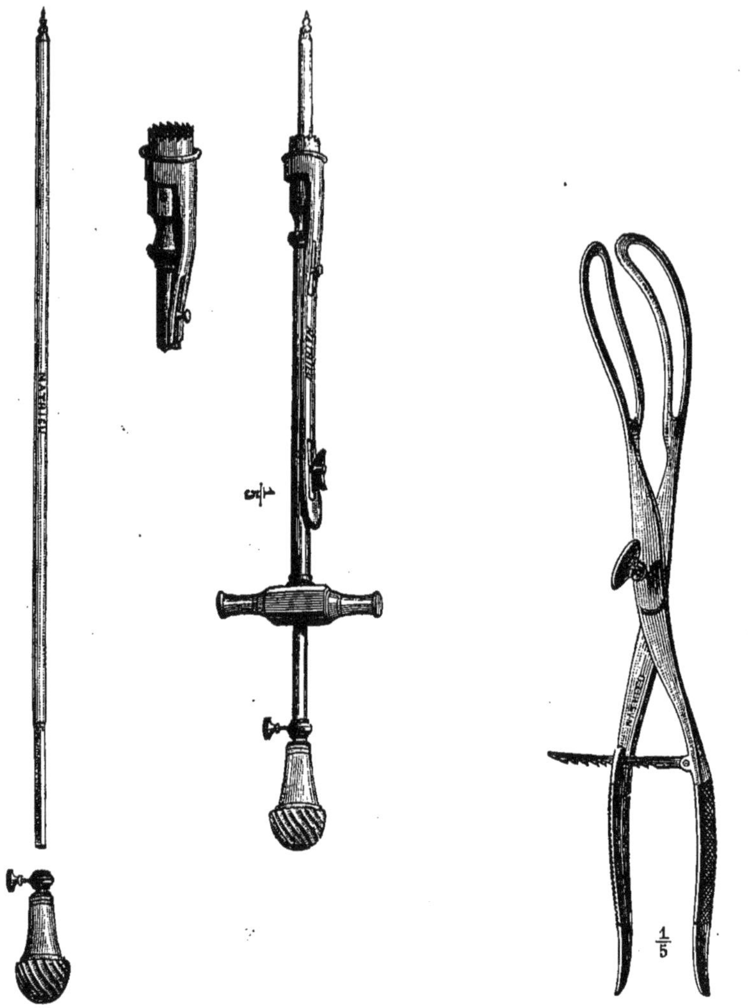

FIG. 774-777. — Instruments de Guyon pour la trépanation de la base du crâne du fœtus : tire-fond, couronnes de trépan, forceps céphalotribe à crémaillère.

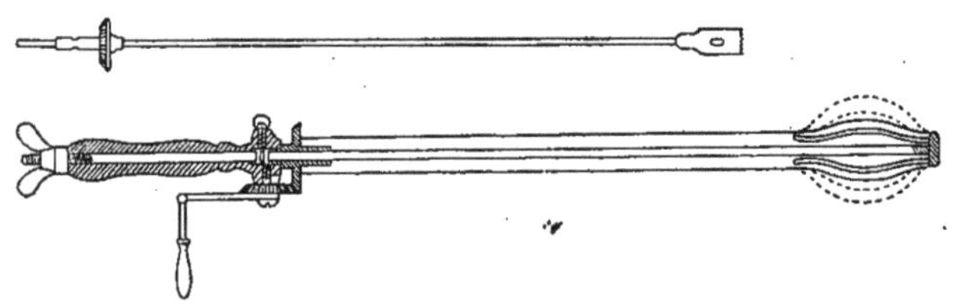

FIG. 778, 779. — Perforateur trépan de Soubhy Saleh, s'adaptant à son appareil à ventouse, 1887 (1).

(1) Voir page 59.

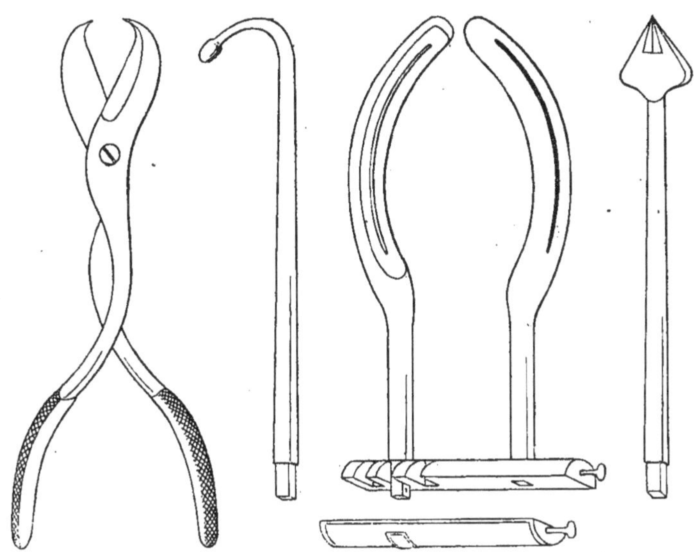

FIG. 780-783. — Instruments de Matteï pour la perforation du crâne, 1864 : Endotome pour détruire la base du crâne, crochet mousse, léniceps modifié, perce-crâne.

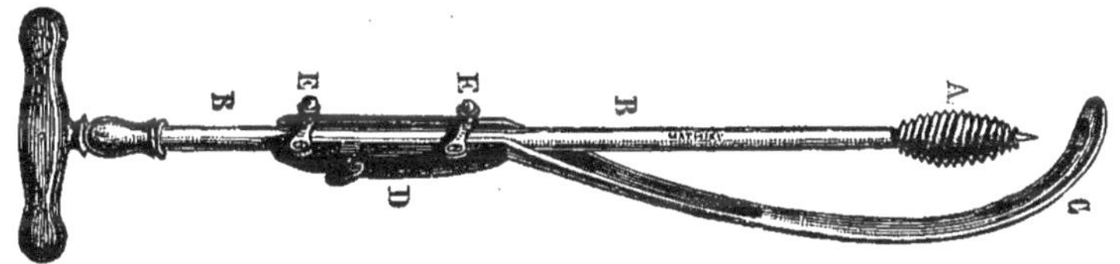

FIG. 784.— Transforateur ou terebdellum à cuiller fenêtrée, de Hubert père, 1860.

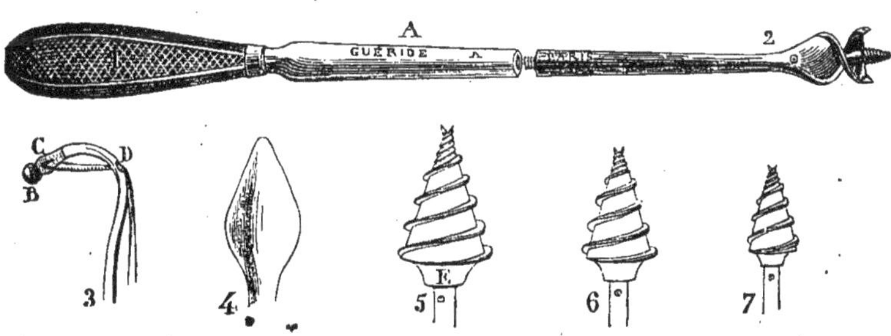

FIG. 785-790. — Perforateurs de L. Hamon. — 2. Tarrière pour évider la base du crâne.— 3. Porte-lacs. — 4. Perforateur revêtu de sa gaine protectrice. — 5, 6, 7. Tire-têtes sphénoïdiens, munis d'une ouverture destinée au passage de lacs.

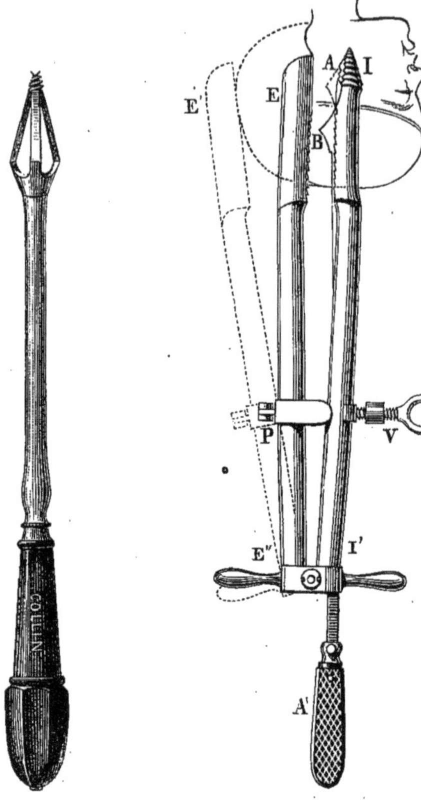

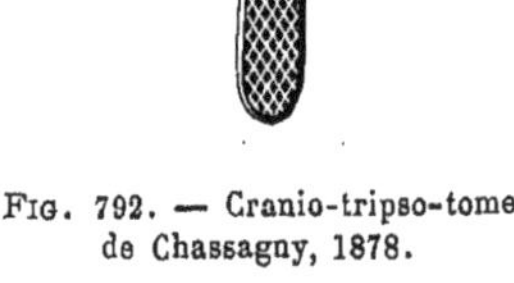

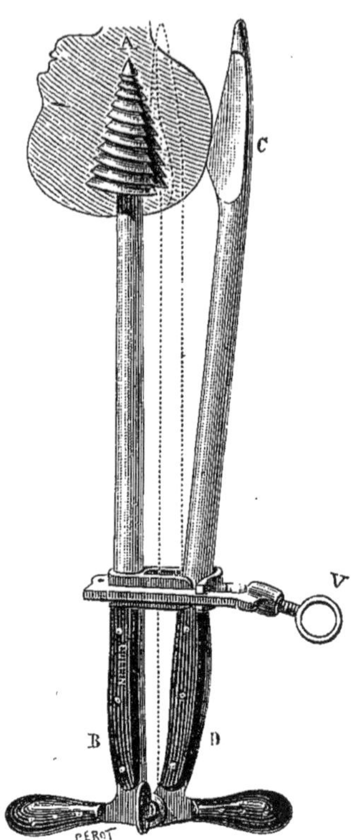

FIG. 791. — Perforateur alésoir de Tarnier, à lames tranchantes d'un seul côté.

FIG. 792. — Cranio-tripso-tome de Chassagny, 1878.

FIG. 793. — Autre modèle.

Céphalotribes.

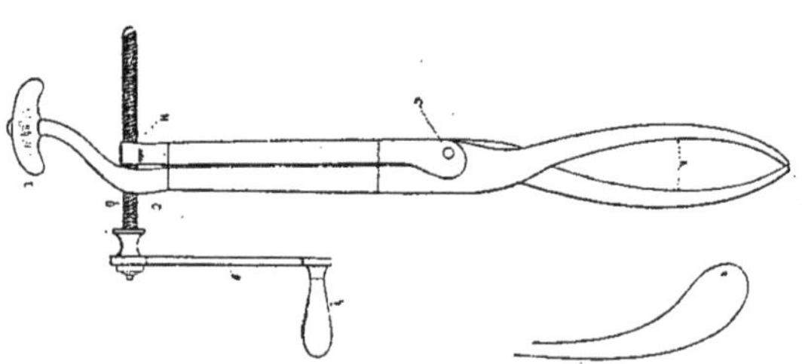

FIG. 794. — Céphalotribe Baudelocque, 1829.

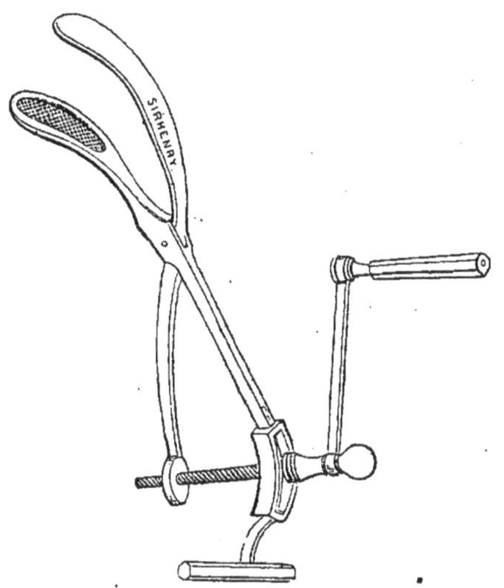

FIG. 795. — Céphalotribe Baudelocque, 1832.

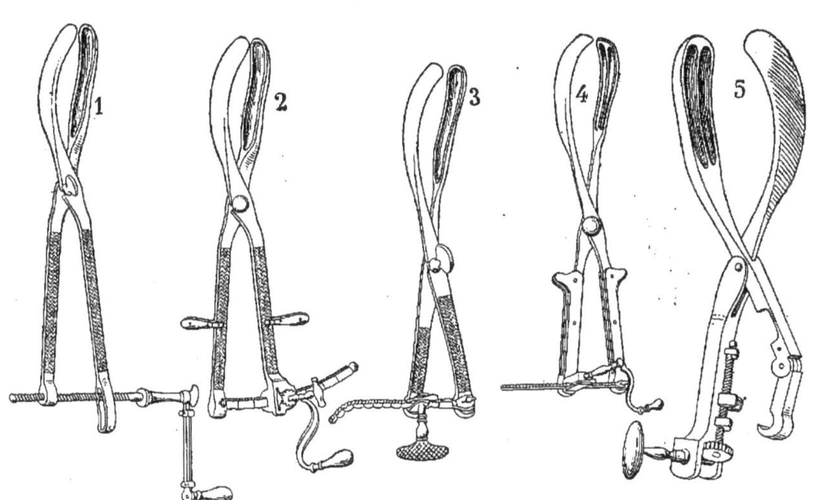

FIG. 796-800. — Céphalotribes. — 1. Baudelocque, 1836. — 2. Baudelocque-Kilian. — 3. Dubois-Depaul. — 4. Kiwisch. 5. Braun.

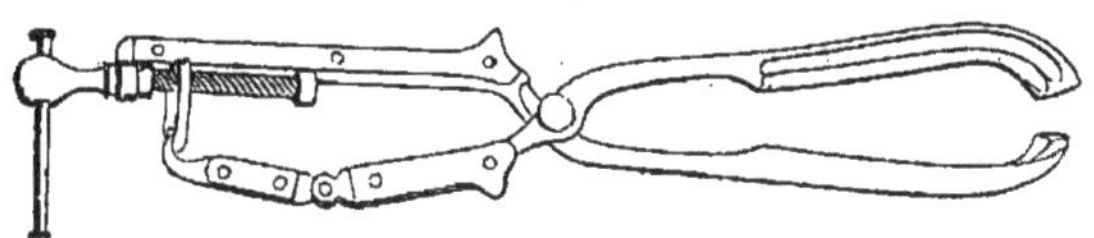

FIG. 801. — Céphalotribe de Braun.

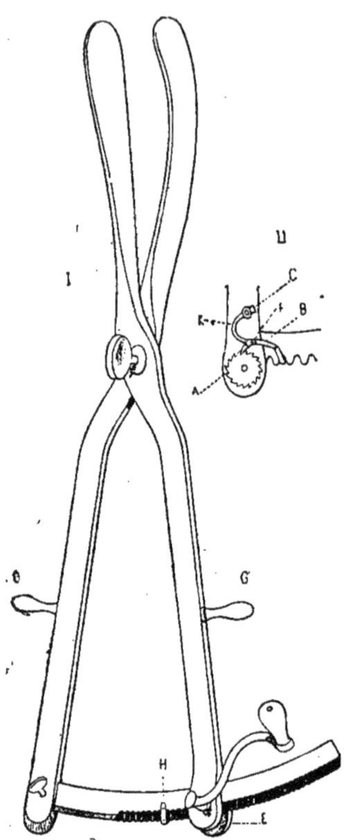

FIG. 802, 803. — Céphalotribe de Kilian et son système d'arrêt disposé sur la face postérieure de la branche droite.

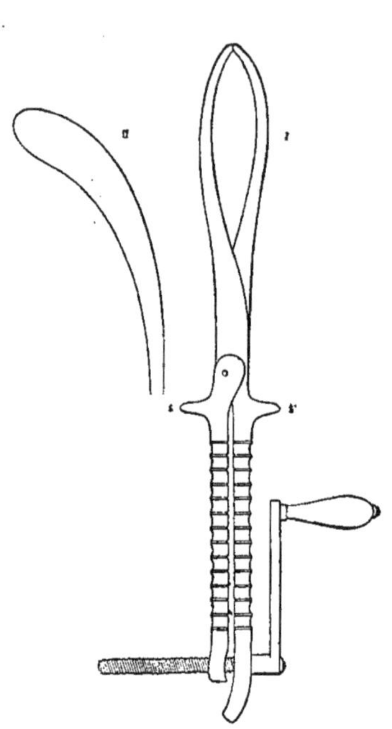

FIG. 804, 805. — Céphalotribe de Busch avec les contours des manches sinueux. — II. Courbure pelvienne.

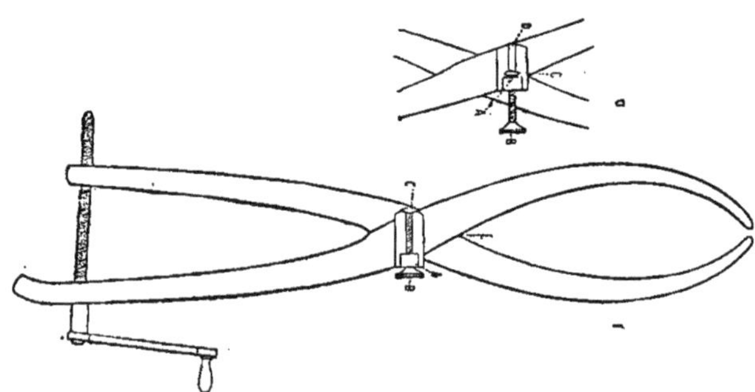

FIG. 806, 807. — Céphalotribe de Cazeaux. — II. Cuillers écartées parallèlement au moyen de la vis. Le pivot a été attiré d'un bout de la rainure à l'autre.

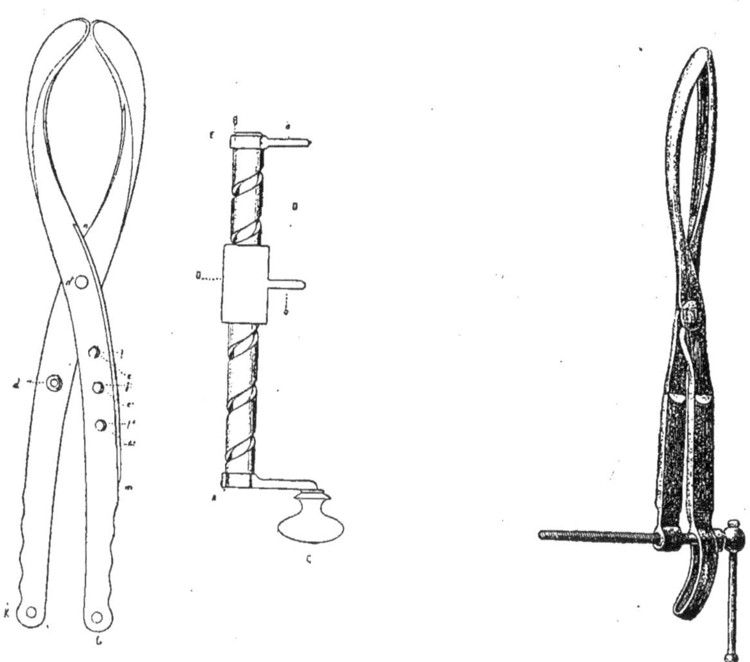

FIG. 808, 809.— Céphalotribe de Ritgen. — II. Compresseur.

FIG. 810.— Céphalotribe de Schœller.

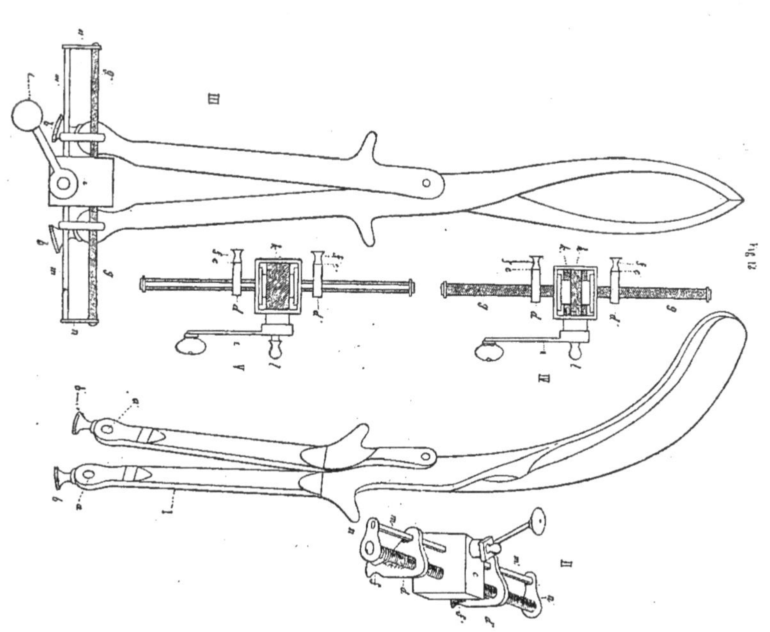

FIG. 811-815.— Céphalotribe de Langheinrich. — I. Céphalotribe dégarni du compresseur. — II. Compresseur avec sa boîte métallique. — III. Compresseur adapté au céphalotribe. — IV. Compresseur vu par devant. — V. Compresseur vu par derrière.

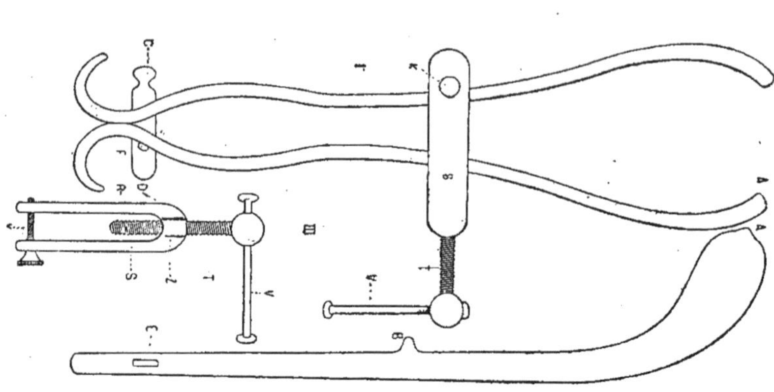

FIG. 816-818. — Céphalotribe de Valette. — II. Branche droite vue par sa face interne. — III. Compresseur. Le perforateur qui peut s'adapter à cet instrument se retrouvera plus loin.

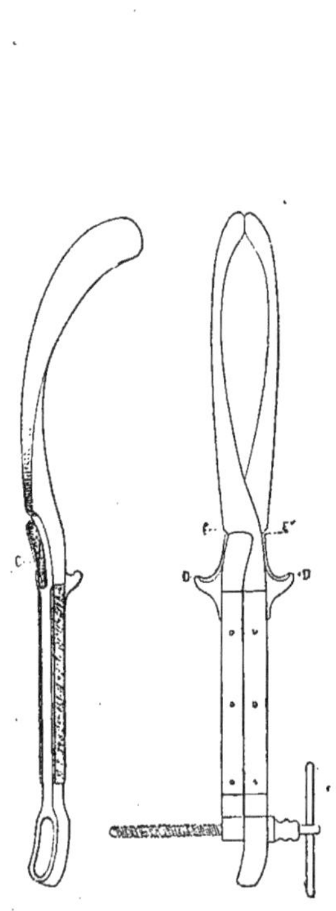

FIG. 819, 820. — Céphalotribe de Martin. — II. Branche droite.

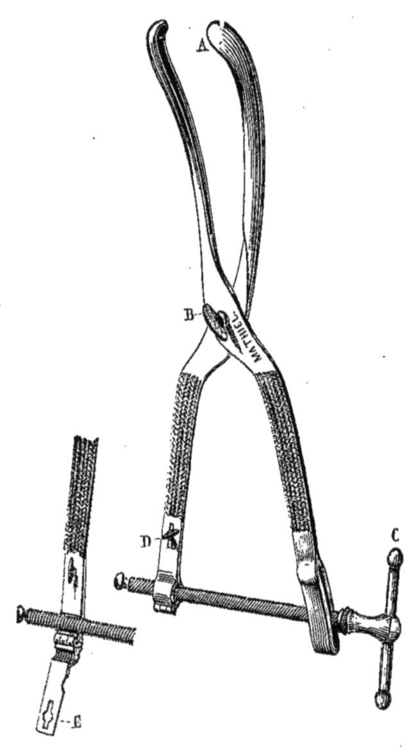

FIG. 821, 822. — Céphalotribe de Dubois modifié par Locarelli.

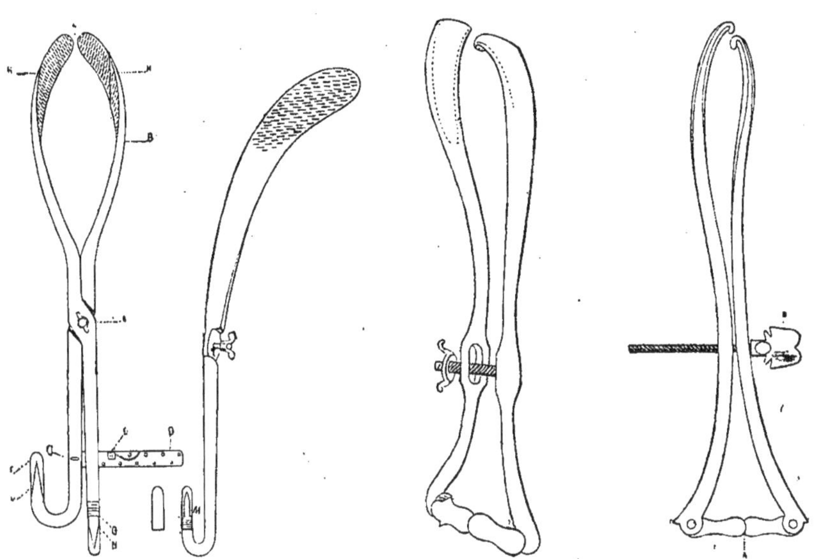

FIG. 823, 824. — Forceps-tenaille de Cliet. — II. Branche gauche.

FIG. 825. — Forceps céphalotribe d'Assalini.

FIG. 826. — Autre modèle du forceps d'Assalini.

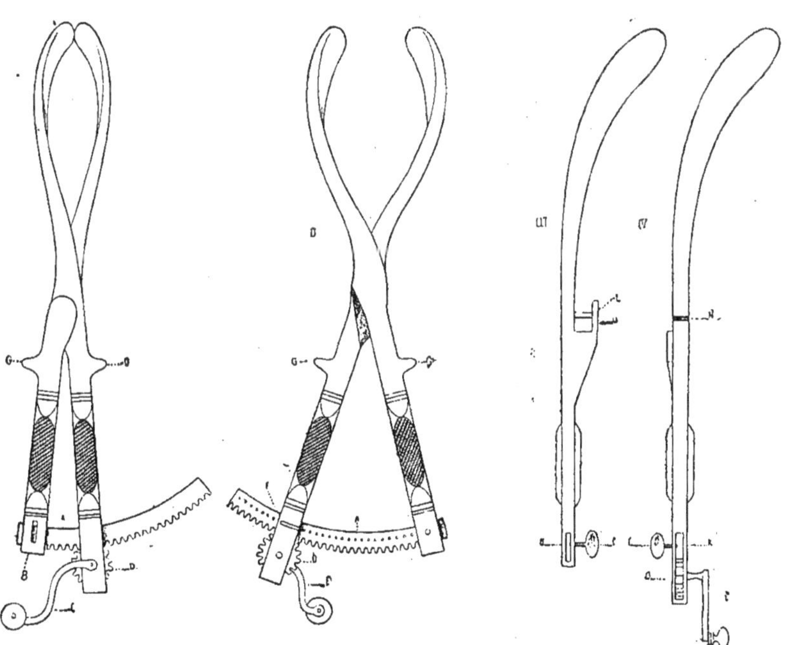

FIG. 827-830. — Céphalotribe de Breit. — I. Instrument fermé vu par devant. — II. Instrument fermé vu par derrière. — III, IV. Branches mâle et femelle.

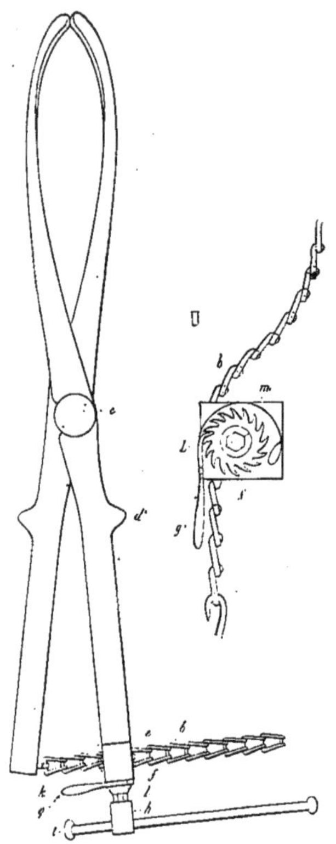

Fig. 831, 832. — Céphalotribe de Kiwisch. — II. Système de compression.

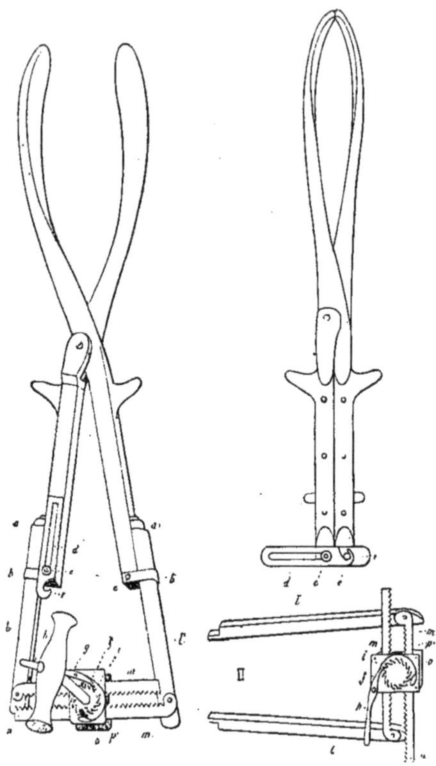

Fig. 833-835. — Céphalotribe de Trefurt. — II. Système de compression. — III. Instrument disposé pour l'extraction.

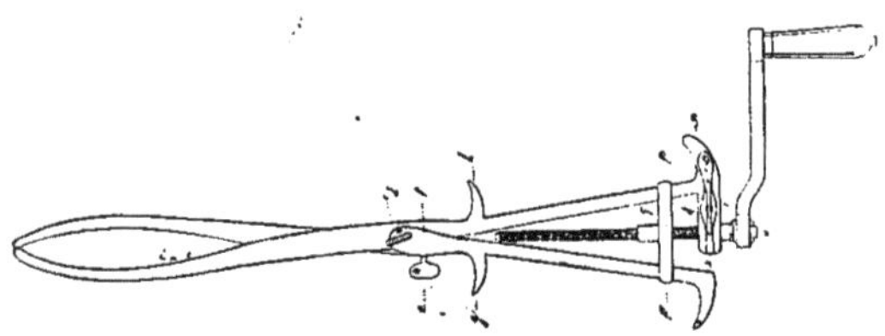

Fig. 836. — Céphalotribe de Hüter.

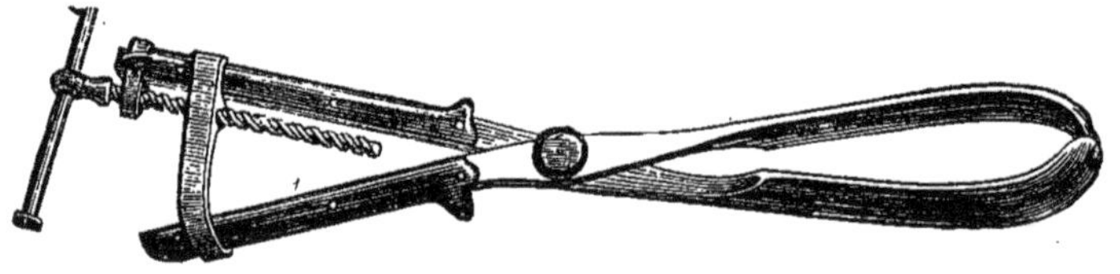

Fig. 837. — Céphalotribe de Scanzoni.

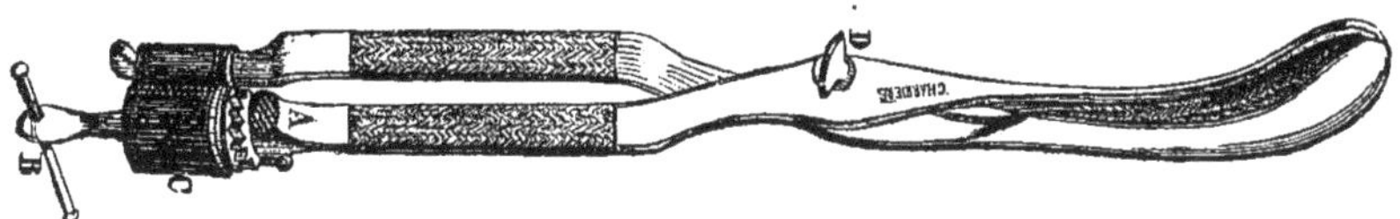

Fig. 838. — Céphalotribe fermé de Chailly.

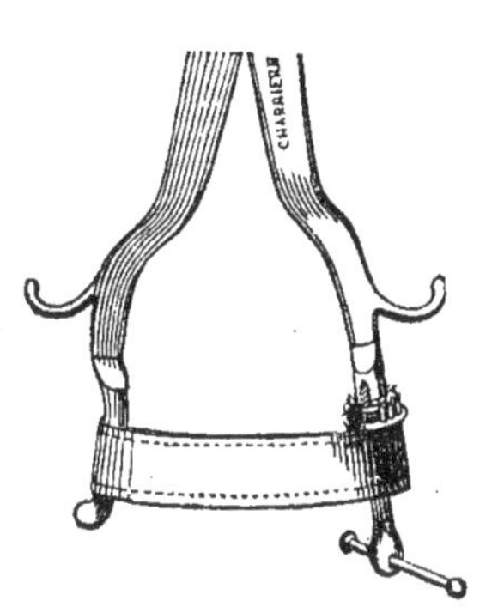

Fig. 839. — Extrémité du céphalotribe de Chailly.

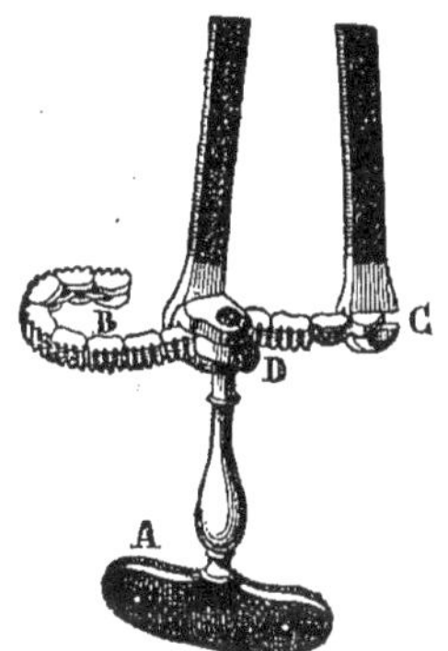

Fig. 840. — Extrémité du céphalotribe de Depaul.

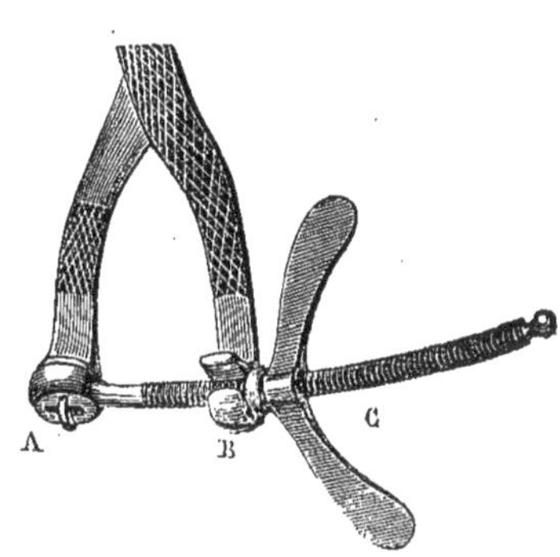

Fig. 841. — Extrémité du céphalotribe de Blot.

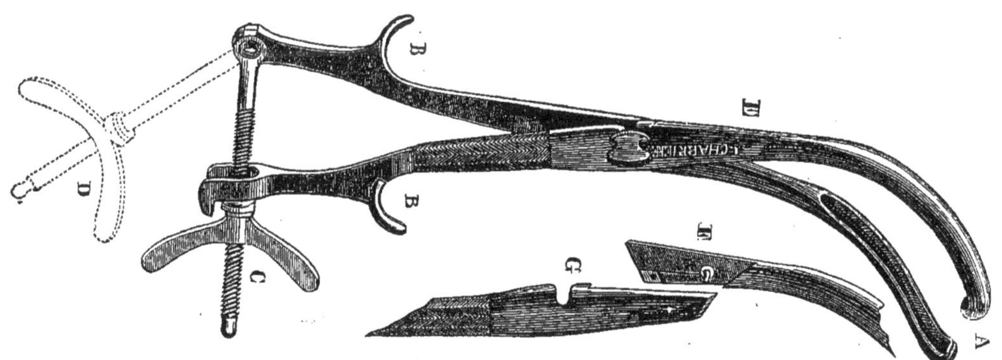

Fig. 842. — Céphalotribe brisé de Charrière.

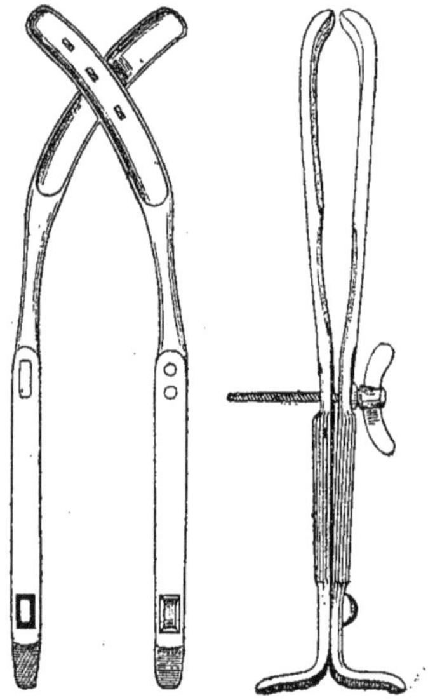

FIG. 843, 844. — Céphalotribe de Lazarewitch.

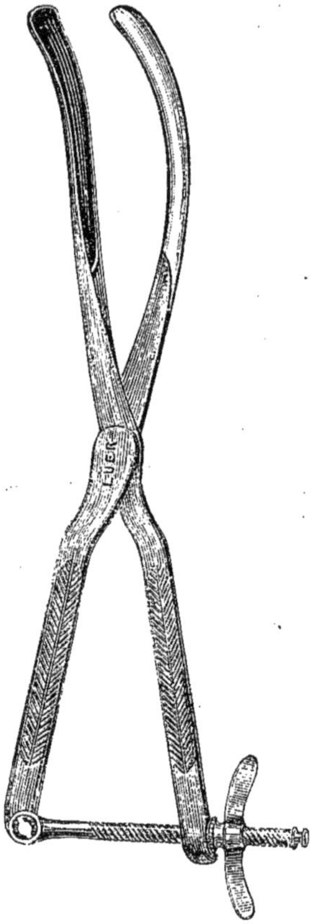

FIG. 845. — Céphalotribe de Luer.

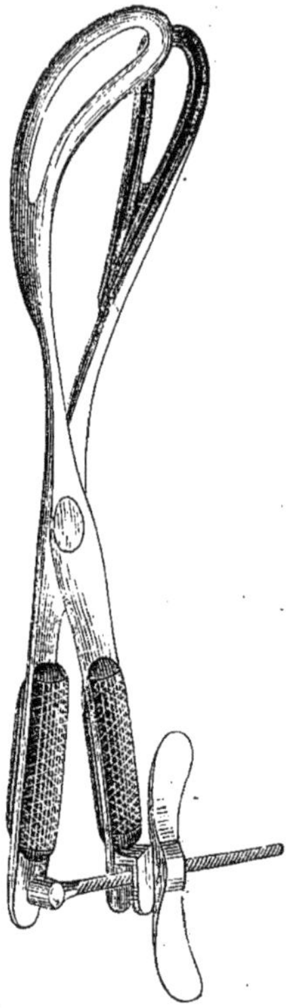

FIG. 846. — Céphalotribe de Lusk.

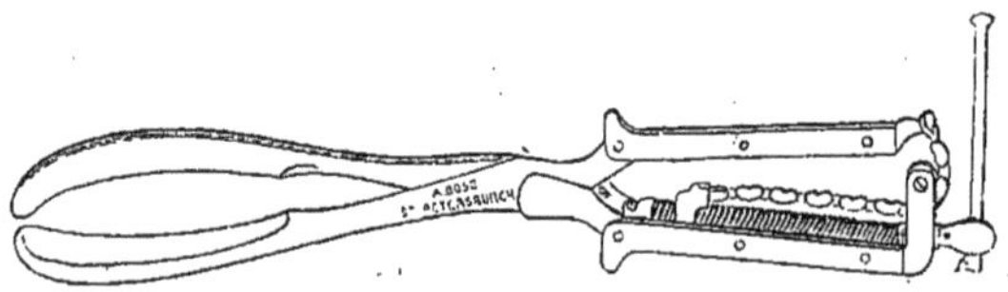

FIG. 847. — Céphalotribe de Etlinger et Hugenberger.

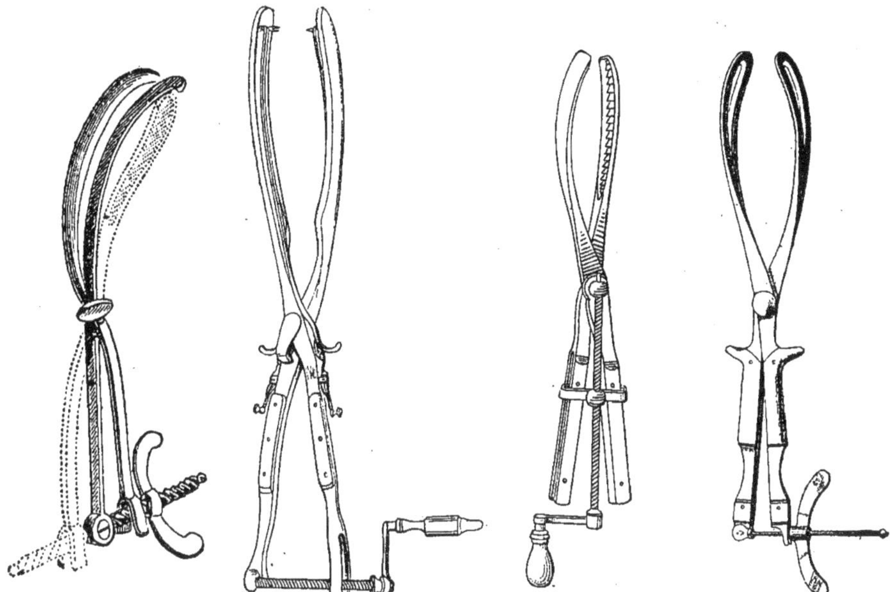

FIG. 848.— Céphalotribe de Van Aubel (1).

FIG. 849. — Céphalotribe de Hennig, 1865.

FIG. 850.— Céphalotribe de C. Nyrop, 1866.

FIG. 851. — Céphalotribe de Breisky.

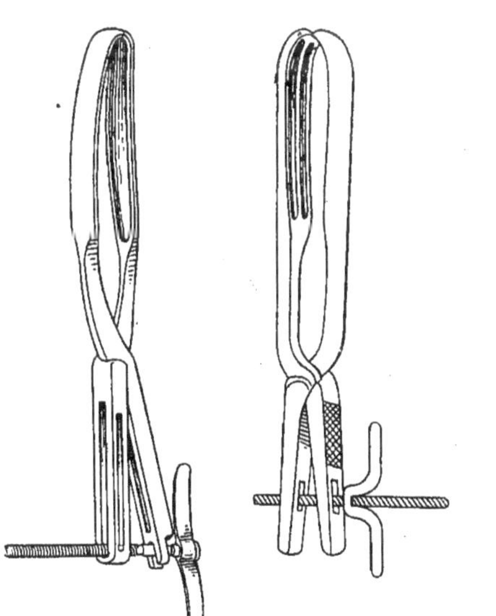

FIG. 852, 853.— Céphalotribe droit et courbe de Kidd.

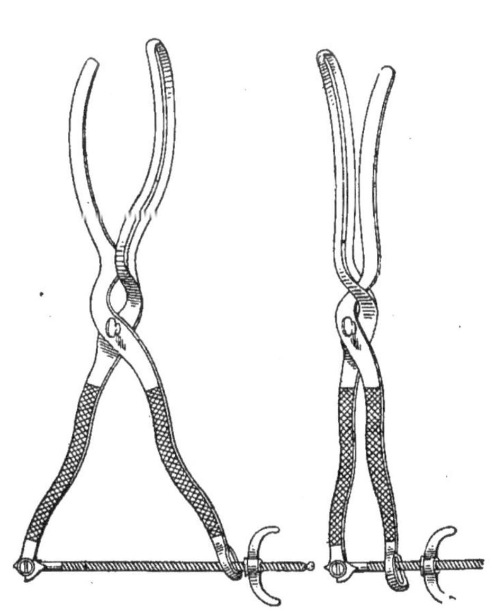

FIG. 854, 855. — Lamineur de A. Wasseige.

(1) Wasseige, *loc. cit.*

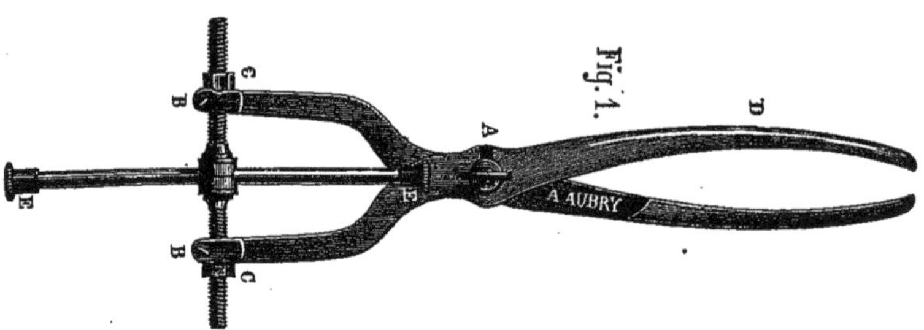

FIG. 856. — Céphalotribe de Migon à vis de levier central.

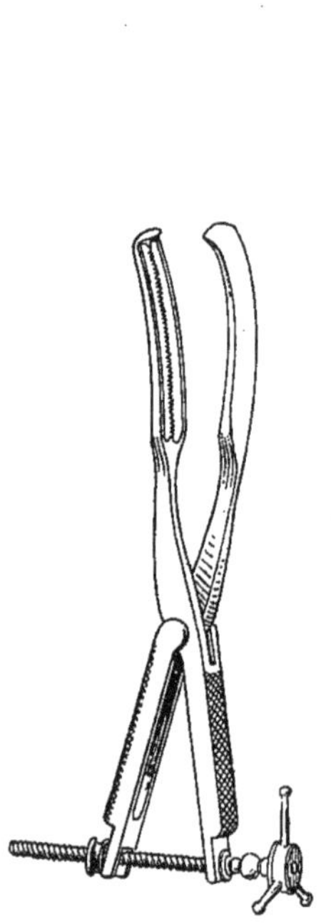

FIG. 857. — Céphalotribe de Braxton Hicks.

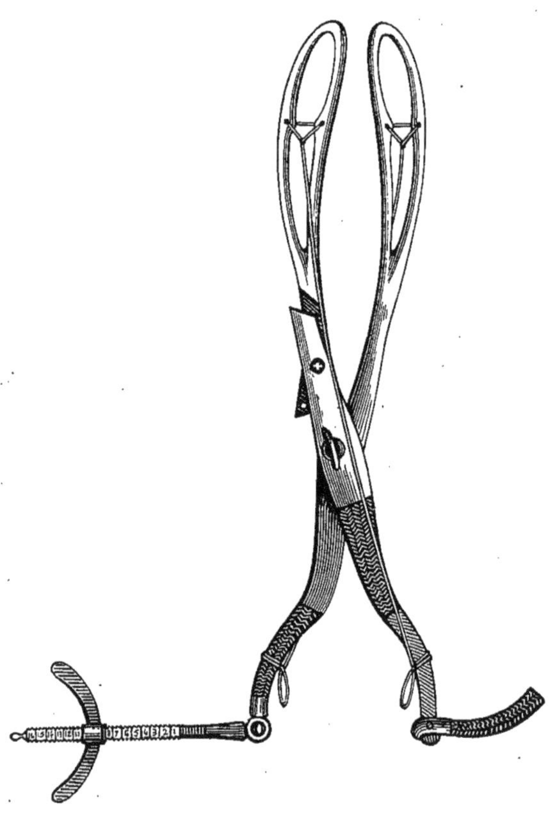

FIG. 858. — Céphalotribe avec tracteur de Hamon, de Fresnay.

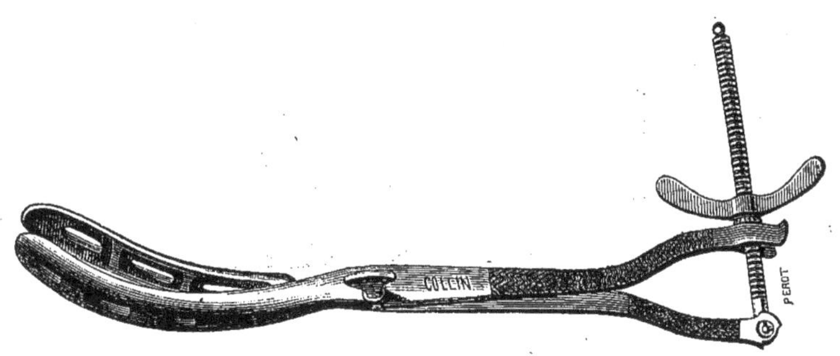

Fig. 859. — Céphalotribe de Tarnier, à fenêtres ovales destinées à empêcher les cuillers du céphalotribe de glisser sur la tête, pendant les tractions.

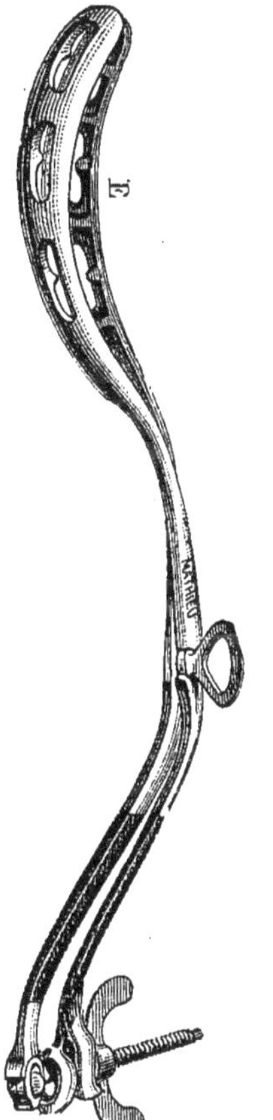

Fig. 860. — Céphalotribe de Tarnier, avec courbure périnéale.

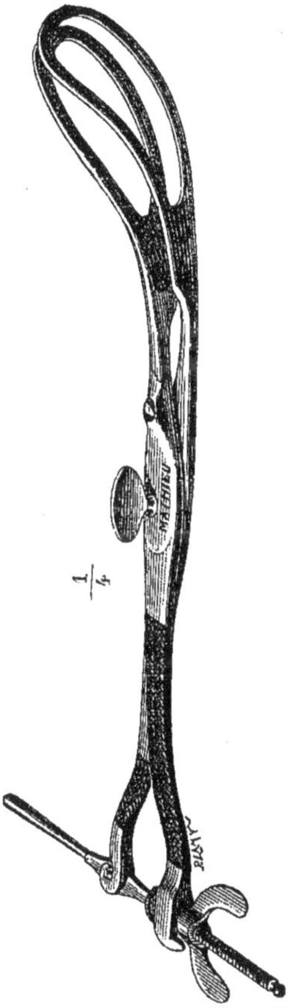

Fig. 861 — Céphalotribe fenêtré de Bailly.

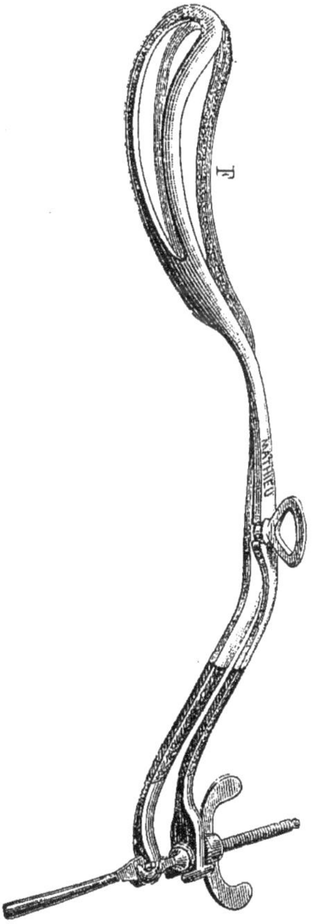

Fig. 862. — Céphalotribe à courbure périnéale de Bailly.

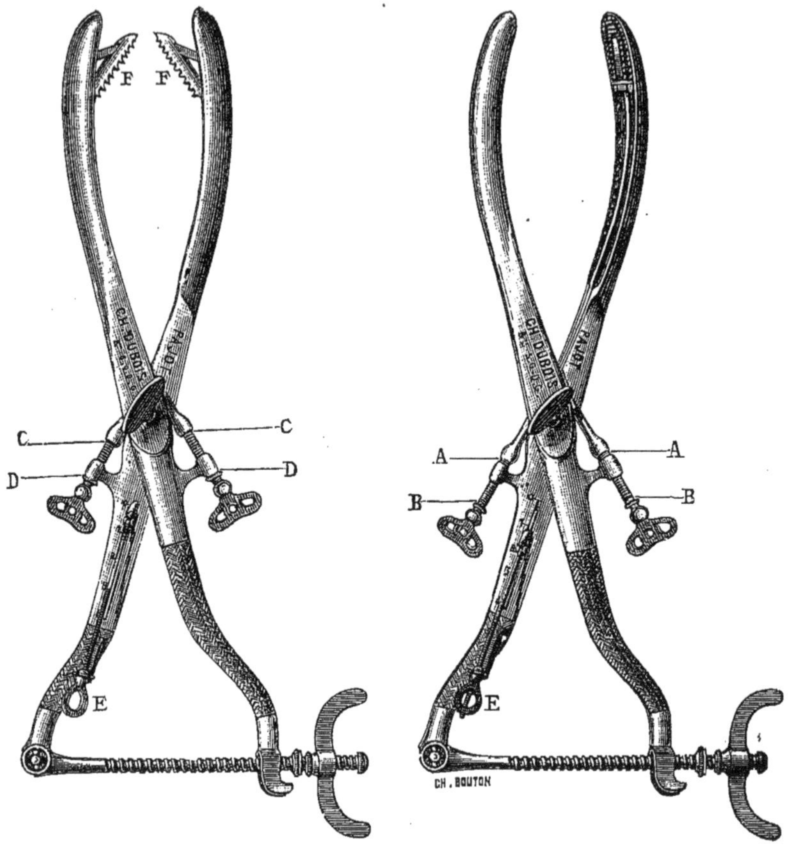

Fig. 863, 864. — Céphalotribe de Pajot, 1886.

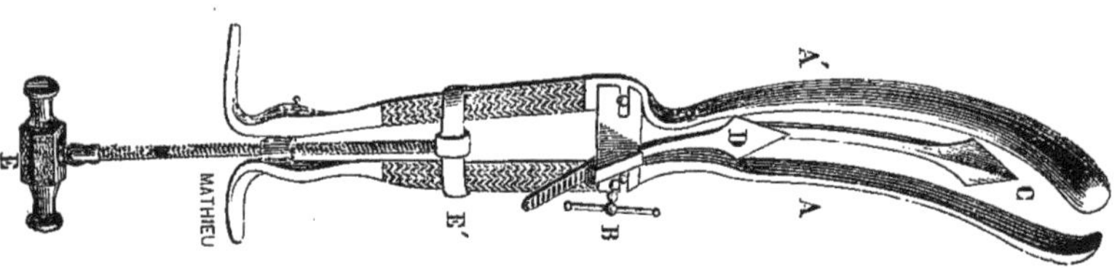

Fig. 865. — Céphalotribe perforateur de Valette, modèle Mathieu.

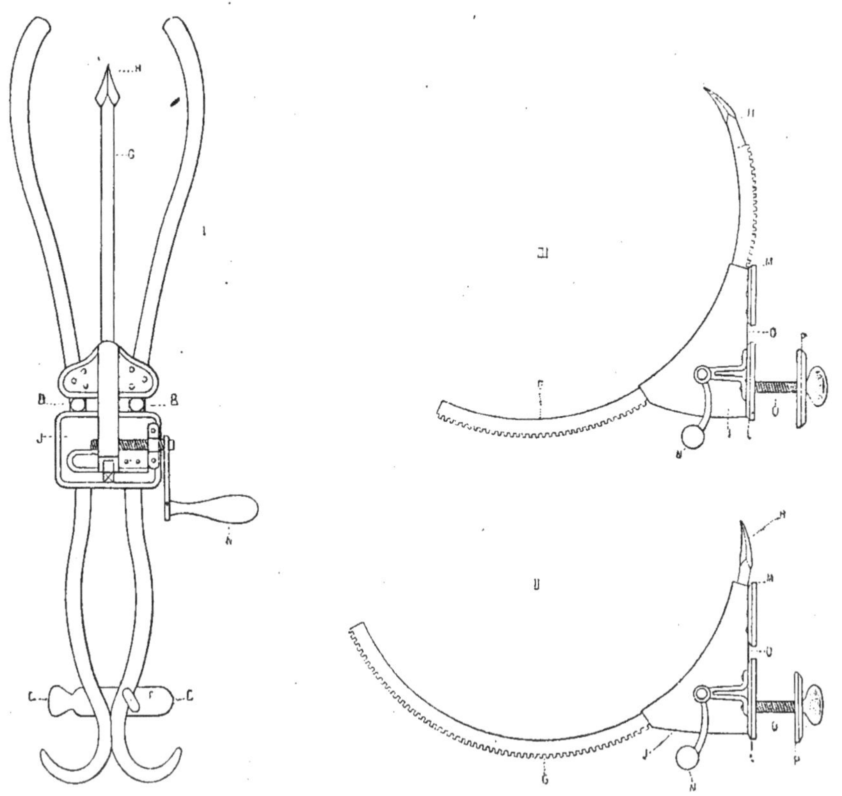

Fig. 866-868. — Forceps de Valette sur lequel on a adapté un perforateur. — II. Perforateur vu de côté (la lame crénelée rentrée dans sa gaine. — III. La lame dégagée de la gaine.

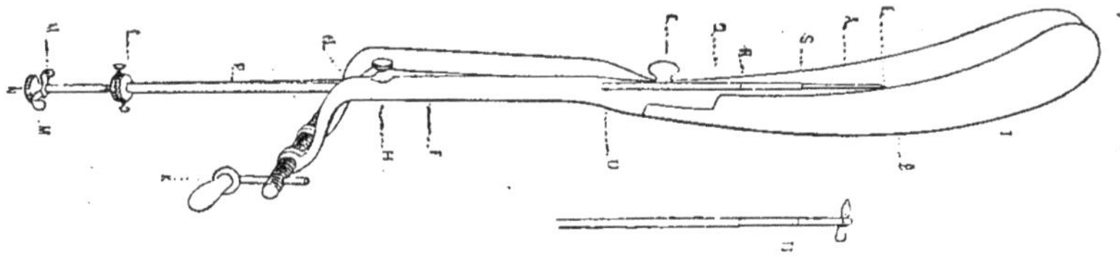

Fig. 869.— Céphalotribe de Finizio. — I. Vu de profil.—II. Perce-crâne changé en tire-tête.

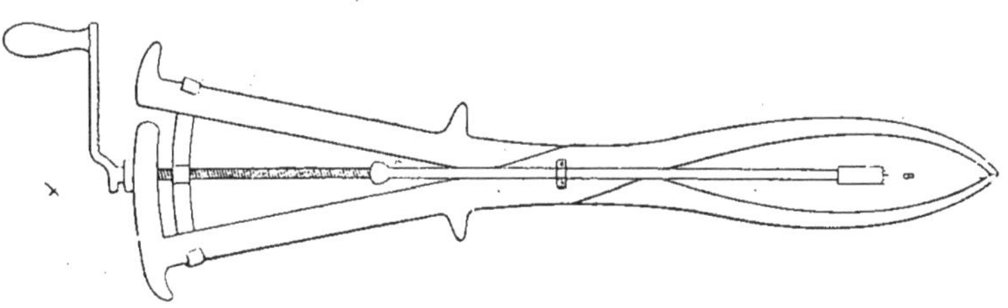

Fig. 870. — Céphalo-trépano-thlaste de Hüter fils.

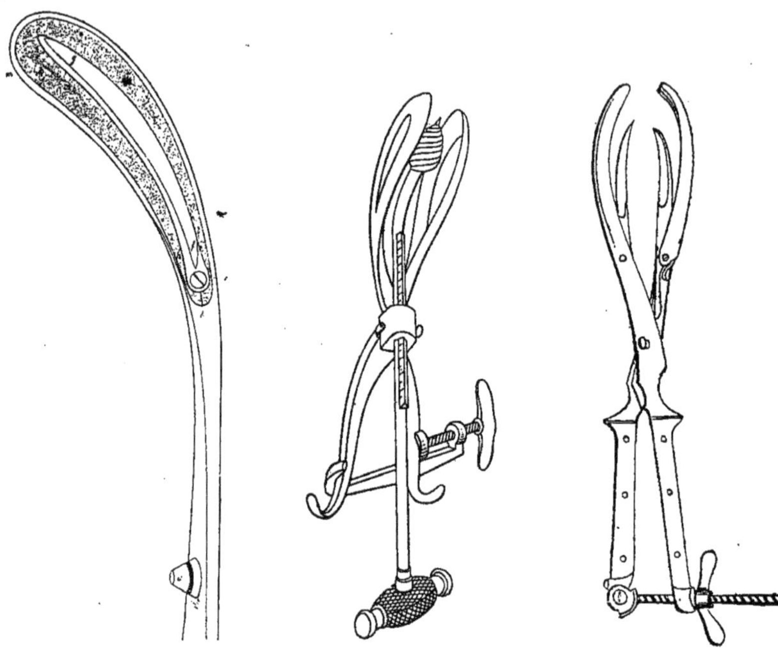

FIG. 871. — Labitome de Ritgen. Une des branches dont la face interne est armée d'un couteau.

FIG. 872. — Céphalotribe-perforateur de Lollini, de Bologne, 1867.

FIG. 873. Céphalotribe-perforateur de Cohen.

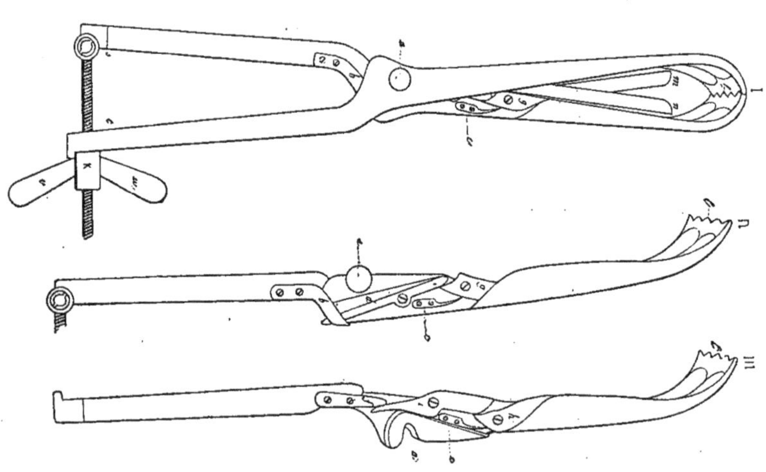

FIG. 874-876. — Même céphalotribe. — II. Branche gauche. — III. Branche droite.

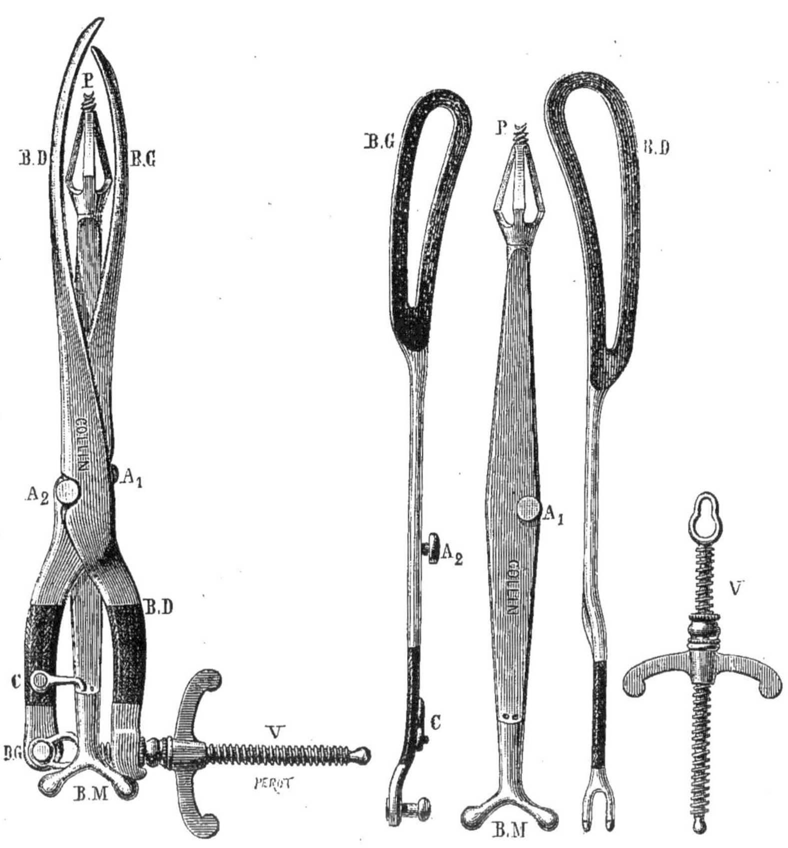

FIG. 877-881. — Basiotribe de Tarnier.

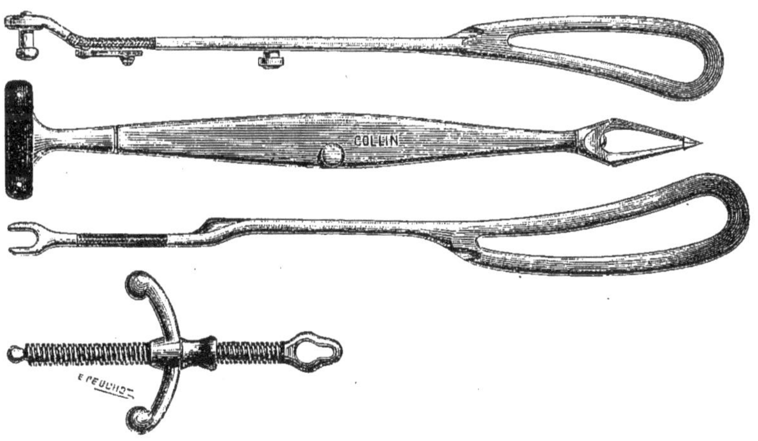

FIG. 882-885. — Basiotribe Tarnier, nouveau modèle.

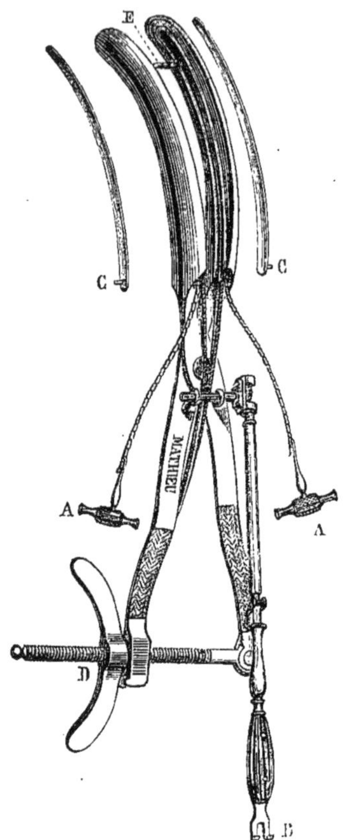

Fig. 886. — Céphalotribe-scie de Tarnier.

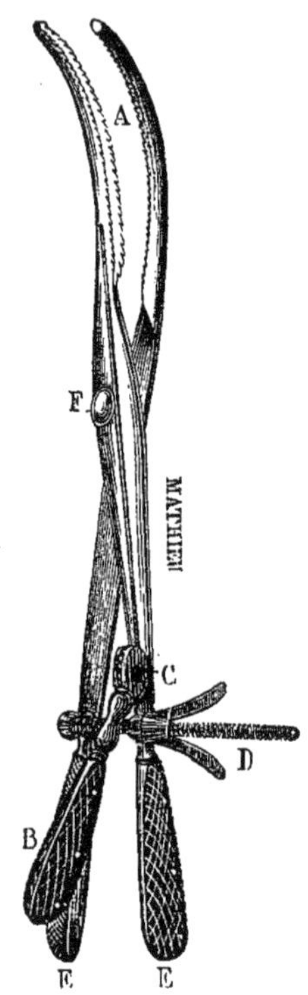

Fig. 887. — Céphalotribe-scie de Péan.

Pinces à os et cranioclastes.

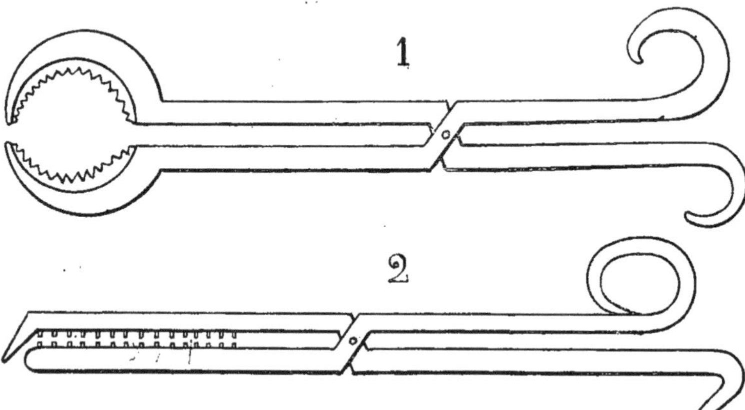

Fig. 888, 889. — 1. Michdakh pour briser la tête du fœtus. — 2. Pince pour broyer et extraire les débris du fœtus; d'après Albucasis.

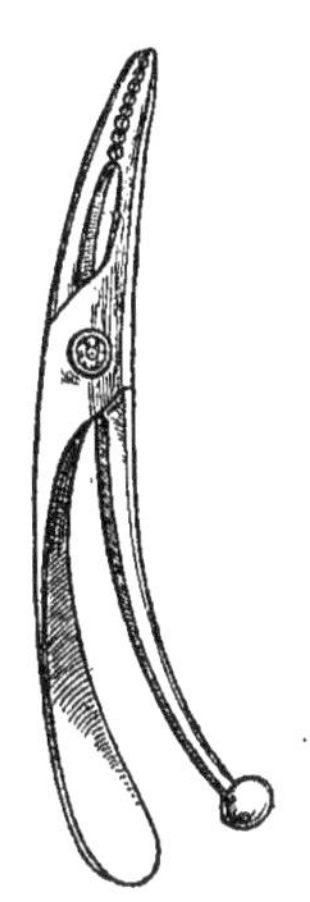

Fig. 890.— Rostrum anatis de Rueff, 1554.

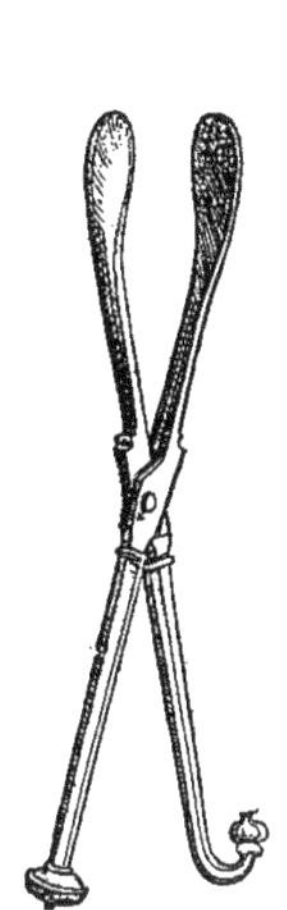

Fig. 891.— Forceps longa et tersa de Rueff.

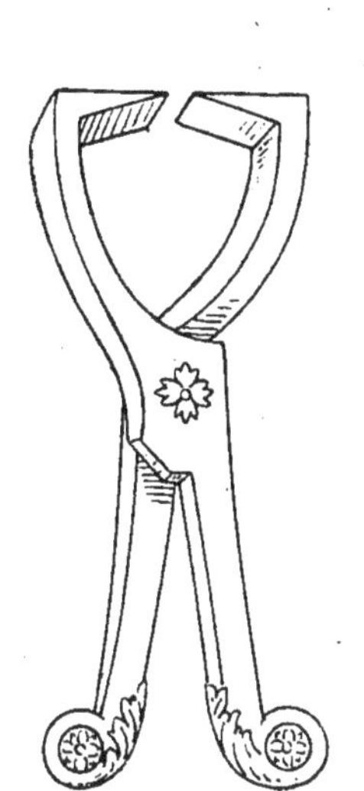

Fig. 892, 893.— Tenailles et pinces d'A. Paré, pour couper les os du fœtus, 1564.

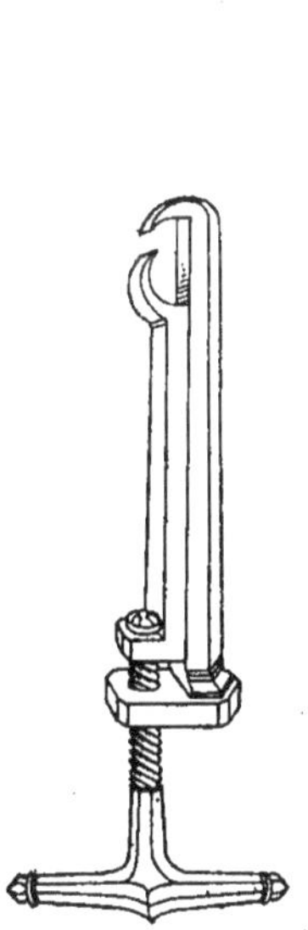

Fig. 894. — Autre pince d'A. Paré.

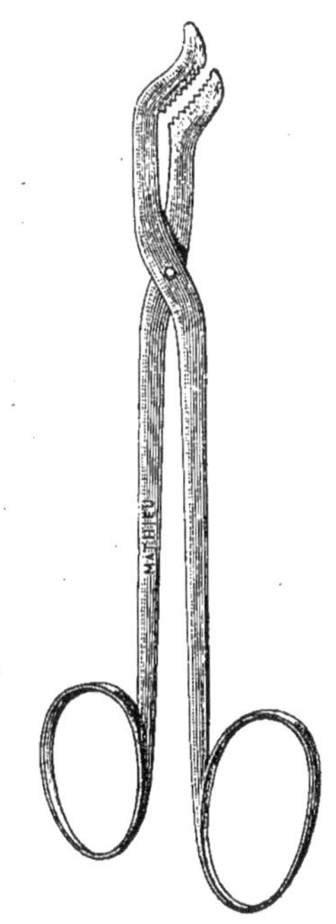

Fig. 895. — Pince à os ou « tenette à conducteur » de Jules Mesnard, 1753.

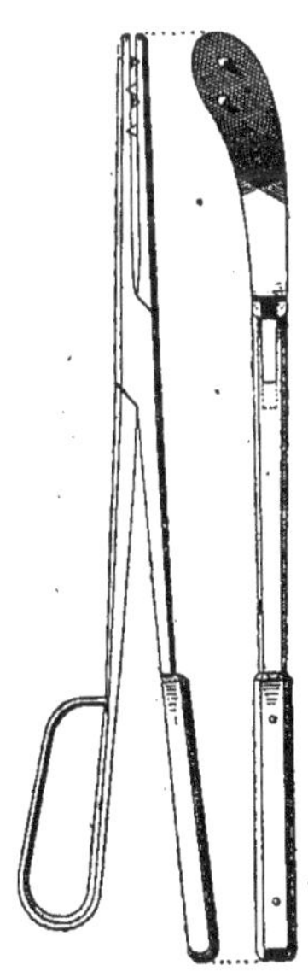

Fig. 896, 897.— Pince à mordache de Levret.

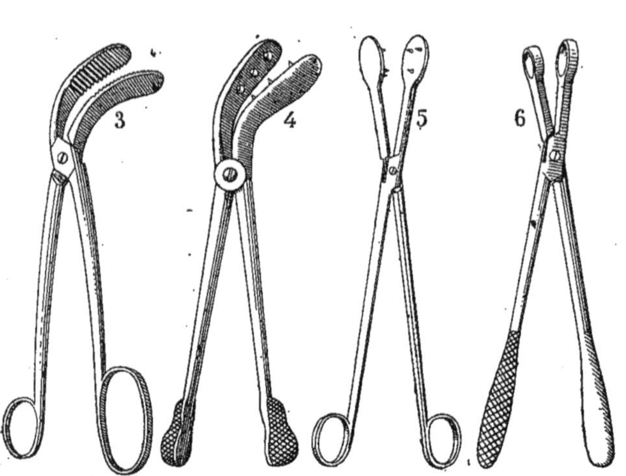

Fig. 898-901. — Pinces à os. — 3. Mesnard-Stein. — 4. Davis-Churchill. — 5. Boër, 1793. — 6. Davis.

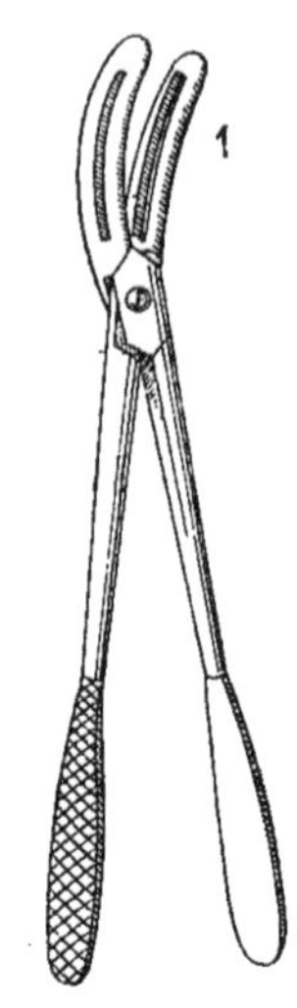

Fig. 902. — Pince à os de Davis.

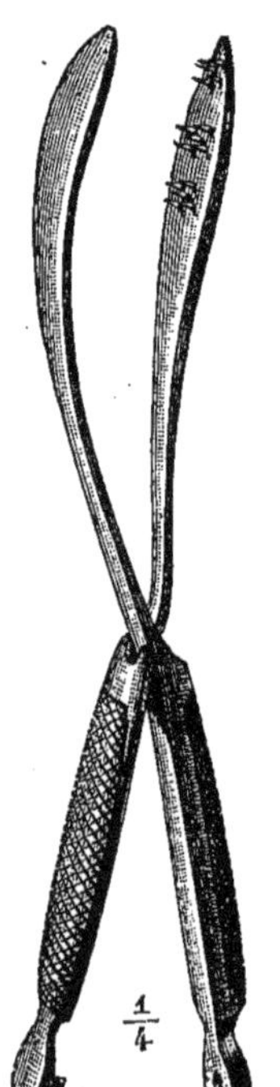

Fig. 903. — Pince à os de David Davis, modèle Mathieu, 1825.

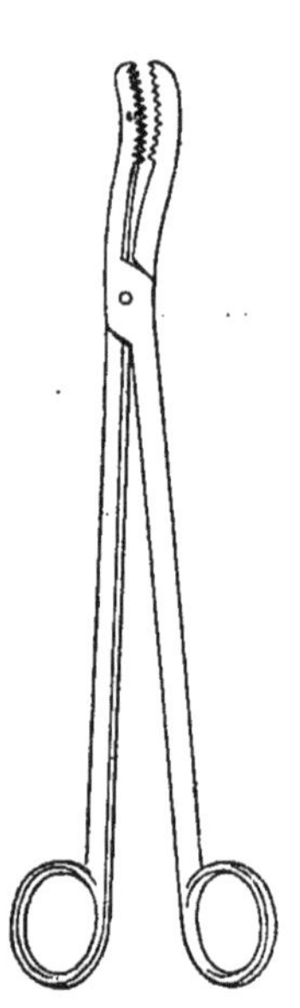

Fig. 904. — Pince à os de Churchill.

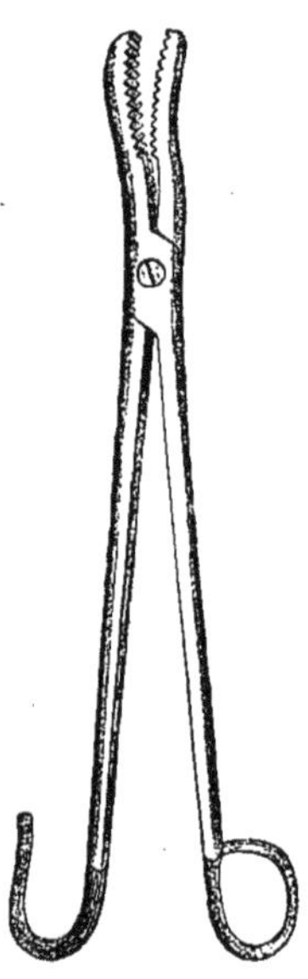

Fig. 905. — Pince à os de Godson, modèle Arnold et Sons.

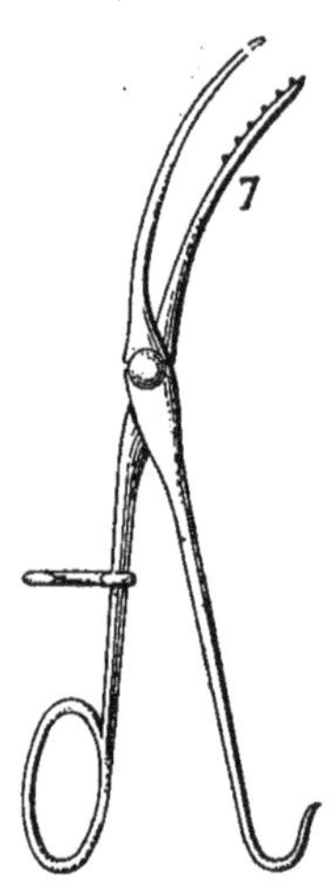

Fig. 906. — Pince à mordache de Van Huevel, 1843.

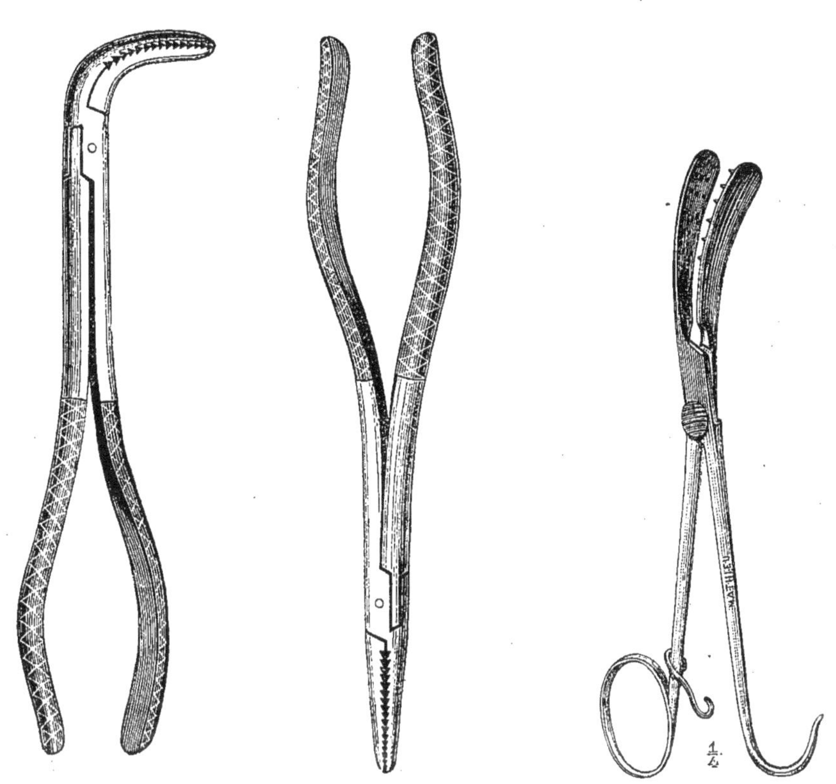

FIG. 907, 908. — Pinces de Meigs, de Philadelphie, à mors droits ou recourbés, modifiées par Taylor, 1856.

FIG. 909. — Pince à os de Van Huevel modifiées par Pajot.

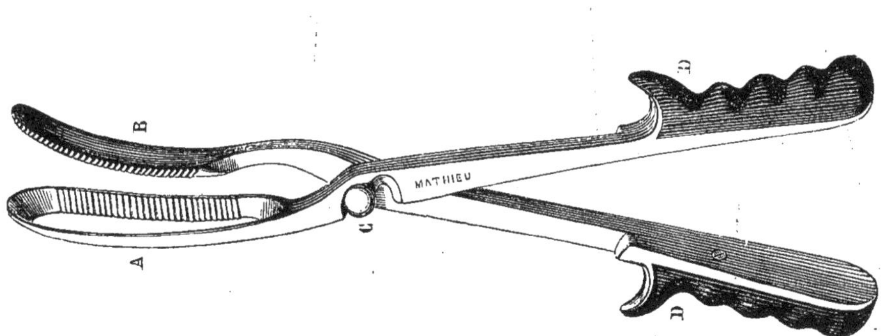

FIG. 910. — Cranioclaste de J.-Y. Simpson, 1860.

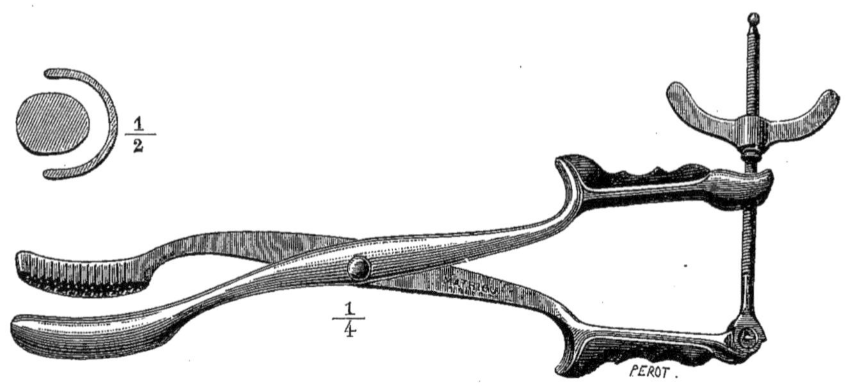

FIG. 911. — Cranioclaste de C. Braun, 1862.

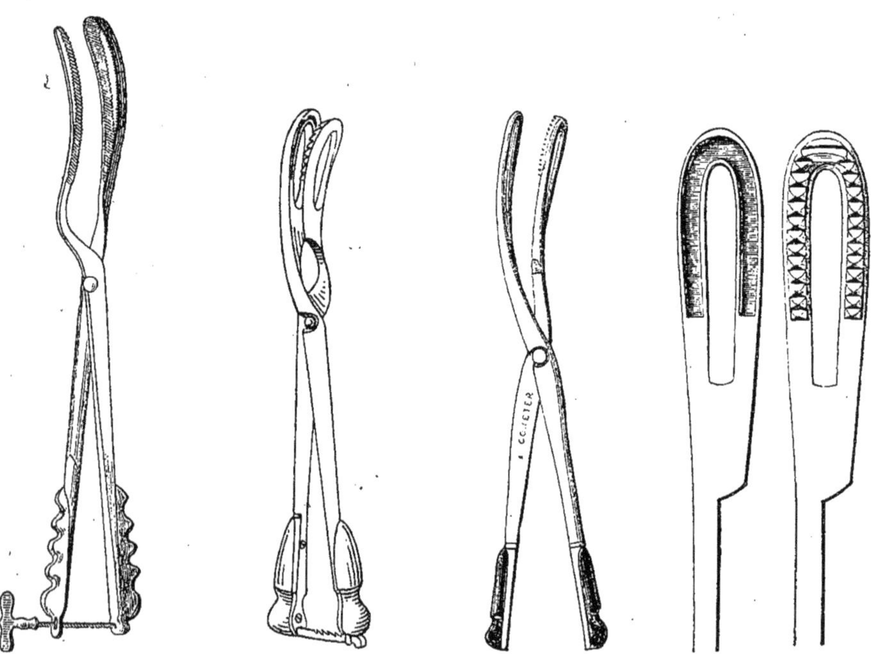

FIG. 912. — Cranioclaste de Robert Barnes, 1868.

FIG. 913. — Autre modèle du cranioclaste de Barnes.

FIG. 914-916. — Cranioclaste de Hall Davis.

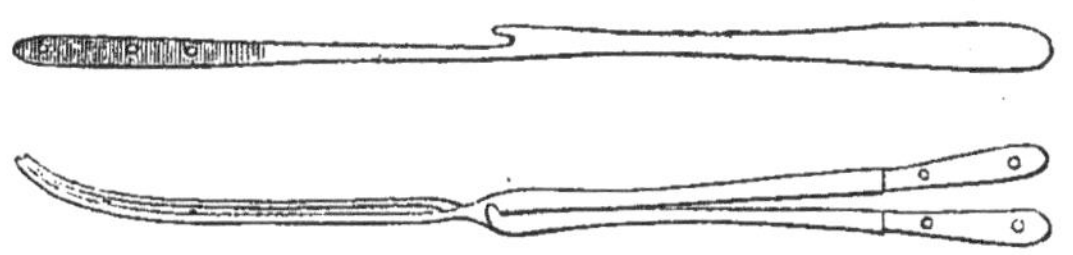

FIG. 917, 918. — Cranioclaste de Radford.

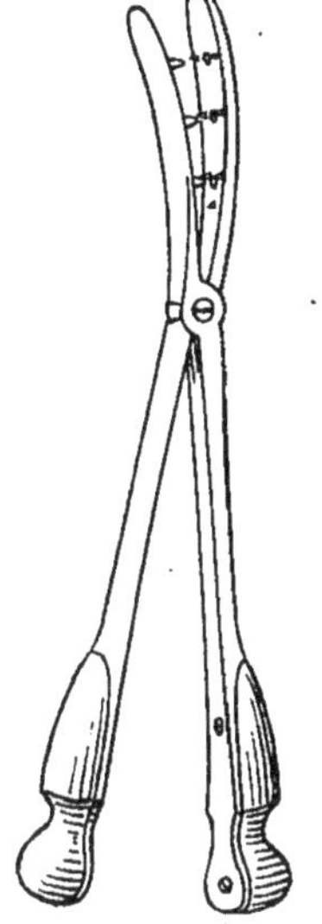

FIG. 919. — Cranioclaste de Holmes.

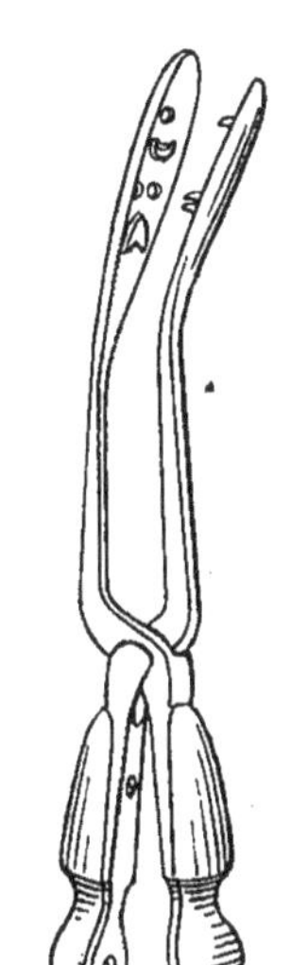

FIG. 920.— Cranioclaste de Ramsbotham.

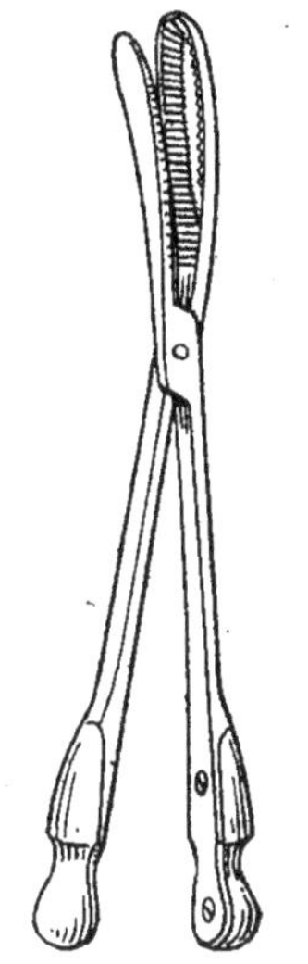

FIG. 921.— Cranioclaste de Murphy.

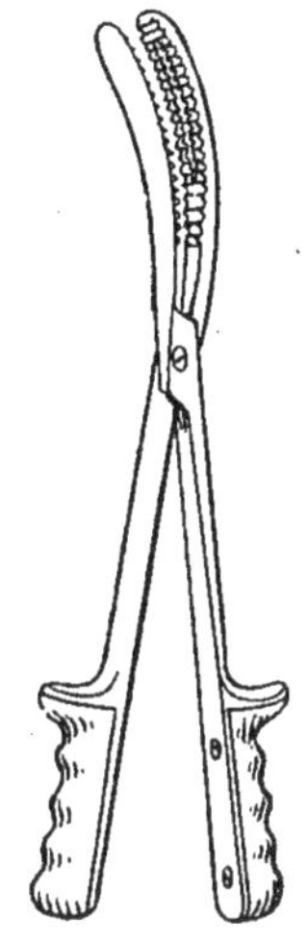

FIG. 922. — Cranioclaste de Prestley.

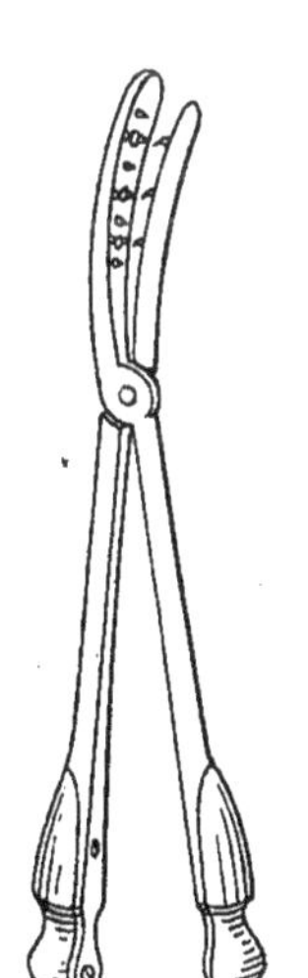

FIG. 923. — Cranioclaste de Waller.

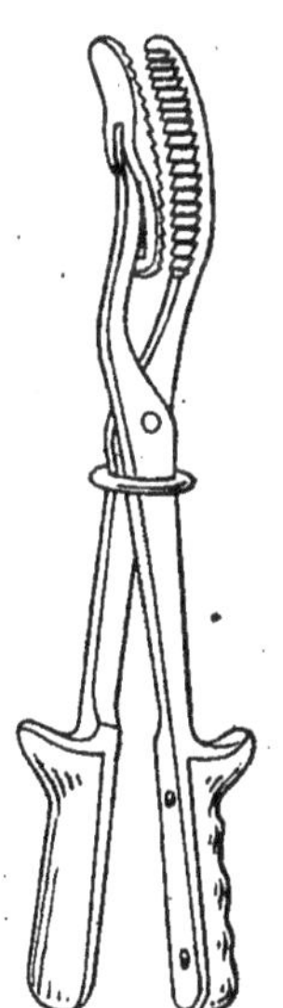

FIG. 924. — Cranioclaste de M. Duncan.

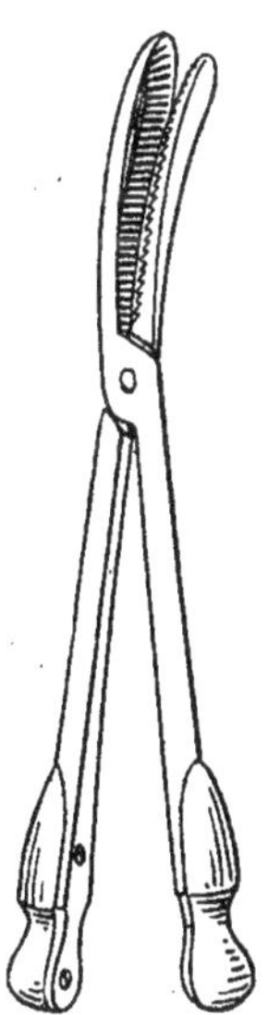

FIG. 925. — Cranioclaste de Lever.

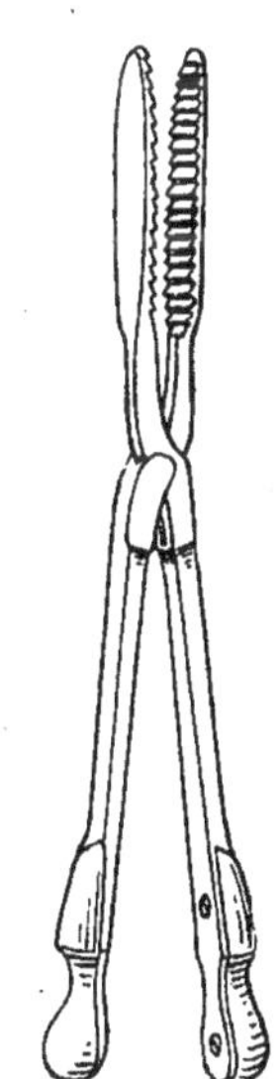

FIG. 926. — Cranioclaste de Lee.

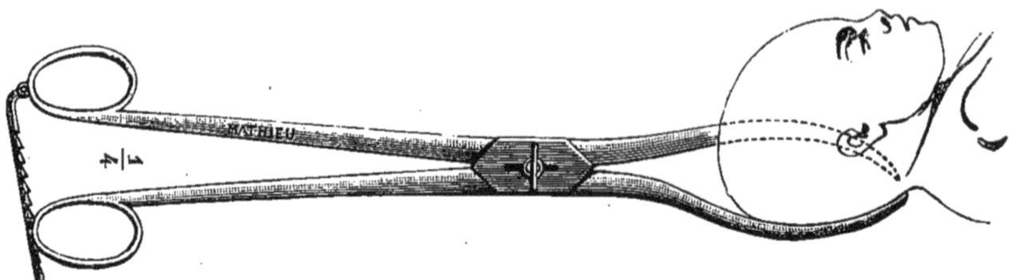

FIG. 927. — Pince tire-tête de Rizzoli, 1869.

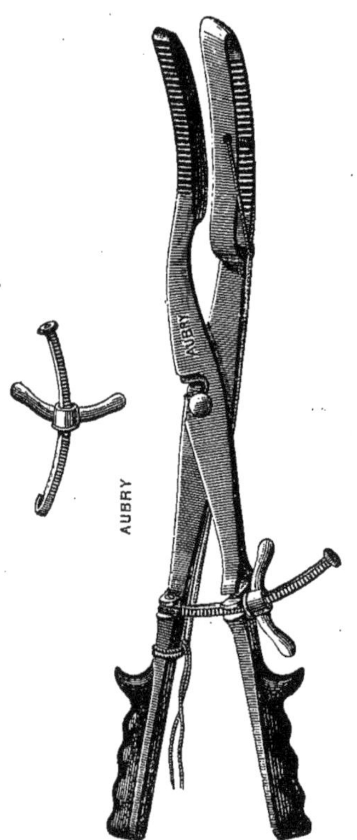

FIG. 928. — Cranioclaste de Hamon, de Fresnay.

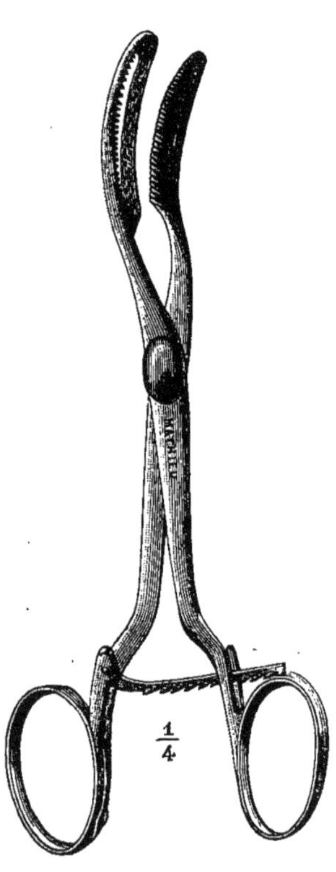

FIG. 929. — Petit cranioclaste de Auvard.

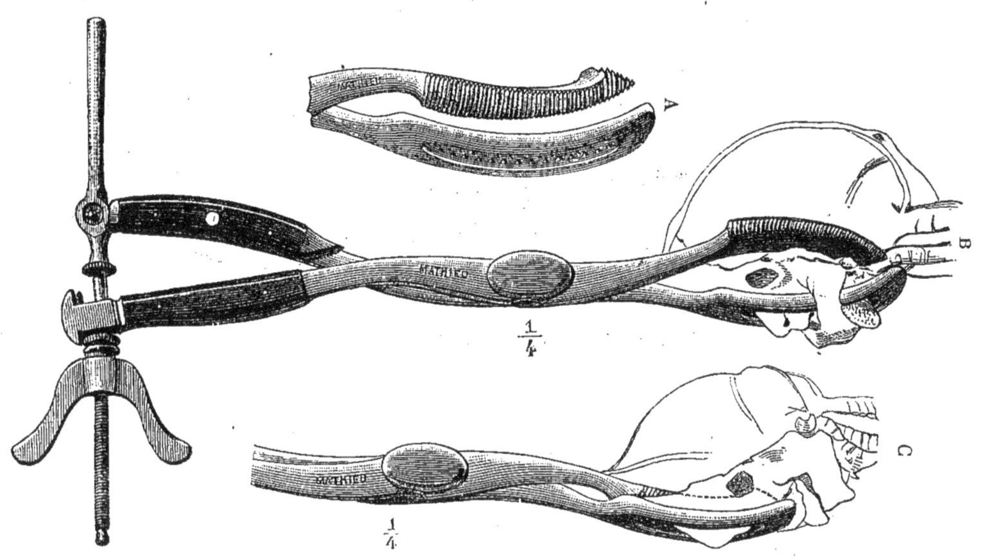

FIG. 930-932. — Cranioclaste de Auvard.

Forceps-scie.

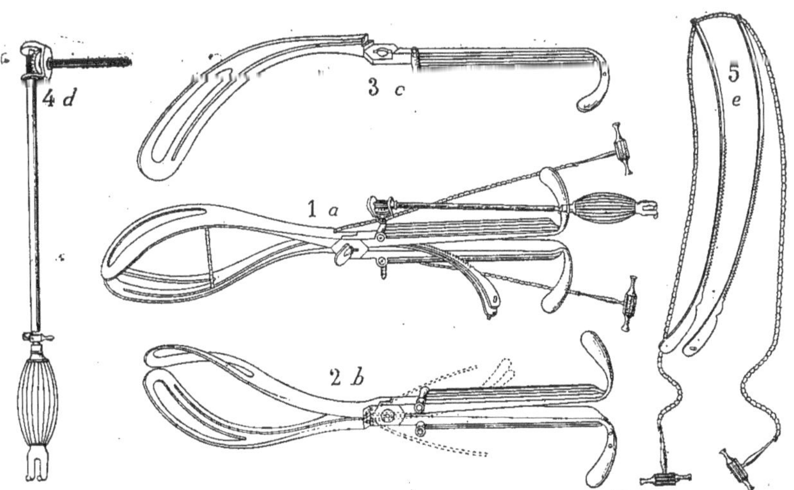

FIG. 933-937. — Forceps-scie de Van-Huevel.

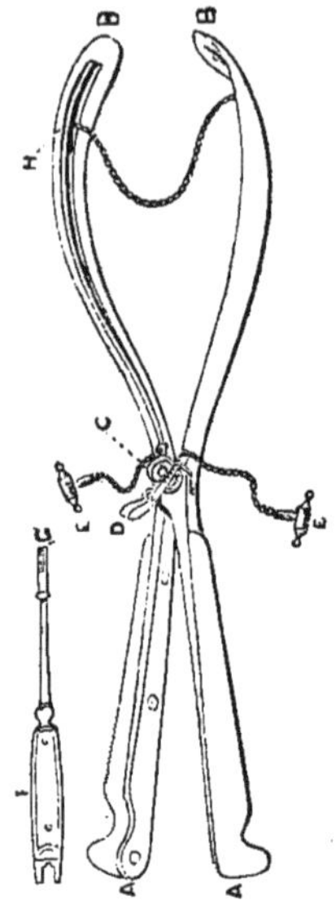

FIG. 938. — Forceps-scie de Billi.

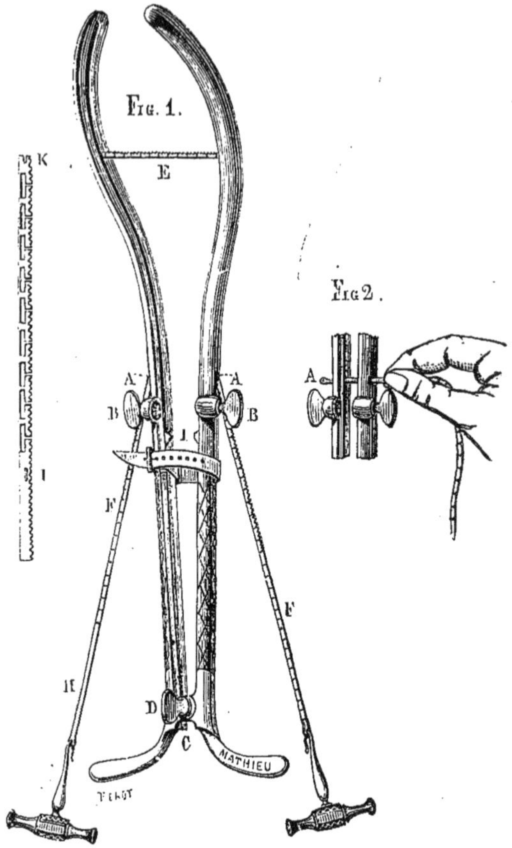

FIG. 939-941.— Forceps-scie avec conducteurs flexibles et à simple scie, de Mathieu.

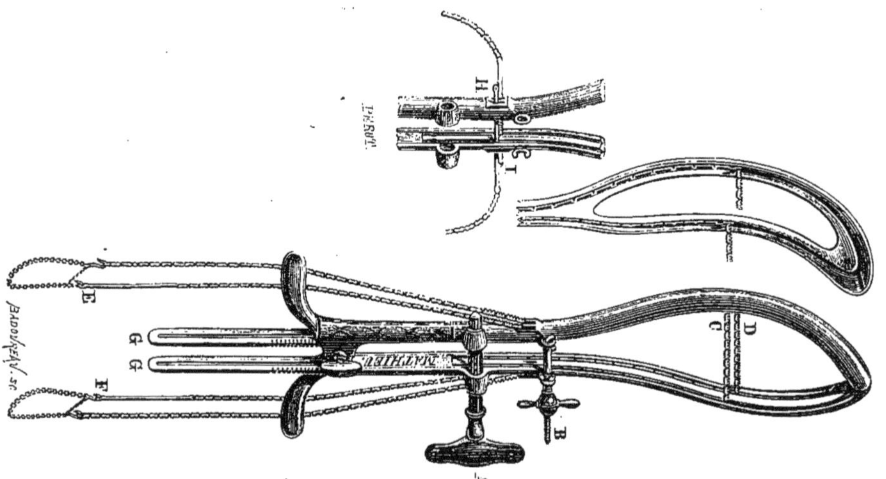

FIG. 942-944. — Forceps à double scie à chaîne de Tarnier, modèle Mathieu.

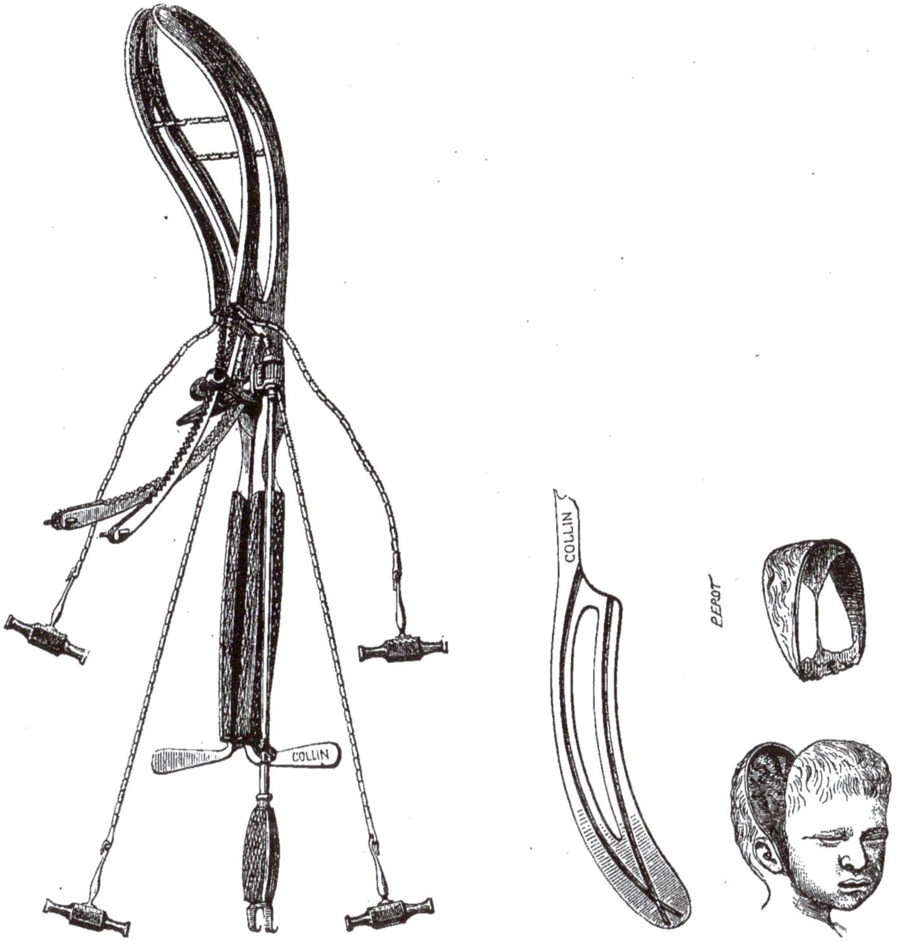

Fig. 945-948. — Forceps à deux scies de Tarnier, les deux sections se réunissent pour détacher une fraction de la tête du fœtus, modèle Collin.

Embryotomes.

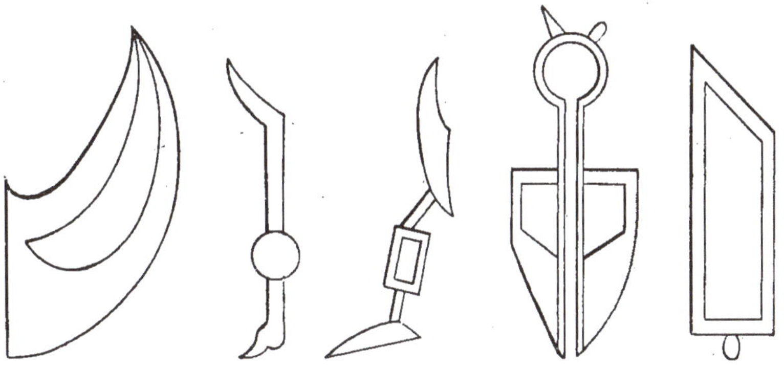

Fig. 949-953. — Différents instruments des anciens pour inciser le fœtus, d'après Albucasis.

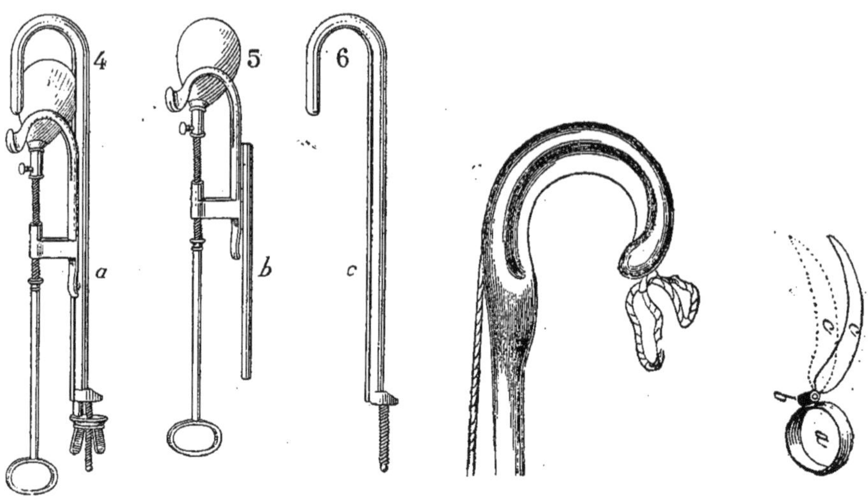

FIG. 954-956. — Embryotome guillotine de Baudelocque.

FIG. 957. — Crochets à décapitation de Hubert fils (1).

FIG. 958. — Bistouri de doigt de Rœderer.

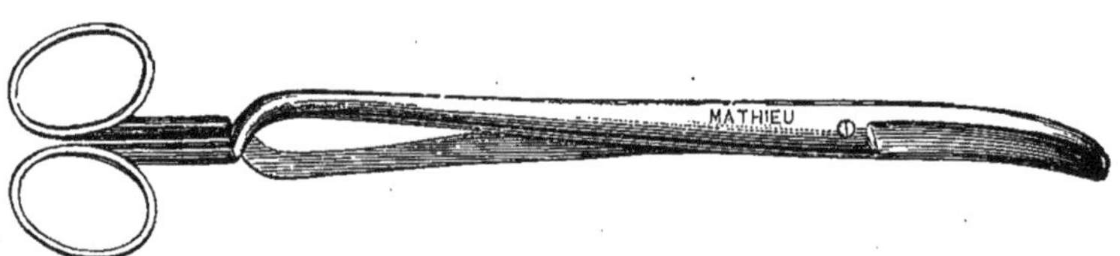

FIG. 959. — Ciseaux courbes boutonnés, de Dubois, modifiés par Pinard, pour la détroncation.

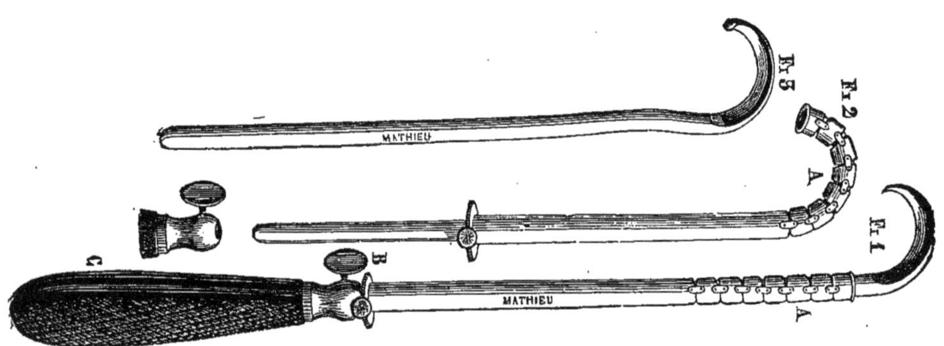

FIG. 960-962. — Crochets tranchants, l'un mousse, l'autre aigu, et leur gaine à extrémité articulée, de Jacquemier.

(1) Wasseige, *loc. cit.*

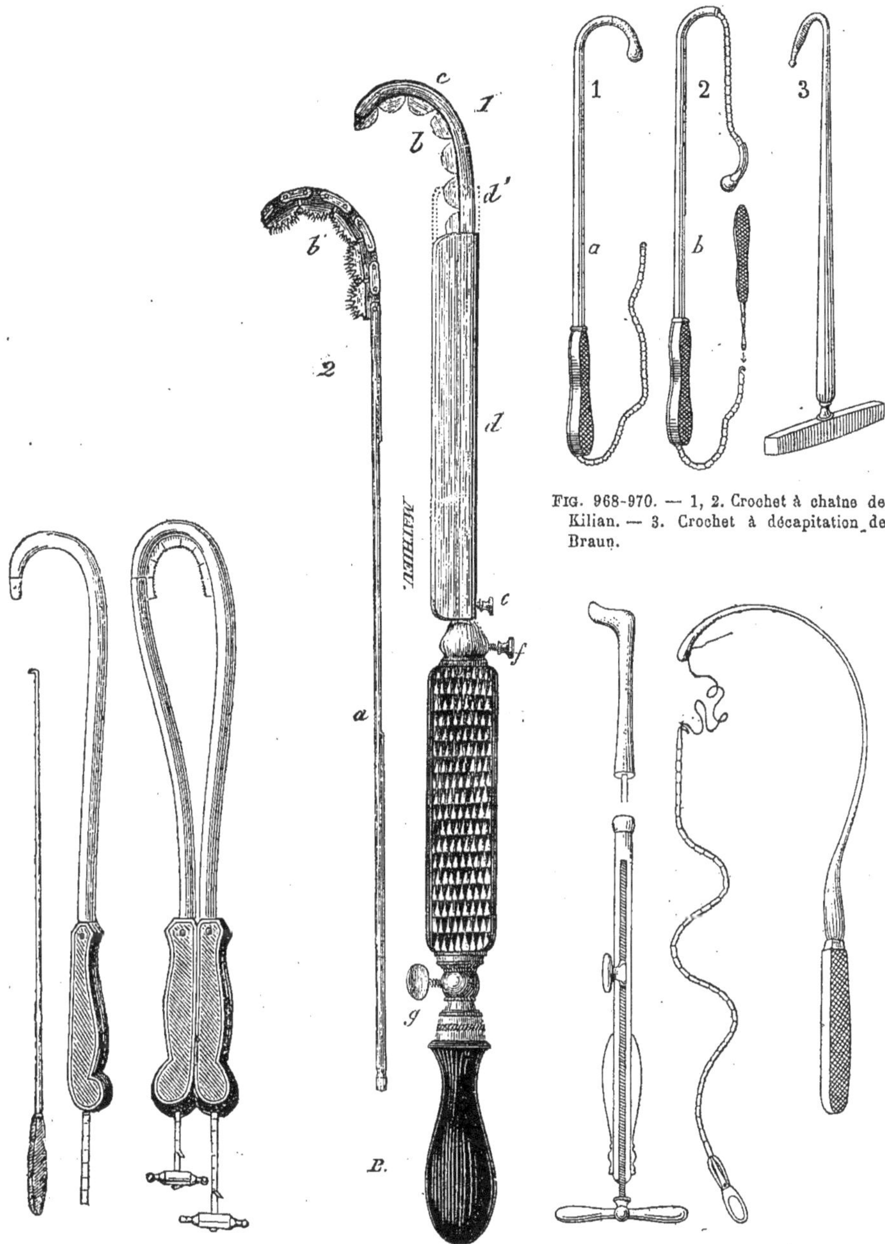

Fig. 968-970. — 1, 2. Crochet à chaîne de Kilian. — 3. Crochet à décapitation de Braun.

Fig. 963-965. — Crochet à scie pour la décapitation de Van der Ecken (1).

Fig. 966, 967. — Embryotome caché de Jacquemier.

Fig. 971, 972. — Diviseur céphalique de Joulin.

(1) Wasseige, *loc. cit.*

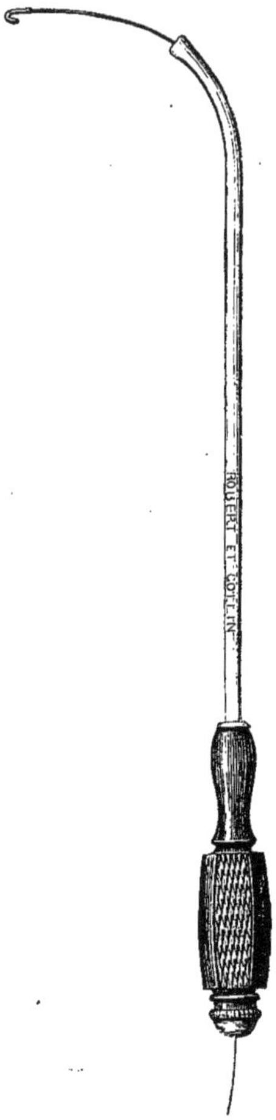

Fig. 973. — Porte-lacs à ressort de Tarnier pour entraîner une scie à chaîne.

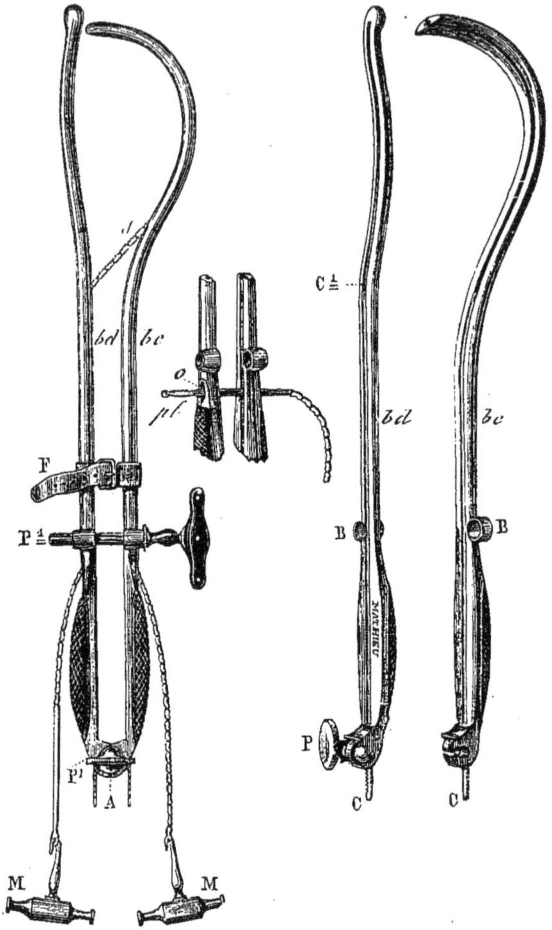

Fig. 974-977. — Embryotome avec scie à chaîne, de Tarnier.

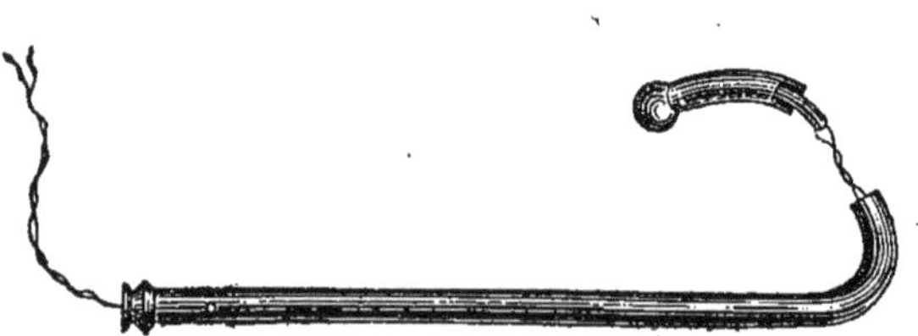

Fig. 978. — Crochet décollateur de G. Chiarleoni.

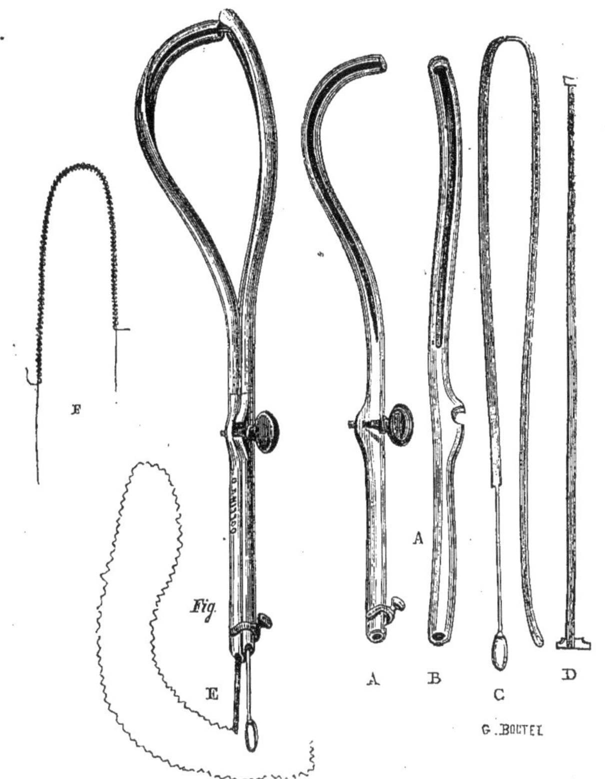

FIG. 979-984. — Embryotome de Pierre Thomas.

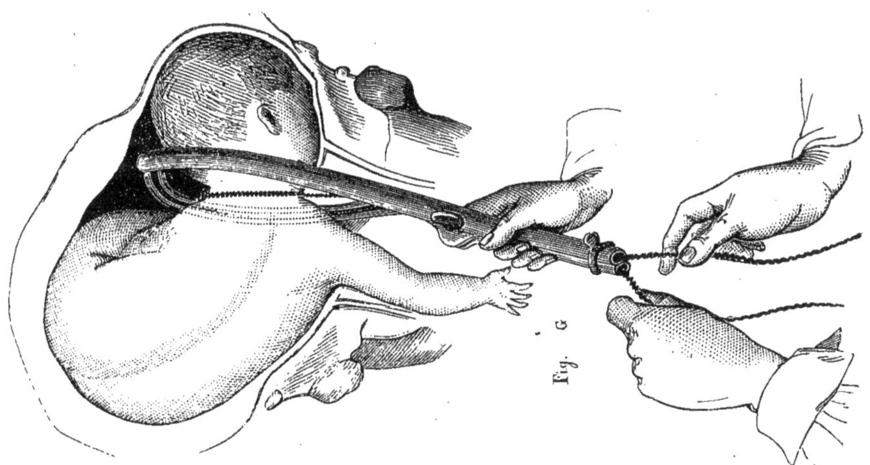

FIG. 985.— Embryotome de Pierre Thomas appliqué autour du cou du fœtus.

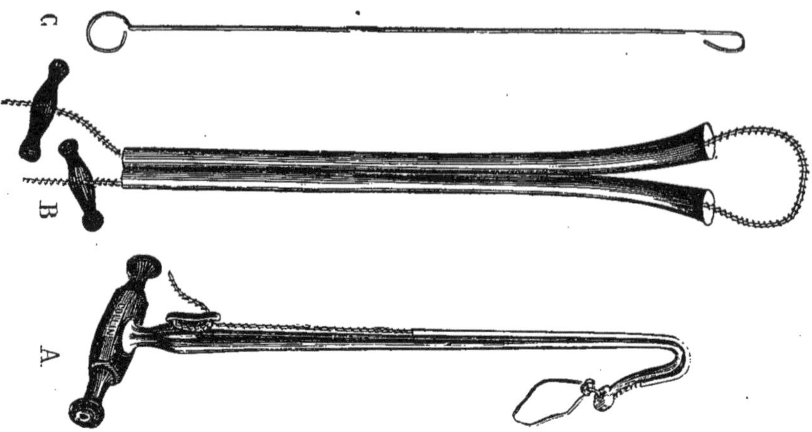

FIG. 986-988. — Crochet embryotome de Pierre Thomas pour la décapitation, 1879.

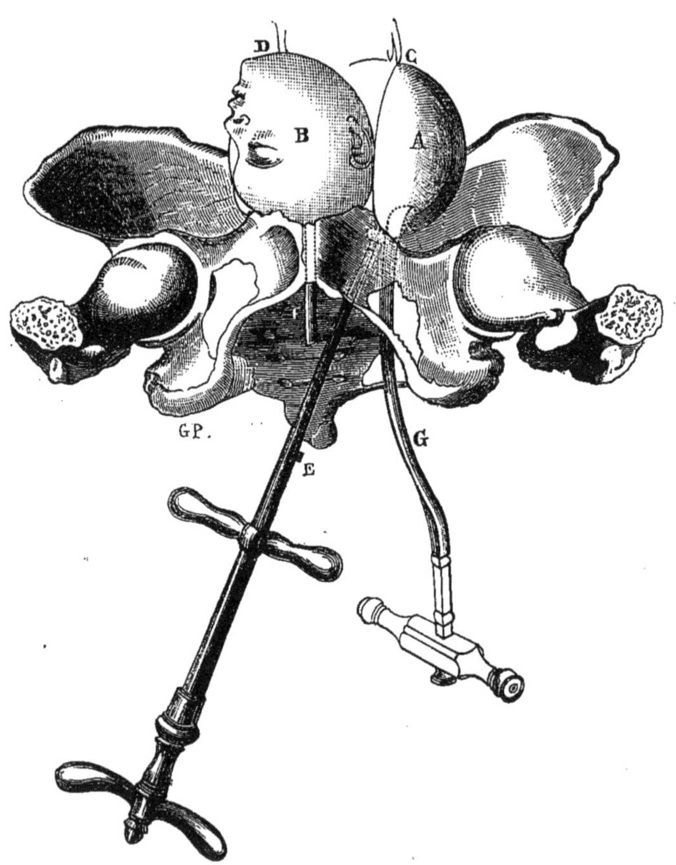

FIG. 989. — Embryotomie à l'aide de la ficelle-scie de Barnes.

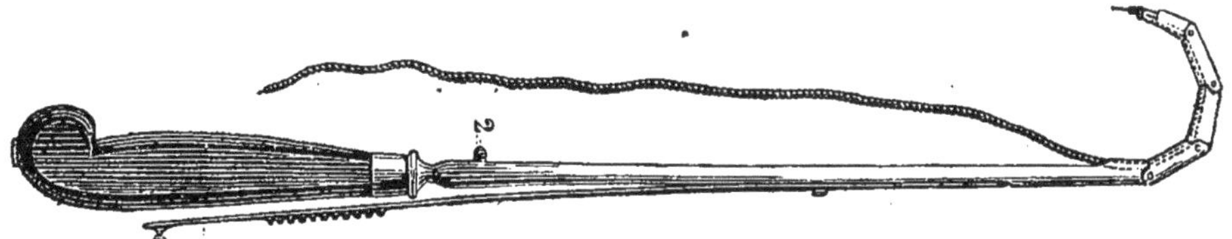

FIG. 990. — Crochet articulé de Hyernaux, 1875 (1).

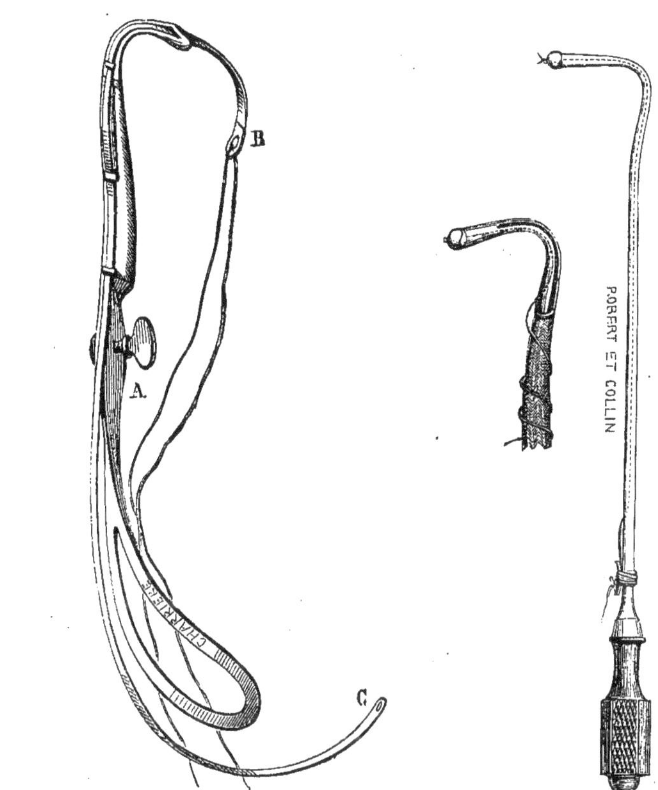

FIG. 991. — Crochet décollateur de Verardini (1).

FIG. 992. — Porte-lacs de Pajot.

FIG. 993. — Instrument de Pajot pour la décollation au moyen du fouet.

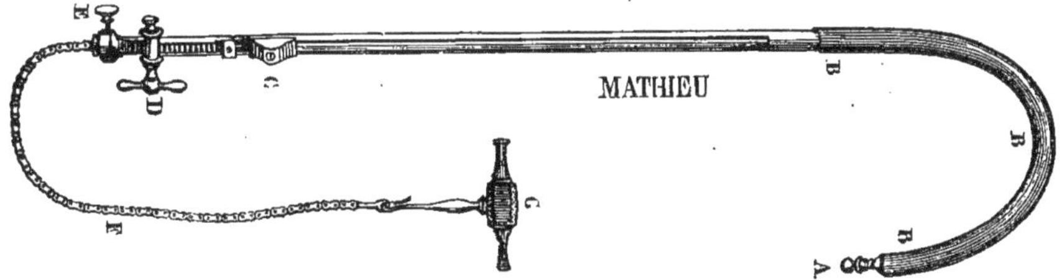

FIG. 994.— Crochet de Stanesco, 1866.

(1) Wasseige, *loc. cit.*

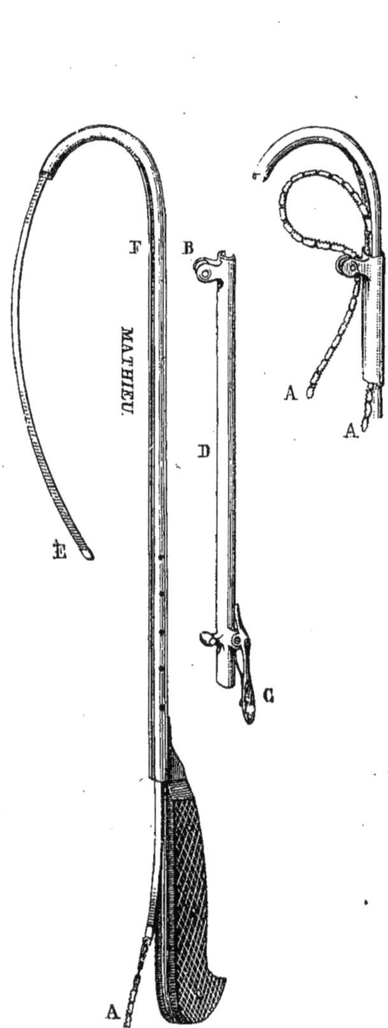

FIG. 995-997. — Embryotome avec conducteur en baleine de Mathieu.

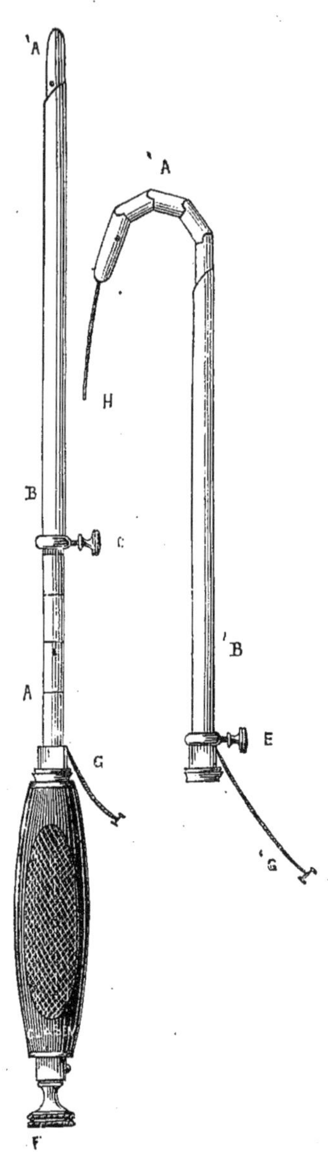

FIG. 998, 999.— Crochet mousse articulé de Wasseige recevant un ressort d'acier à l'extrémité duquel on fixe une ficelle ou la chaîne de l'écraseur.

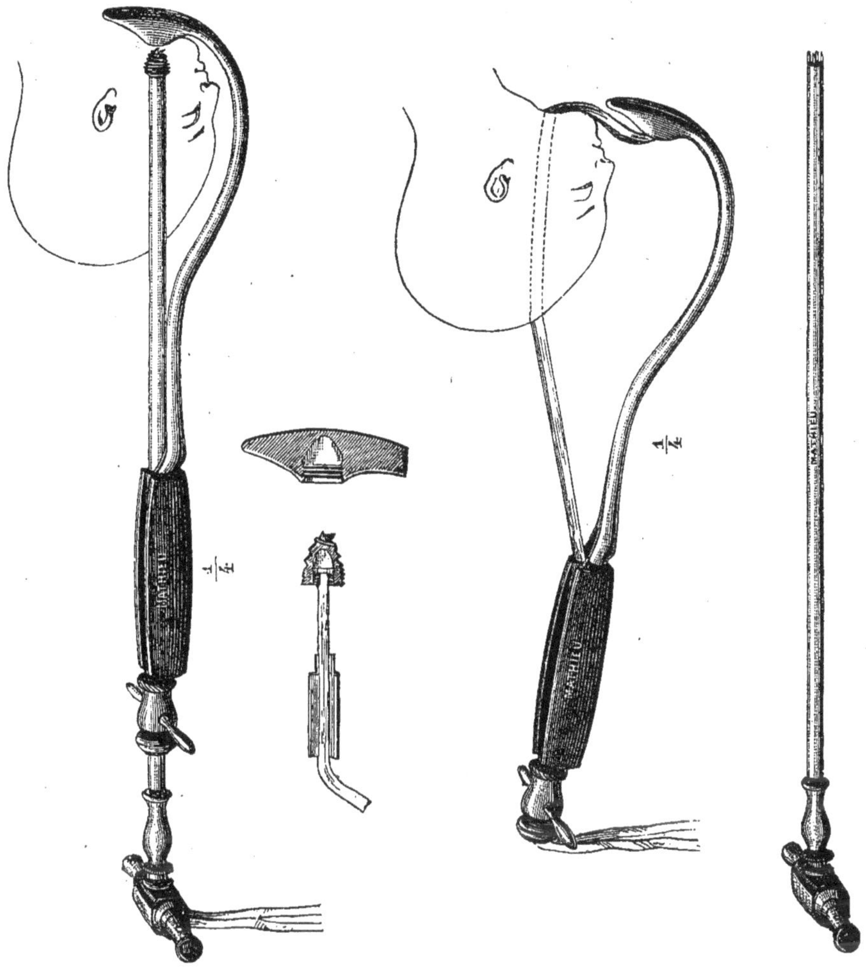

FIG. 1000-1004. — Porte-lacs de Auvard, l'instrument appliqué puis enlevé.

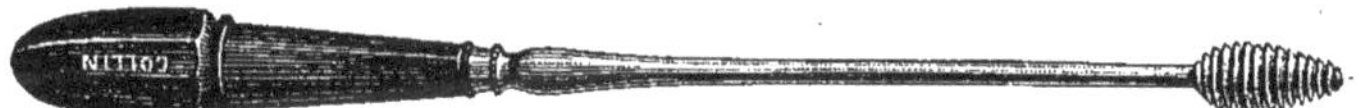

FIG. 1005. — Perforateur de la colonne vertébrale, de Lucas-Championnière.

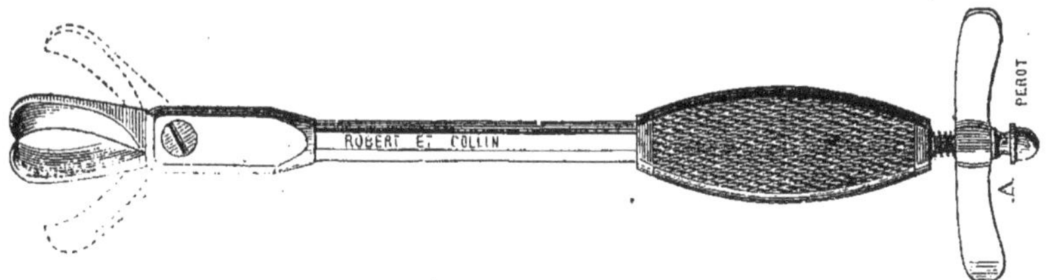

FIG. 1006. — Embryotome en patte de homard, de Lazarewich.

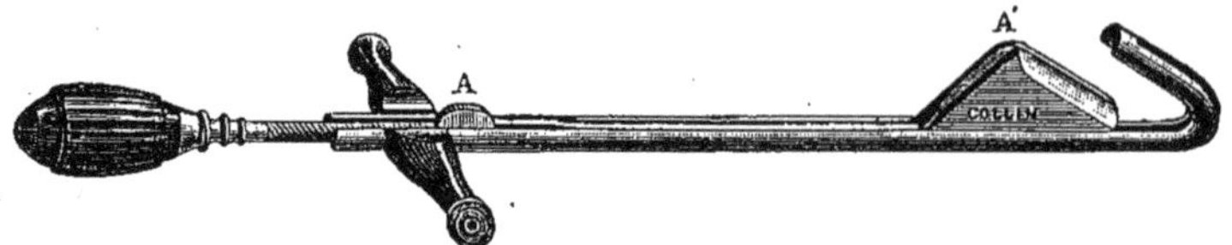

FIG. 1007. — Embryotome Tarnier, premier essai.

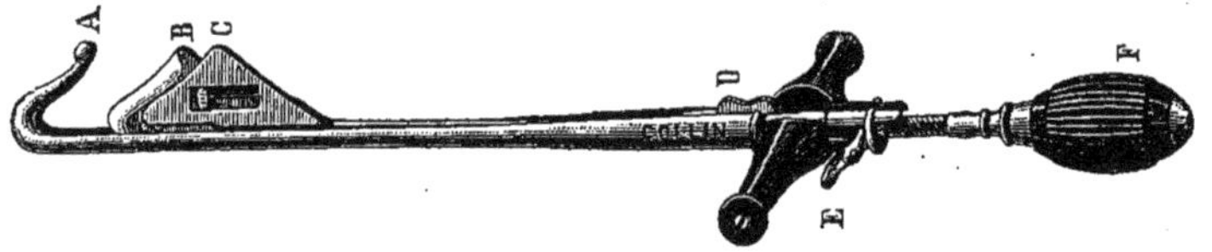

FIG. 1008. — Embryotome Tarnier, nouveau modèle.

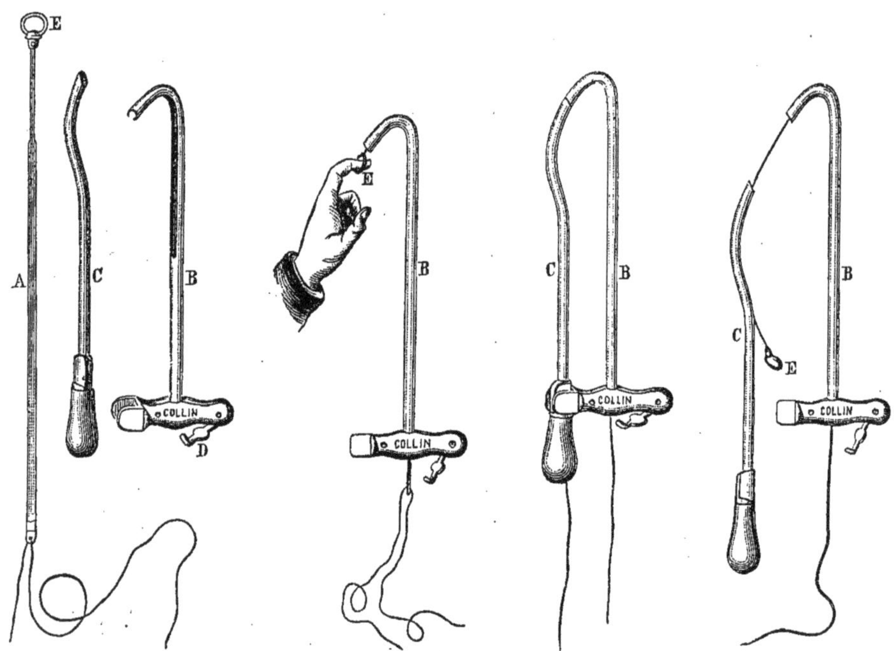

FIG. 1009-1014. — Crochet porte-lacs de A. Ribemont-Dessaignes, 1881.

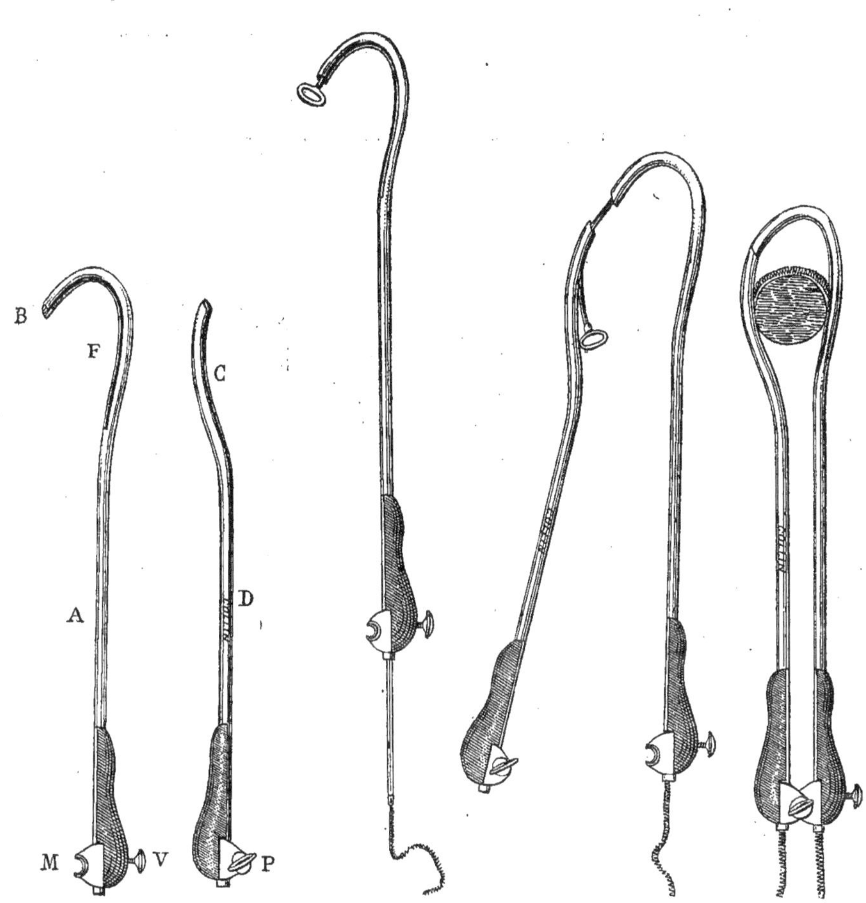

Fig. 1015-1019. — Crochet porte-lacs de A. Ribemont-Dessaignes, modèle de 1887. — Fig. 1015. Crochet métallique fenêtré dans son tiers supérieur, destiné à porter la ficelle-scie autour du cou de l'enfant, et à protéger en partie les organes maternels contre l'action de cette scie. — Fig. 1016. Tube fenêtré destiné à compléter l'appareil protecteur des organes maternels et s'articulant avec le crochet. — Fig. 1017. Crochet muni d'un ressort d'acier E, A (fig. 1009-1014), portant à l'une de ses extrémités une petite pièce à laquelle on attachera la ficelle-scie et présentant à l'autre un anneau métallique mobile. — Fig. 1018. Introduction du tube protecteur. — Fig. 1019. Instrument opérant la décollation.

Instruments pour l'opération césarienne et la symphyséotomie.

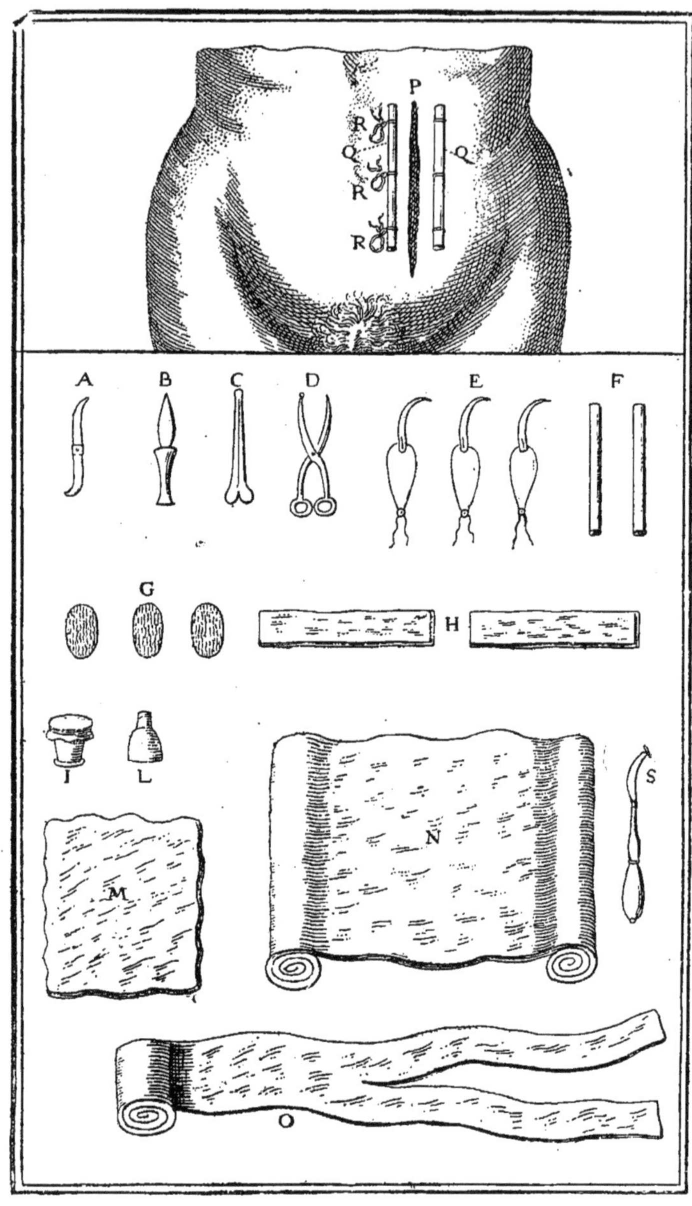

FIG. 1020-1040.— Instruments servant à l'opération césarienne au XVIIIe siècle, d'après J. Mesnard.— A. Bistouri. — B. Scalpel. — C. Sonde crénelée. — D. Ciseaux à bouton. — E. Trois aiguilles courbes. — F. Deux chevilles pour soutenir la suture. — G. Trois plumasseaux de charpie pour la plaie. — H. Deux compresses longues devant recouvrir les deux côtés de la suture. — I. Pot contenant du baume d'arcœus. — L. Fiole contenant du baume du Pérou. — M. Compresse carrée pour recouvrir la plaie. — N. Bandage de corps. — O. Scapulaire pour soutenir le bandage de corps.— P. Plaie recousue. — Q. Chevilles qui soutiennent la suture. — R. Trois points de suture. — S. Bistouri courbe, boutonné pour agrandir l'orifice de la matrice.

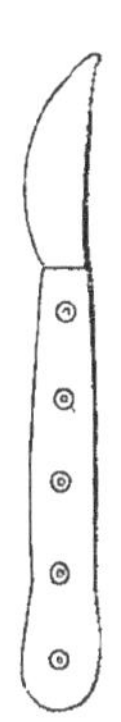

Fig. 1041.— Bistouri boutonné pour la symphyséotomie.

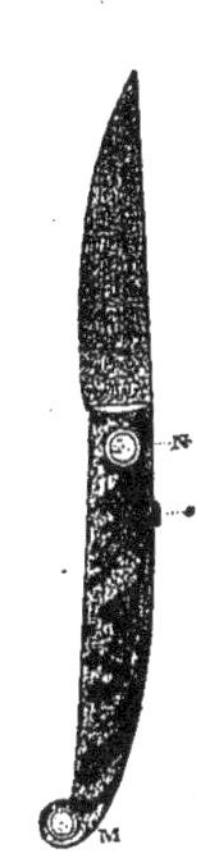

Fig. 1042.— Bistouri convexe de Levret pour l'opération césarienne.

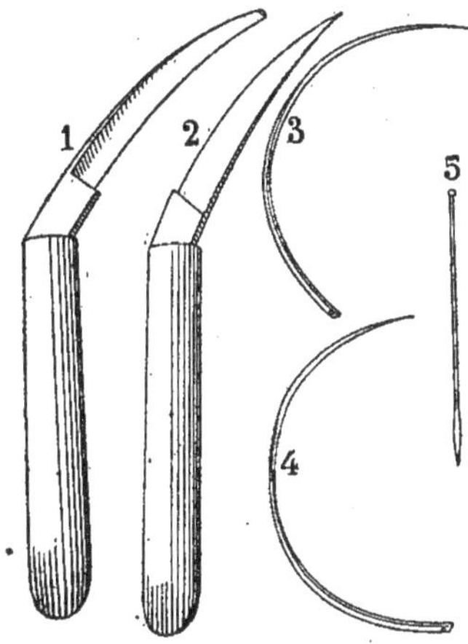

Fig. 1043-1047.— 1, 2. Couteau de Stein. — 3, 4, 5. Aiguilles de Graefe pour l'opération césarienne.

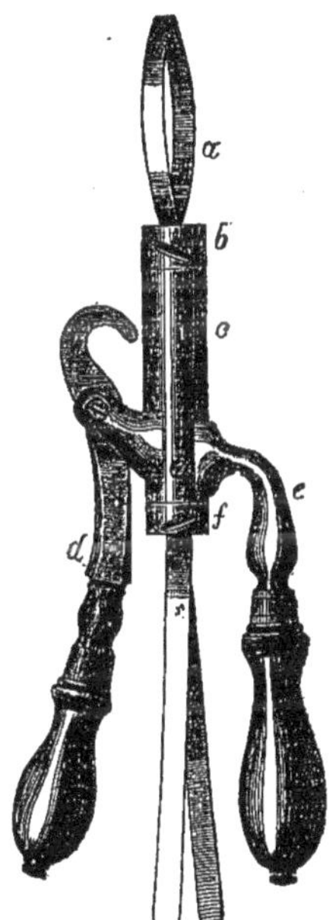

Fig. 1048. — Constricteur de Wasseige pour l'opération de Porro (1).

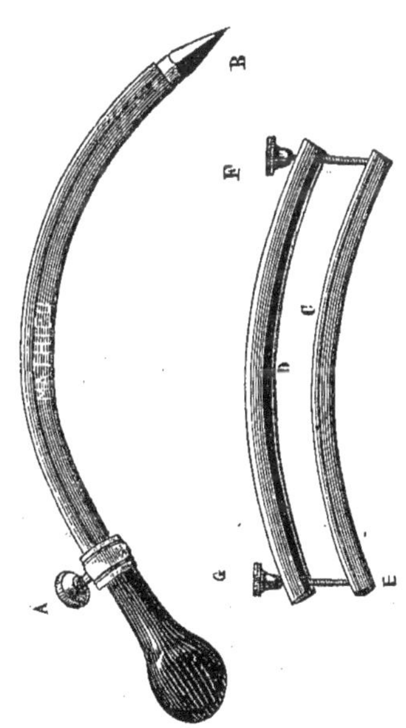

Fig. 1049, 1050. — Appareil de M. de Saint-Germain pour faire l'opération césarienne avec le caustique de Vienne.

(1) Wasseige, *loc. cit.* L'opération de Porro ne différant de l'opération césarienne que par l'amputation utéro-ovarienne, les instruments spéciaux qui sont mis en usage en ce cas ne sont autres que ceux qui servent en gynécologie pour l'hystérotomie.

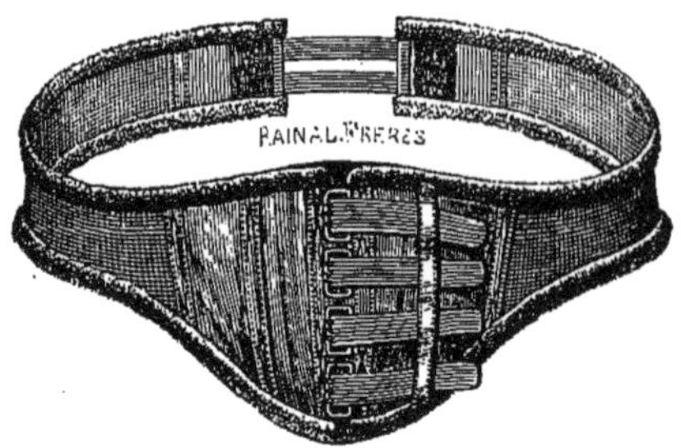

Fig. 1051. — Ceinture applicable à la suite de l'opération césarienne.

III. — INSTRUMENTS UTILISÉS APRÈS L'ACCOUCHEMENT

1° — POUR LA MÈRE

Serres-fines. — Aiguille à sutures.

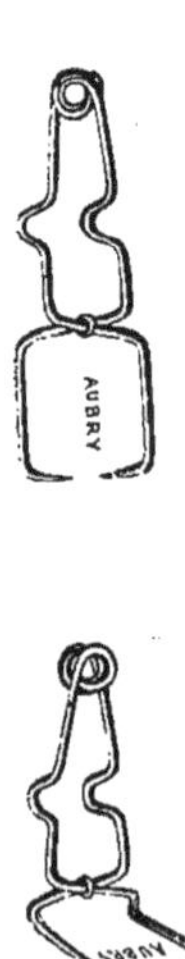

Fig. 1052, 1053.— Serres-fines à pointes de Crequy, pour la déchirure du périnée.

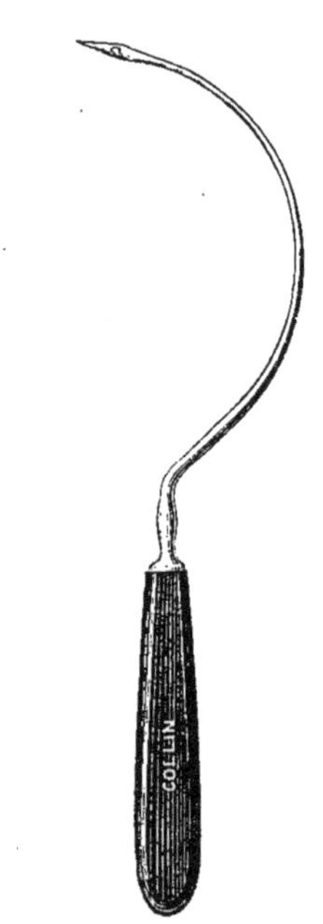

Fig. 1054.— Aiguille à manche de Hemette et de Péan pour sutures périnéales.

Appareils contre les hémorragies.

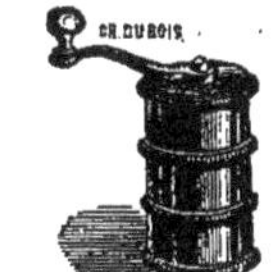

FIG. 1055. — Moulin à ergot de seigle.

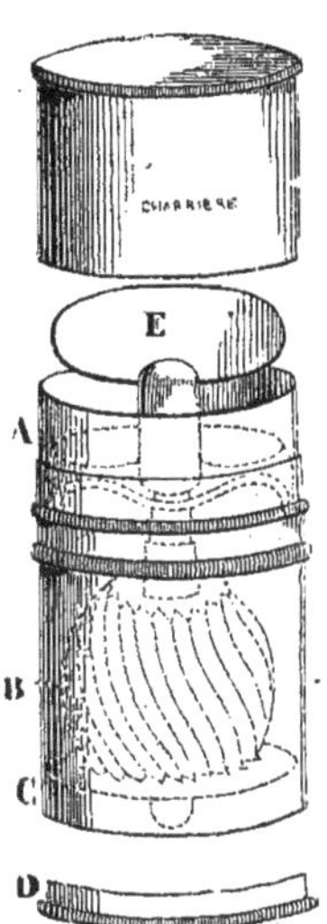

FIG. 1056. — Ergotribe de Douda.

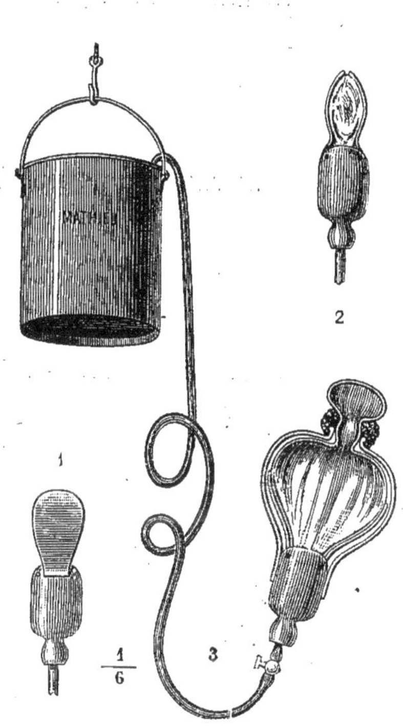

FIG. 1057. — Elytro-ptérygoïde de Chassagny, contre les hémorragies de la délivrance.

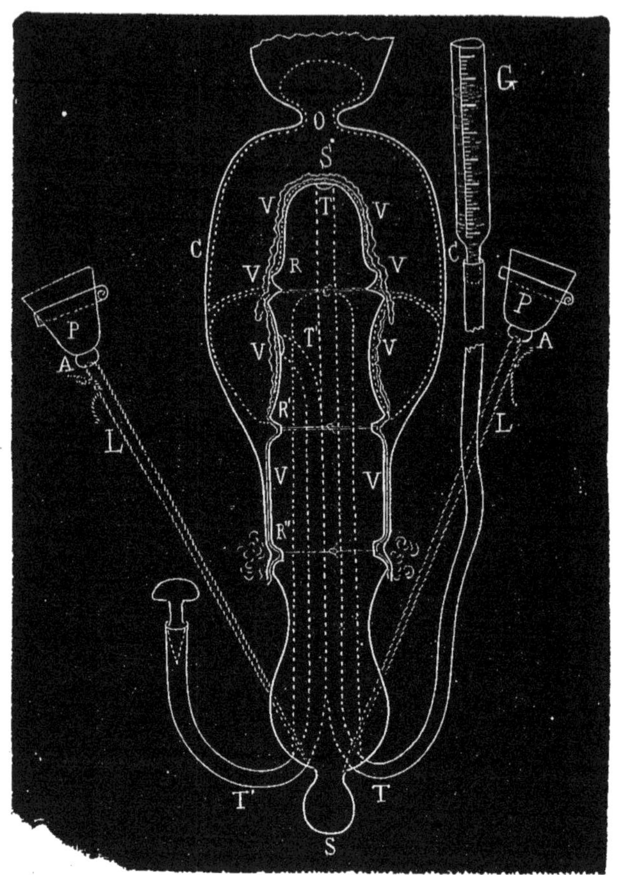

FIG. 1058. — Élytro-ptérygoïde de Chassagny, modèle 1887 (1).

(1) SS'. Spéculum en buis. — VVVV. Vessie fixée sur le spéculum par des fils placés dans les rainures R' R''. — R est une troisième ligature qui divise la vessie en deux compartiments représentés par les lignes ponctuées. Le compartiment inférieur distend la partie moyenne du vagin au-dessus du sphincter et s'oppose à l'issue du compartiment supérieur qui finit de dilater le vagin et pénètre dans l'orifice utérin O.

LL représentent des attaches fixées à l'extrémité manuelle du spéculum et reliées à des pattes P attachées à la chemise de la malade. — G représente un réservoir gradué, en verre, placé à 70 centimètres ou 1 mètre au-dessus de la malade et conduisant le liquide dans les deux compartiments par les tubes T et T'.

Indications : Hémostase, — dilatation du col, — placenta-prævia, — éclampsie, — rétention du placenta, — diagnostic de tumeur intra-utérine, — régression de myômes, — compression du col engorgé, etc.

Transfuseurs (1).

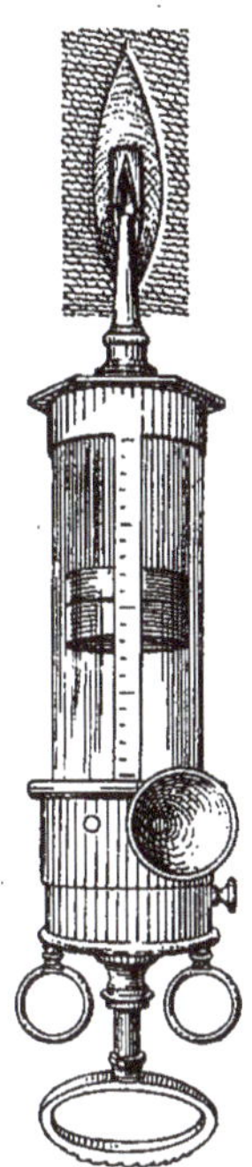

FIG. 1059. — Transfuseur Pajot, 1860.

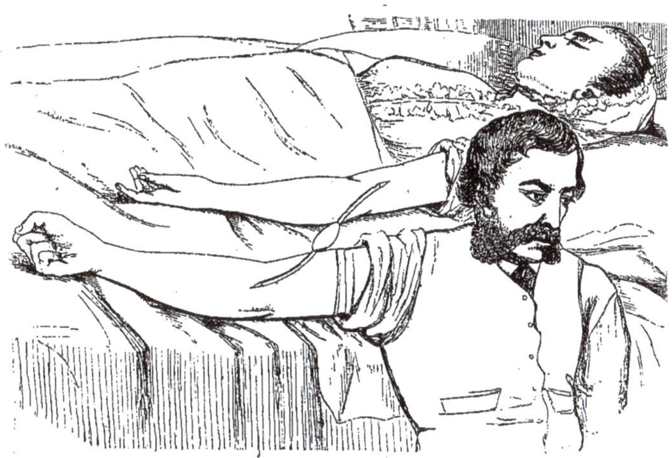

FIG. 1060. — Transfusion du sang, après la délivrance, avec l'appareil d'Avelling.

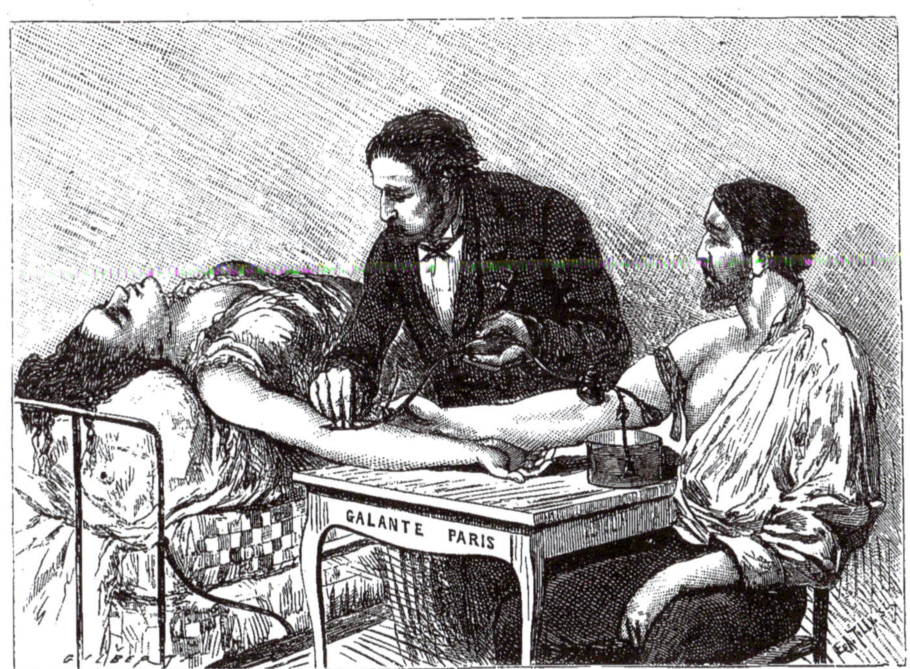

FIG. 1061. — Transfuseur de Roussel, de Genève.

(1) La reproduction de tous les transfuseurs nous entraînerait trop loin, nous ne signalons que ceux qui ont été spécialement destinés aux femmes en couches.

Sondes et Irrigateurs.

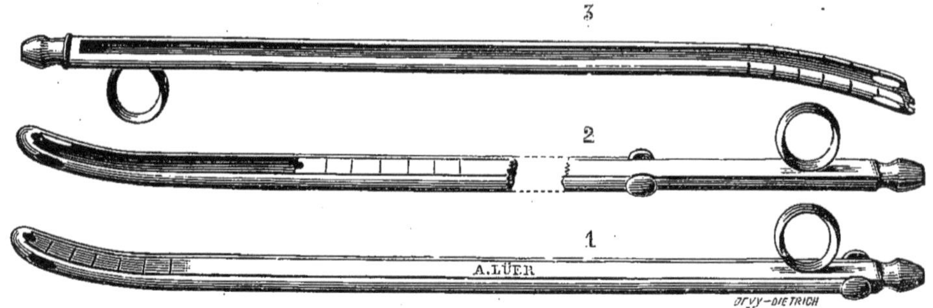

FIG. 1062-1064. — Sonde uréthrale de Tarnier. Sonde plate à parois mobiles permettant le nettoyage.

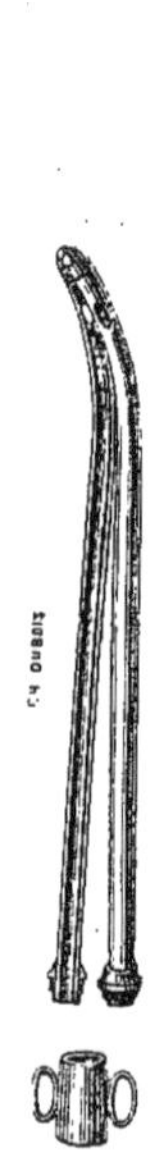

FIG. 1065. — Sonde uréthrale de Pajot.

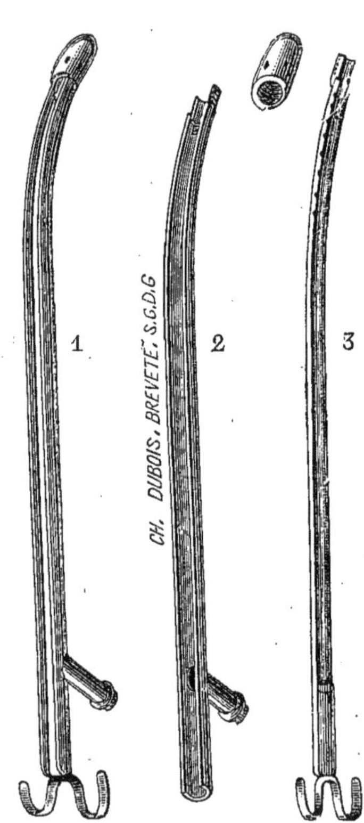

FIG. 1066-1068. — Sonde intra-utérine de Pajot.

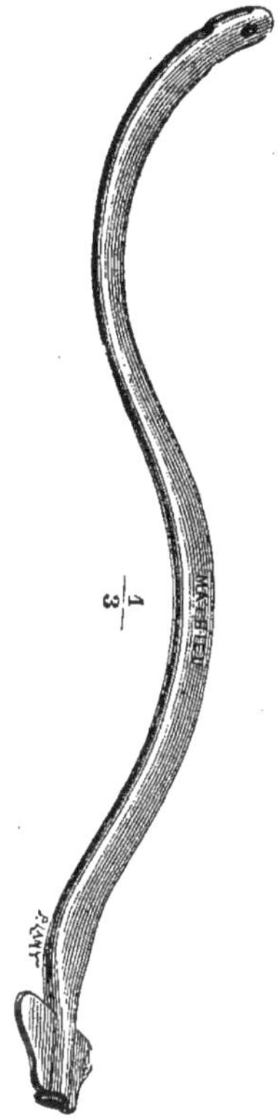

Fig. 1069. — Sonde utérine en S, en argent, de Pinard, pour irrigations continues de la cavité utérine.

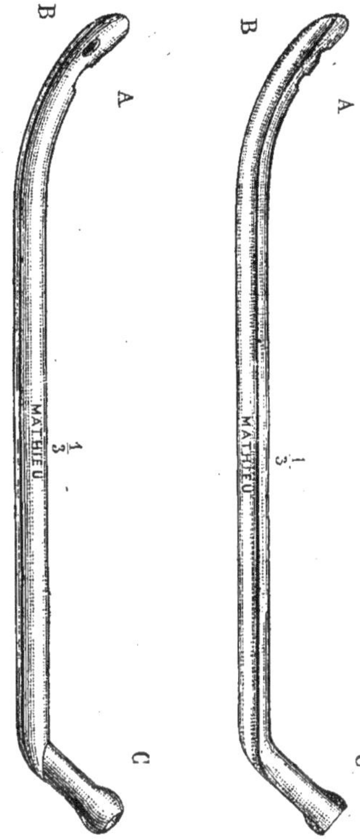

Fig. 1070, 1071. — Sonde en fer à cheval à double courant, de Budin.

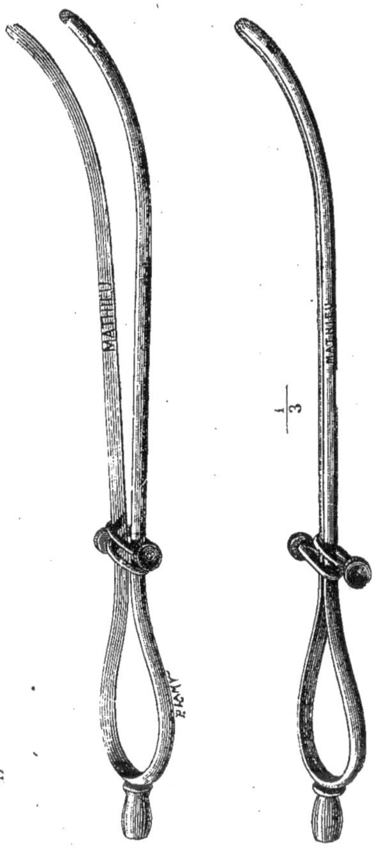

Fig. 1072, 1073. — Sonde à double courant et dilatatrice, en argent, de Doléris.

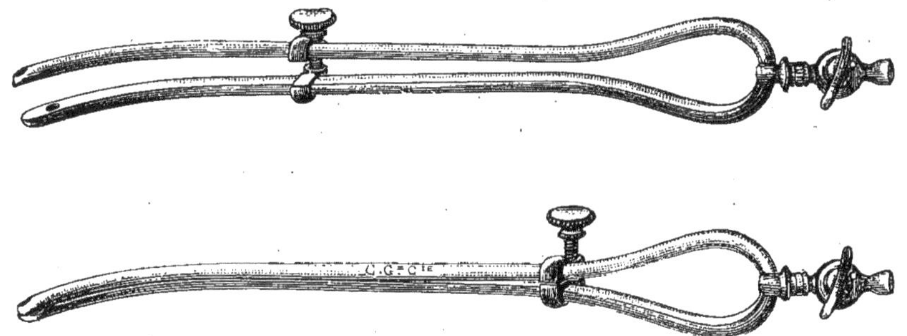

Fig. 1074, 1075. — Sonde intra-utérine de Doléris, modifiée par Gudendag.

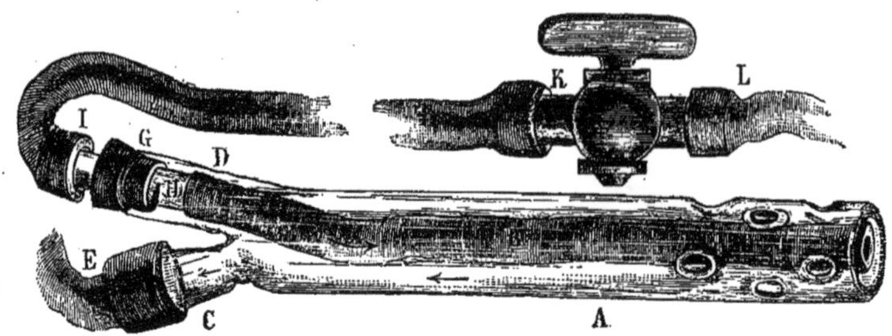

Fig. 1076. — Appareil à irrigation continue de Morosoff.

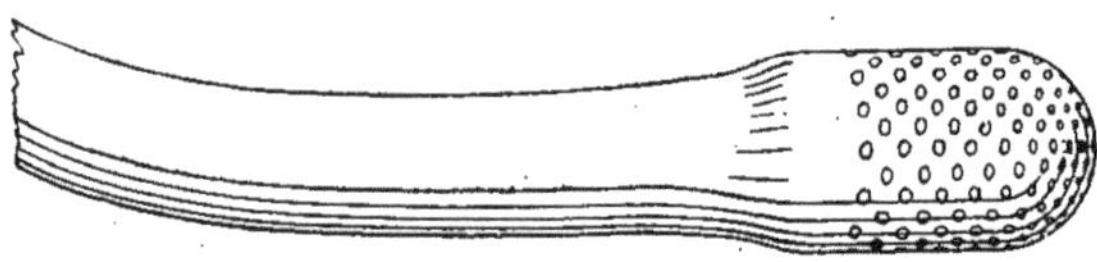

Fig. 1077. — Canule en argent de Hayes, criblée de petits trous qui permettent de lancer dans la cavité utérine une solution aseptique, sous forme de pulvérisation.

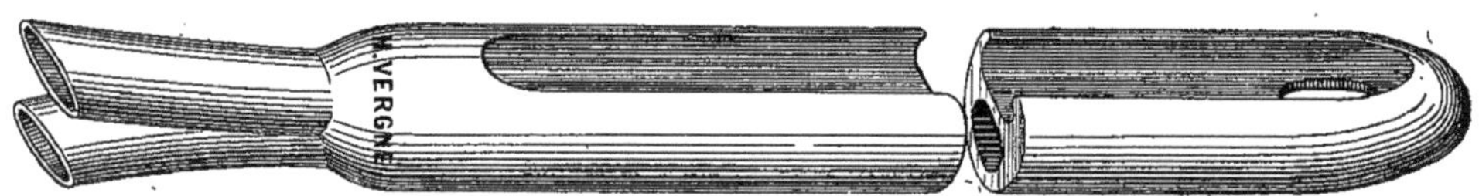

Fig. 1078. — Sonde intra-utérine de Delore, modifiée par Porak.

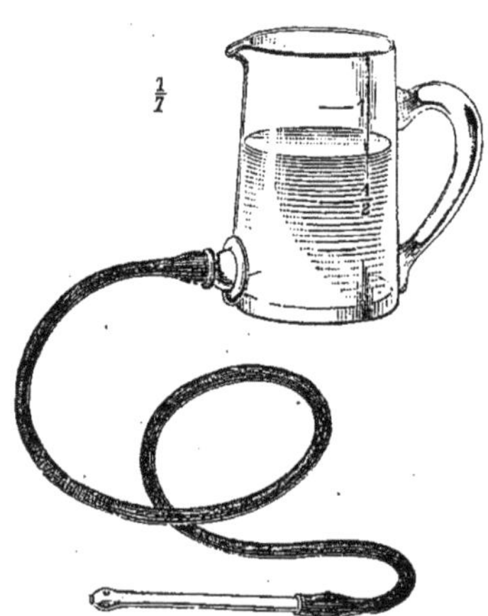

Fig. 1079. — Bock injecteur en verre avec canule vaginale en verre, de Pinard.

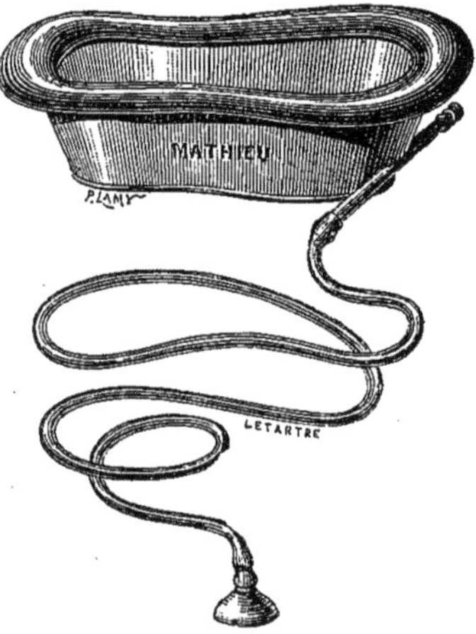

Fig. 1080. — Bassin avec tube évacuateur pour irrigations continues, de Pinard.

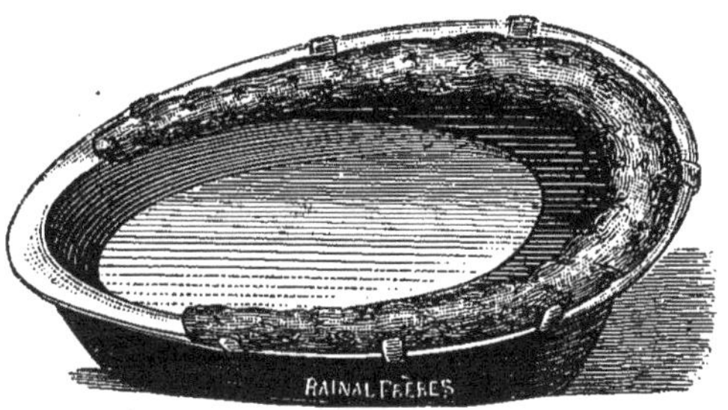

FIG. 1081. — Bassin pour lotions après l'accouchement.

2° — POUR LES NOUVEAU-NÉS

Insufflateurs.

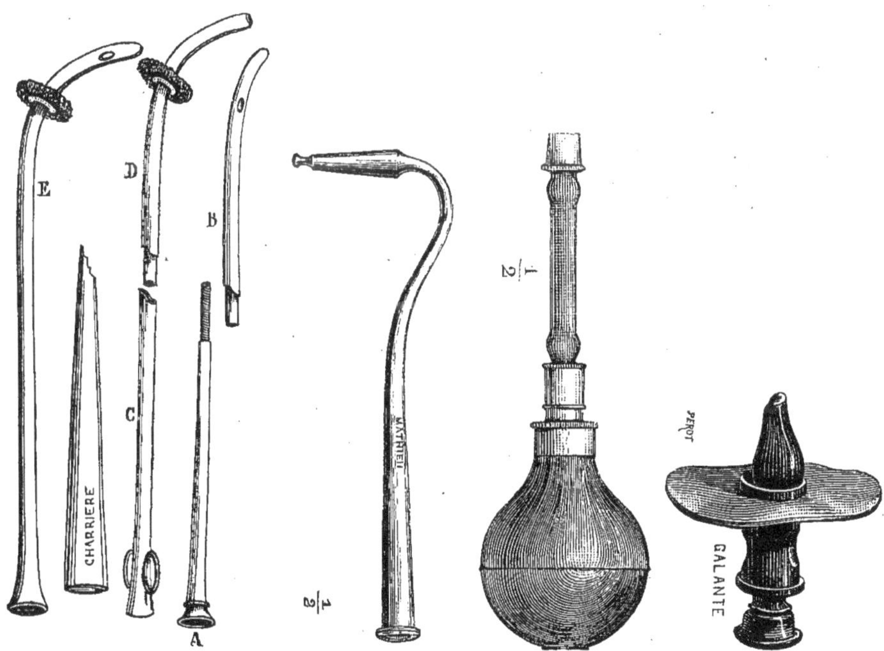

FIG. 1082-1085. — E. Tube de Chaussier à ouverture latérale. — A, B. Même tube se démontant pour la trousse. — D. Tube de Depaul à ouverture terminale.

FIG. 1086, 1087. — Tube laryngien de Ribemont, avec sa poire insufflatrice.

FIG. 1088. — Insufflateur de Maréchal.

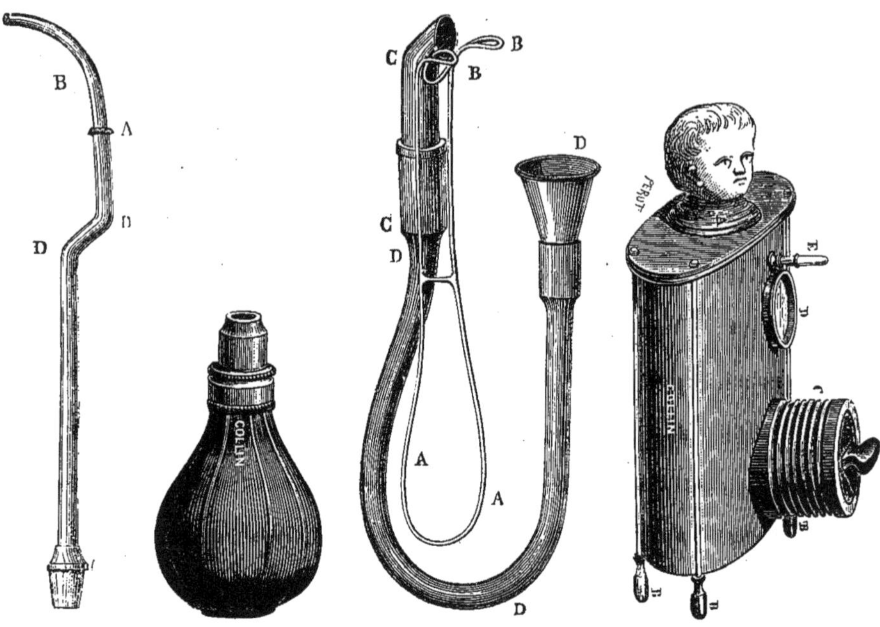

FIG. 1089, 1090. — Aérophore de Gairal, avec sa poire en caoutchouc.

FIG. 1091 — Insufflateur de Pros.

FIG. 1092. — Spirophore de Woillez.

Instruments pour la section du cordon ou du filet (1).

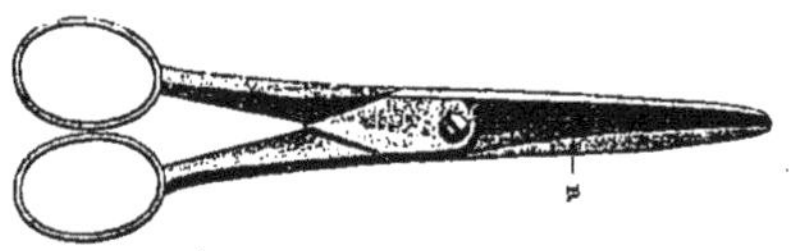

FIG. 1093. — Ciseaux à tranchants concaves de Levret, pour couper le cordon.

(1) Autrefois les barbiers se servaient de la lancette pour couper le filet; les sages-femmes, du temps de Fabrice Aquapendente, « tiennent toujours un de leurs ongles prest et pointu pour couper à tous les enfants qui naissent le ligament qu'ils ont sous la langue, croyant que si elles y manquoient, les enfants ne pourroient jamais parler. Comme si la nature avait besoin du secours d'une chétive femme pour faire parler l'homme à qui la parole est essentielle. »

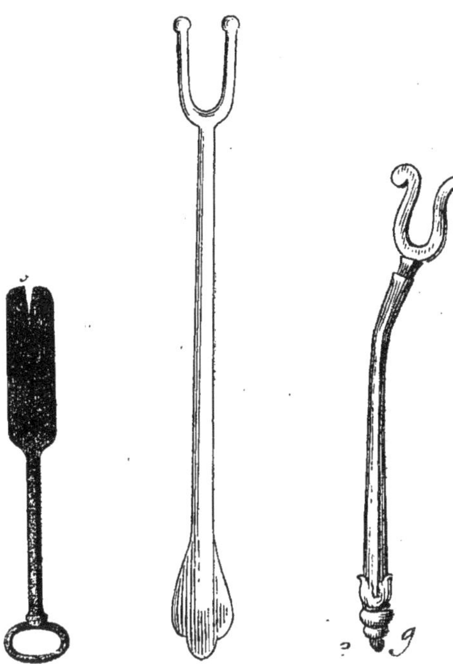

Fig. 1094, 1095, 1096. — Fourchettes employées autrefois pour la section du filet.

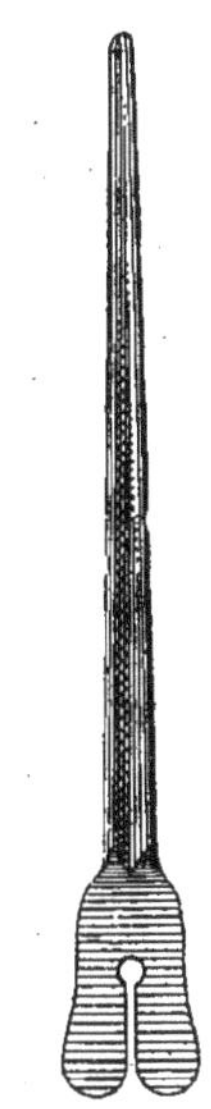

Fig. 1097. — Sonde cannelée de trousse utilisée de nos jours pour le filet.

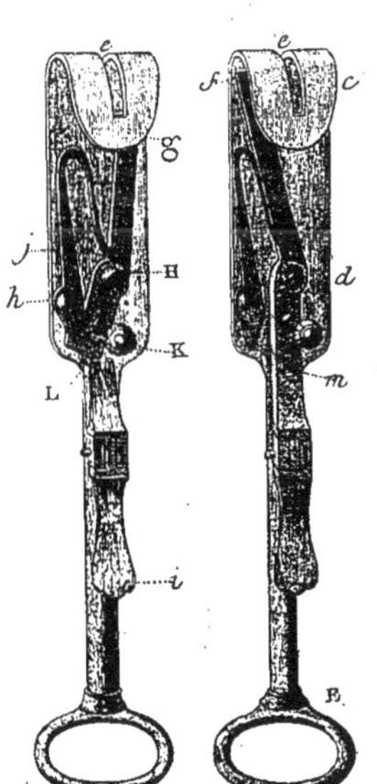

Fig. 1098, 1099. — Instrument à ressort de Petit, avant et après la section du filet par le bistouri à ressort.

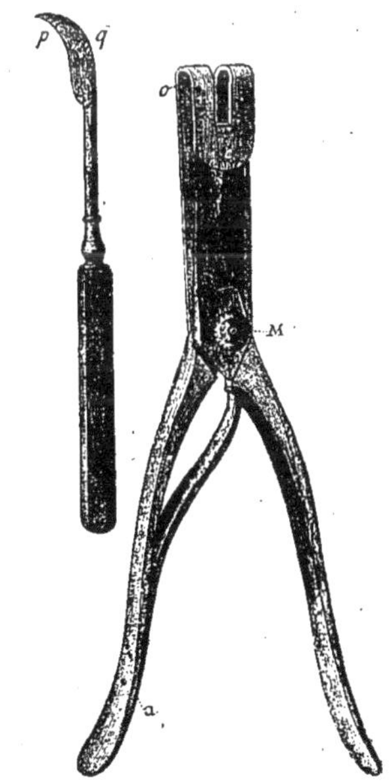

Fig. 1100, 1101. — Bistouri fixe et courbe de Péan pour la section du filet. Ciseaux à gaine et à ressort de Petit pour le même usage.

Couveuses et appareils à gavage.

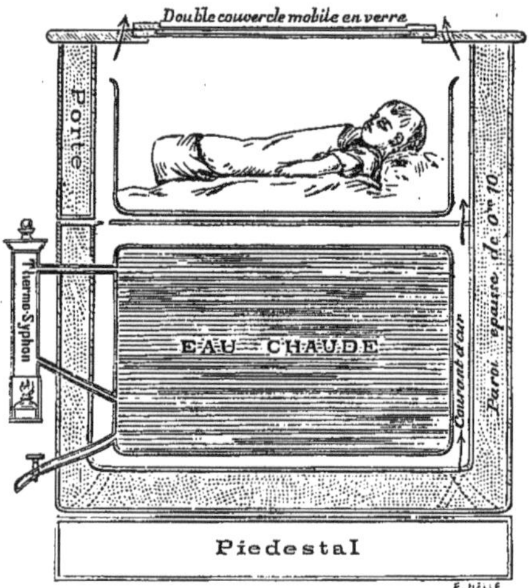

Fig. 1102.— Couveuse de la Maternité construite, d'après les indications de Tarnier, par M. Odile Martin. Les parois épaisses sont remplies de sciure de bois, pour les rendre isolantes.

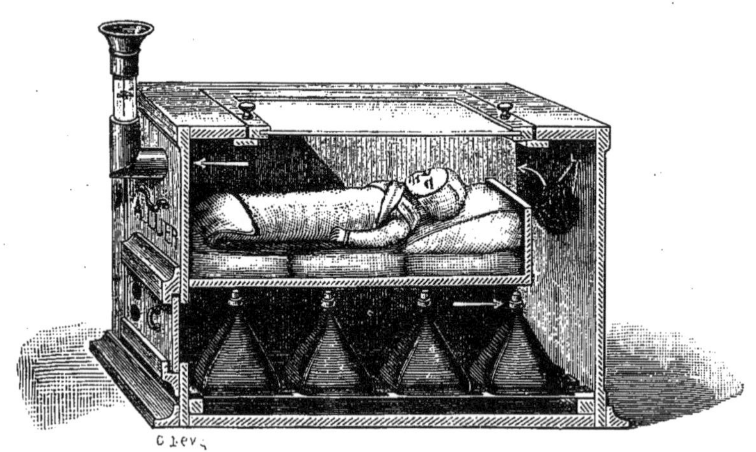

Fig. 1103.— Coupe de la couveuse de Tarnier.

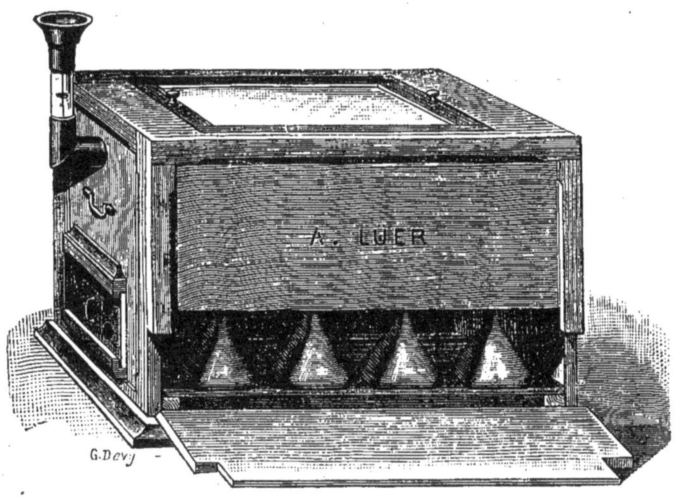

Fig. 1104. — Couveuse fermée.

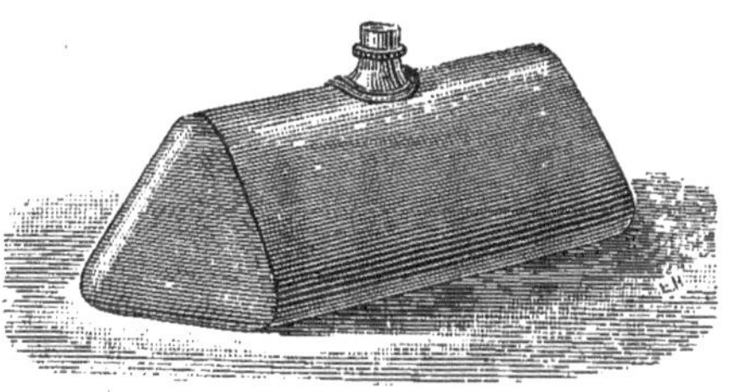

Fig. 1105. — Boule d'eau chaude en grès ou moine, servant à chauffer la couveuse.

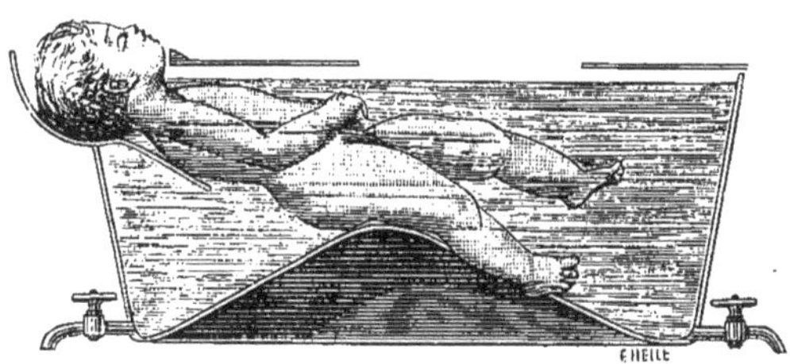

Fig. 1106. — Coupe de l'appareil de Winckel pour bains permanents ou prolongés, destinés aux enfants nés avant terme ou présentant des troubles respiratoires.

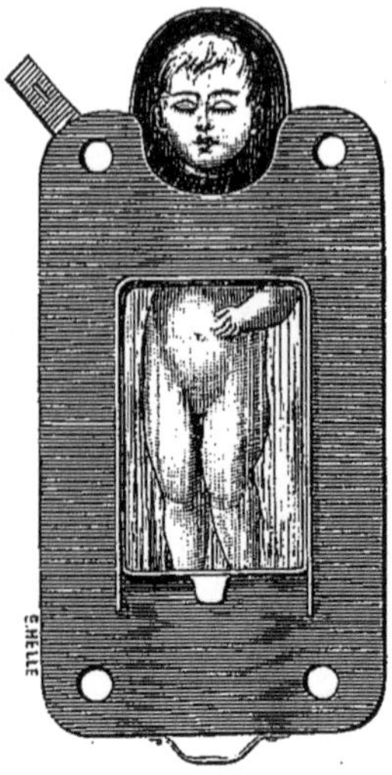

Fig. 1107. — Baignoire de Winckel, munie de son couvercle, vue par sa partie supérieure.

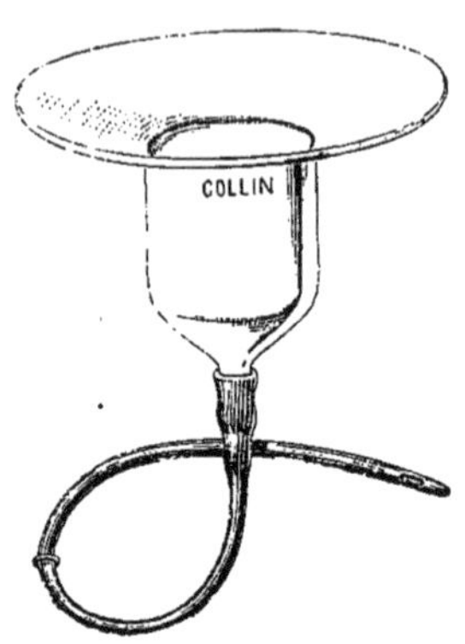

Fig. 1108. — Appareil de Tarnier, dit en bout de sein, pour le gavage des nouveau-nés.

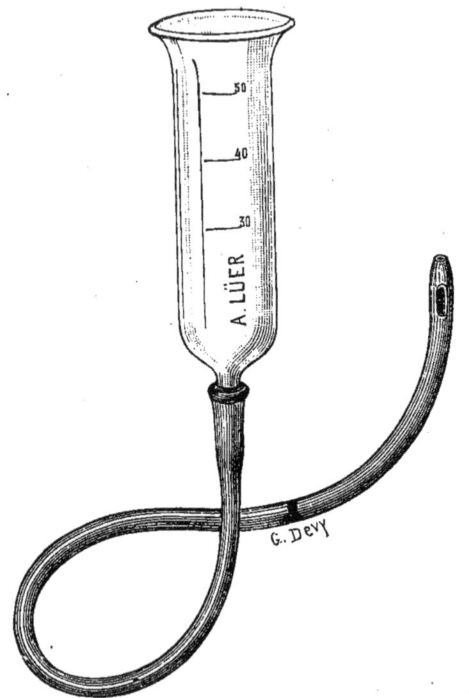

Fig. 1109. — Appareil de Tarnier, modèle Luer, pour le gavage des nouveau-nés.

Appareils pour mesurer ou peser le nouveau-né.

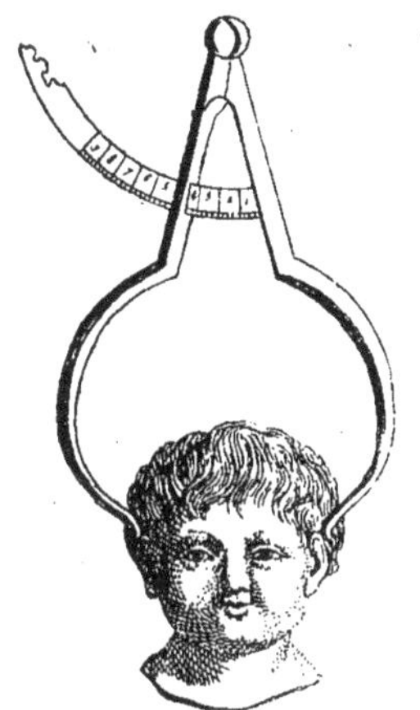

Fig. 1110. — Céphalomètre de Stein.

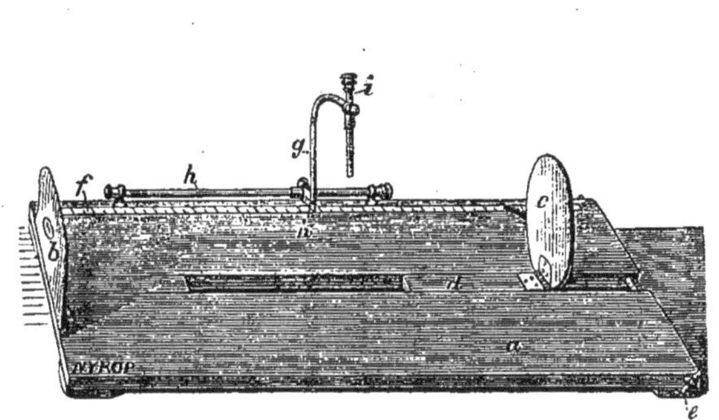

Fig. 1111. — Appareil de Nyrop pour mesurer les nouveau-nés.

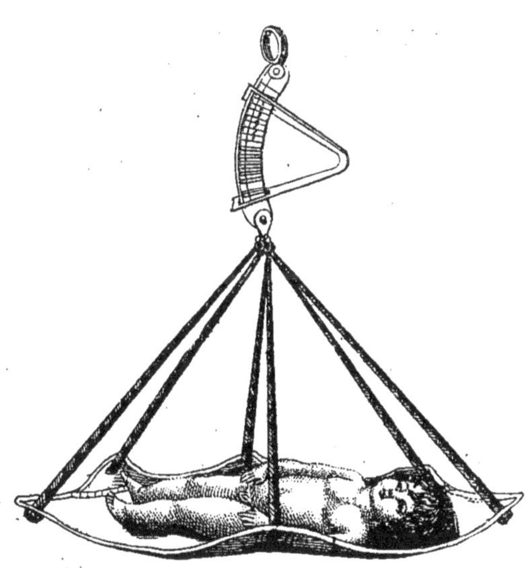

Fig. 1112. — Baramacomètre de Stein.

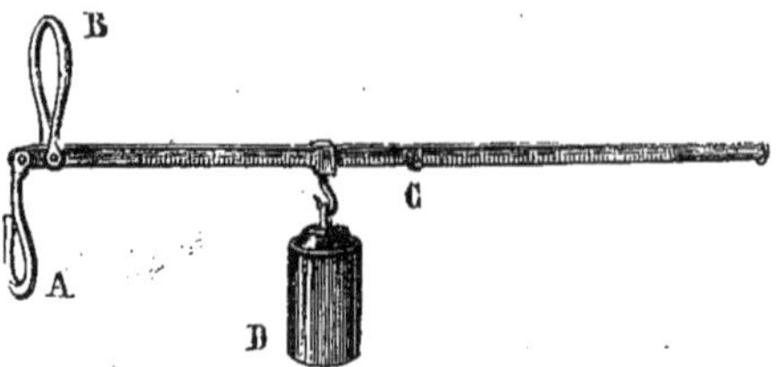

FIG. 1113. — Peson Odier et Blache.

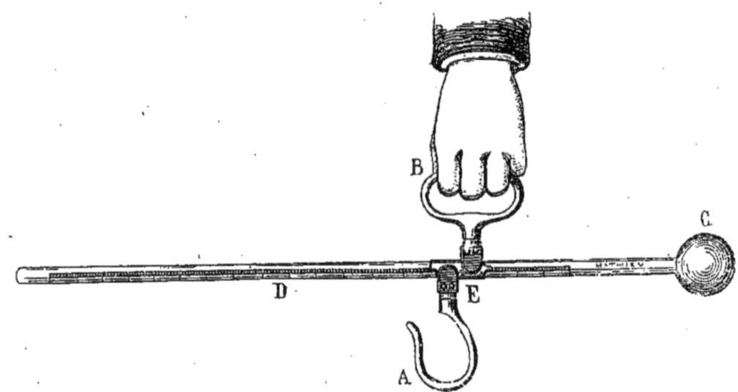

FIG. 1114. — Peson Odier et Blache, nouveau modèle.

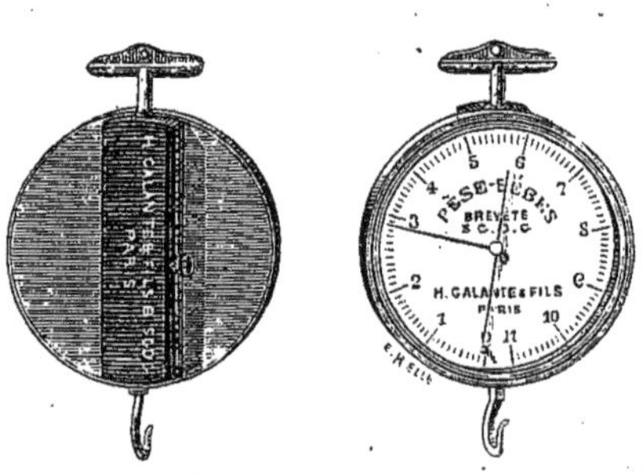

FIG. 1115, 1116. — Pèse-bébés du docteur Bouchut.

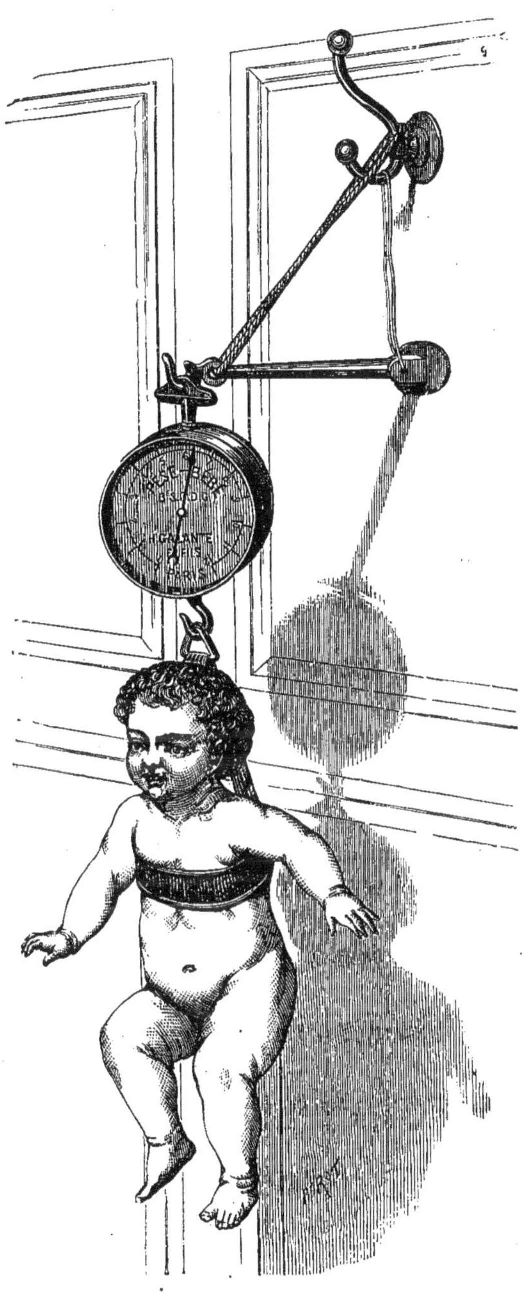

Fig. 1117.— Pèse-bébés du docteur Bouchut, disposé avec une bretelle.

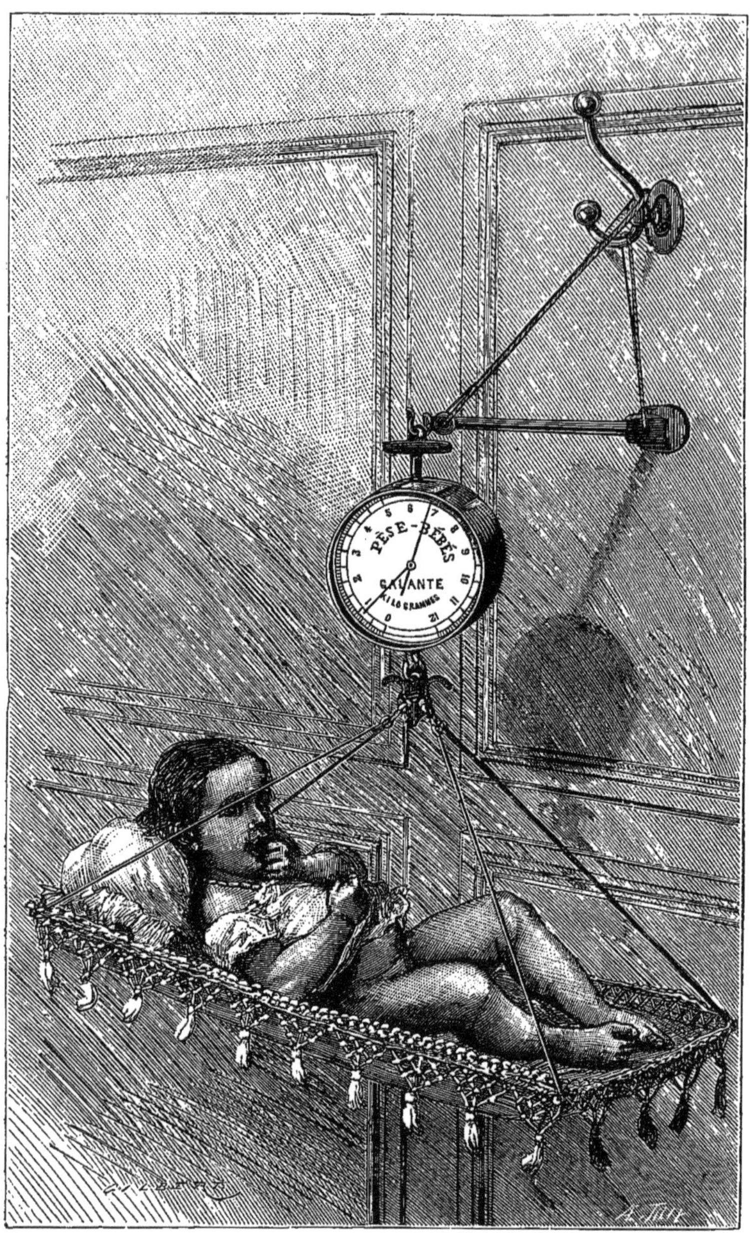

Fig. 1118.— Pèse-bébés du docteur Bouchut, disposé avec une nacelle-berceau pliant.

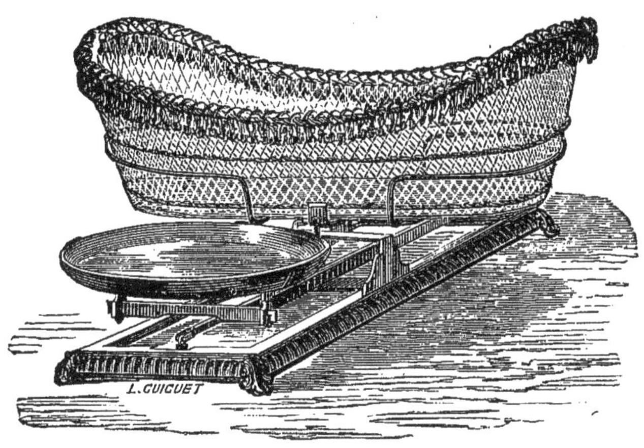

FIG. 1119. — Berceau pèse-bébés de Groussin.

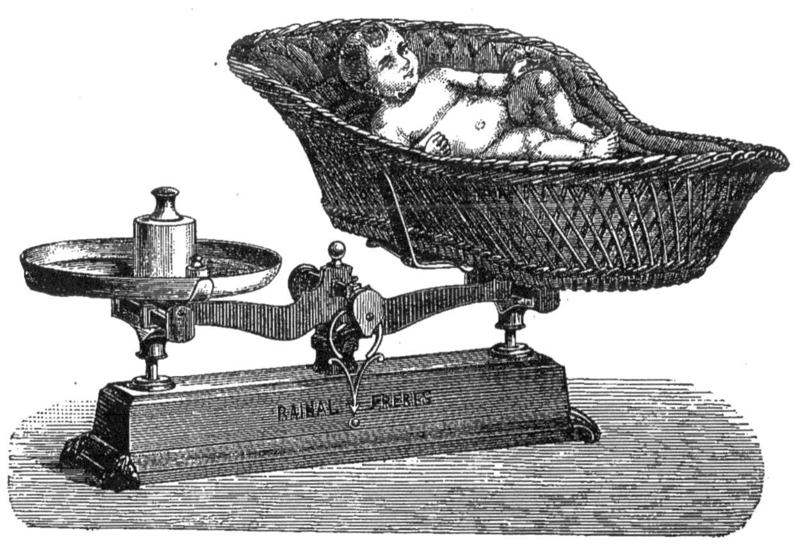

FIG. 1120. — Berceau pèse-bébés, modèle Raynal.

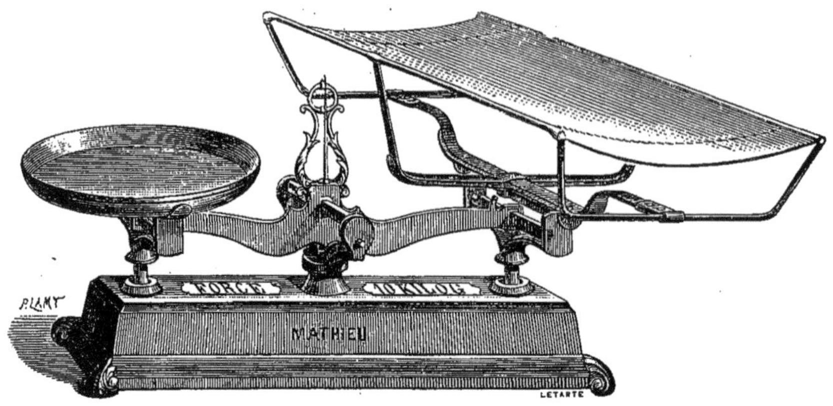

Fig. 1121. — Balance pèse-bébés avec hamac, modèle du docteur Pinard.

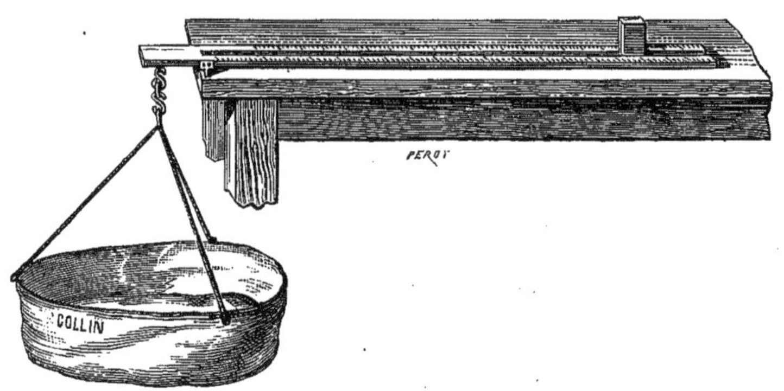

Fig. 1122. — Pèse-bébés à règle métrique de Jeannel.

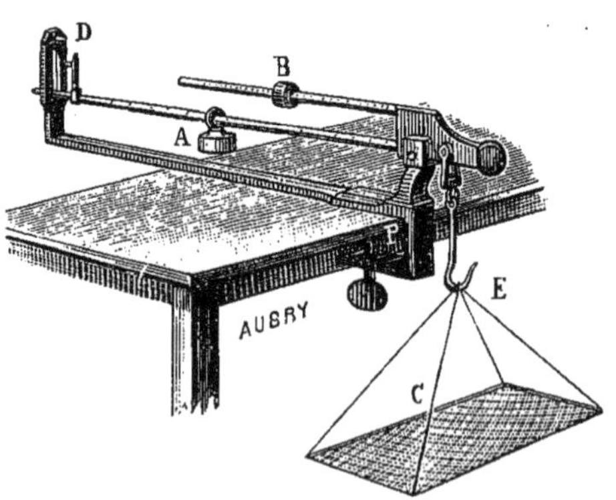

Fig. 1123. — Pèse-bébés du docteur Coriveaud.

TABLE DES MATIÈRES

DE

L'ARSENAL OBSTÉTRICAL

Pages

I. — INSTRUMENTS UTILISÉS AVANT L'ACCOUCHEMENT. . 9

1° HYGIÈNE ET PATHOLOGIE DE LA GROSSESSE. 9
Corsets et ceintures. 9

2° EXPLORATION. 12
Stéthoscopes. — Métroscopes. — Vaginoscopes. 12
Spéculums. 13
Mannequins et bassins artificiels. 16
Pelvimètres. — Cliséomètres. — Pelvigraphes. 18

3° ACCOUCHEMENT PRÉMATURÉ ARTIFICIEL ET AVORTEMENT PROVOQUÉ. 29
Trocarts et pompes aspiratrices. 29
Excitateurs utérins. 30
Dilatateurs. 31
Pinces à faux germe. 35

II. — INSTRUMENTS UTILISÉS PENDANT L'ACCOUCHEMENT 37

1° POUR LA MÈRE. — Chaises obstétricales. 37
— Appareils anesthésiques. 44
— Hystérotomes. 45

2° POUR LE FOETUS (avant l'extraction). Perce-membranes. . . 47
Appareils pour administrer le baptême intra-utérin. . . . 47
Porte-cordons et porte-lacs pour la version. 48
(Extraction du fœtus par les voies naturelles, sans mutilations) 53

A. — *Présentation du siège*. 53
Crochets mousses. — Pinces podaliques. 53

B. — *Présentation de la tête* 55
Filets. — Frondes. — Sériceps. — Ventouses. . . 55
Leviers. 60
Forceps 64
Appareils pour tractions continues. 100

Pages

(Extraction du fœtus par les voies naturelles, avec mutilations) 108
Crochets aigus ou tranchants. 108
Perforateurs et tire-têtes. 113
Céphalotribes. 123
Pinces à os et cranioclastes. 139
Forceps-scie. 146
Embryotomes. 148
Instruments pour l'opération césarienne et la symphyséotomie. 159

III. — INSTRUMENTS UTILISÉS APRES L'ACCOUCHEMENT. 161

1° POUR LA MÈRE. — Serres-fines. Aiguille à sutures. . . . 161
— Appareils contre les hémorrhagies. . . 162
— Transfuseurs. 164
— Sondes et irrigateurs. 165

2° POUR LES NOUVEAU-NÉS. — Insufflateurs. 168
Instruments pour la section du cordon ou du filet. . . . 169
Couveuses et appareils à gavage. 171
Appareils pour mesurer ou peser le nouveau-né. 174

IMPRIMERIE LEMALE ET Cie, HAVRE

www.ingramcontent.com/pod-product-compliance
Ingram Content Group UK Ltd.
Pitfield, Milton Keynes, MK11 3LW, UK
UKHW012033240726
13965UKWH00002B/760